血管超音波テキスト
第2版

日本超音波検査学会　監修
佐藤　洋　編集

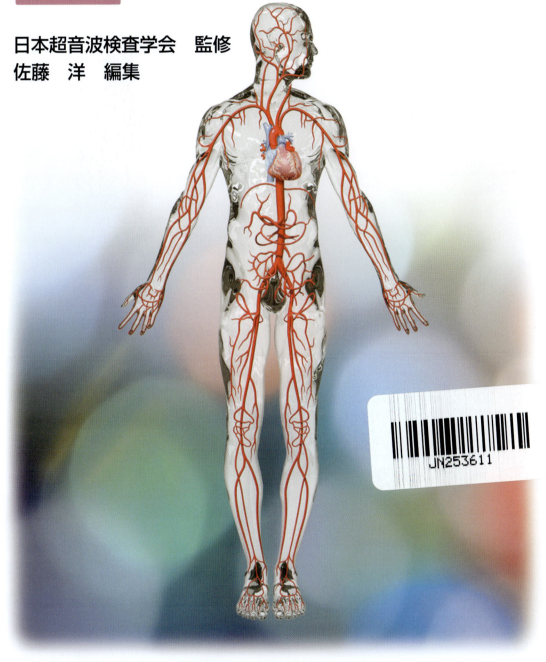

医歯薬出版株式会社

第2版の発刊にあたって

　このたび「血管超音波テキスト第2版」が発刊される運びとなりました．日本超音波検査学会が監修する超音波テキスト第2版としては心臓，腹部に続く3冊目であり，これで第2版が出揃ったことになります．

　近年，超音波検査技術の発展が目覚ましく，その領域は拡大の一途を辿っています．血管エコーはその先陣を切った領域といっても過言ではありません．日本は超高齢社会を迎え，生活習慣病や閉塞性動脈硬化疾患の増加と相まって頸動脈エコーが急速に普及しました．また，肺血栓塞栓症の原因となる深部静脈血栓症を診断する標準的検査法として下肢静脈エコーが広く普及しました．大動脈ではステントグラフトによる大動脈瘤の治療法が確立され，大動脈エコーが術前後の評価に用いられるようになり，血管エコーの役割が急速に高まっています．

　その一方で，近年はガイドラインの改定が相次いでいます．頸動脈では日本超音波医学会と日本脳神経超音波学会から「超音波による頸動脈病変の標準的評価法2017」が統一改訂されています．ここではエビデンスレベル，新しい計測項目，プラーク・狭窄診断のフローチャート，ルーチン検査における必須項目のフローチャートなどが追加されています．この他にも，日本超音波医学会から「超音波による大動脈・末梢動脈病変の標準的評価法」，「超音波による腎動脈病変の標準的評価法」が提唱され，さらに，日本超音波医学会と日本静脈学会，日本脈管学会の合同により「超音波による深部静脈血栓症・下肢静脈瘤の標準的評価法（案）」が出されました．このようなガイドライン改定に伴う診断基準の変化，検査手技の変更，計測項目の追加などに対応できるようにするためにも，「血管超音波テキスト」の改訂が必要でした．そのような流れを受けて，第2版では，基本的には初版の骨格を維持しながらも現在のニーズに合わせた必要事項を収載し，より実践的に使えるテキストになっています．

　本書を発刊するにあたって，お忙しいなかを執筆してくださった執筆者の先生方にまずは感謝申し上げます．また，長期にわたって編集の労を賜った編集委員の佐藤　洋先生，ならびに本書の企画・編集を担当いただいた医歯薬出版（株）の皆様に厚く御礼申し上げます．本書が日常検査の実用書として末永く愛されることを祈念し，発刊のご挨拶といたします．

2018年2月

一般社団法人　日本超音波検査学会理事長　種村　正

第 2 版の序文

　血管超音波テキスト第 2 版が発刊となり，編集を担当させていただきましたことを光栄に思います．

　私が国立循環器病センター（現 国立循環器病研究センター）に在籍し，日本での血管エコーの第一人者である松尾　汎先生のもと血管エコー検査を中心に従事していた 2003 年のある日，上司であり日本超音波検査学会理事長（当時）であった増田喜一先生に「佐藤君なぁ，血管エコーテキストを出すんや，手伝ってくれるか？　ええな」と声をかけられました．すでに，日本超音波検査学会監修にて心臓（2001 年），腹部（2002 年）とテキストが出版されており，第 3 弾として血管が選ばれたことをとても嬉しく思いました．私自身は大動脈領域を執筆し，2005 年春に血管超音波テキストが発刊となりました．

　それから 13 年の月日が流れました．当時と比較すると医学，医療はとても進歩しています．血管エコーについても然りです．まず，装置の性能向上があげられます．また，日本超音波医学会より，種々の血管領域の標準的評価法が発表され，2008 年からは血管領域の超音波検査士制度がスタートしました．私自身これらに委員として関わらせていただいた経験から，"超音波装置があれば，どの医療機関でも同じ品質の検査を受けていただけるようになる" ということを強く願っていました．

　その思いをもとに，今回の改訂では，編集者として以下の 4 つにこだわりました．

　①臨床的に必要な血管エコー検査が網羅されていること，標準的な検査法であること
　②章ごとに責任者を配置して，若手にも執筆の機会をもってもらうこと
　③書式を統一して本全体が読みやすいこと
　④これから検査を始めようとする人が読んでも理解できること

　血管エコーは全身が検査対象であり，部位ごとに評価法が異なります．血管領域としては，頸動脈や腎動脈，下肢動脈，大動脈や深部静脈血栓症，下肢静脈瘤などの検査がありますが，時代とともに普及，確立してきた検査法を第 2 版では追加しました．具体的には，頭蓋内，血管内皮機能，腎動脈，大静脈，バスキュラーアクセス，さらには下肢浮腫の鑑別といった項目です．また，自己の経験値による記述だけではなく，標準的な検査の記述にこだわりました．

　章ごとに責任者を配置し，責任者に若手も含めて推薦いただき執筆していだ

きました．第1版では12名だった執筆者は今回66名にもなりました．技術書の執筆には，学会発表や講演，実技指導，さらには論文執筆とは明らかに異なった技能が求められますが，それらは実際に執筆してみないことには身につきません．経験が大切です．ただし，良い本を出版することが大前提であるため，何度も書き直しや写真の差し替えなどをお願いすることになりました．時間はかかりましたが良書ができたと感じています．

　書式を統一して読みやすいこと，これにはこだわりました．章の冒頭には要旨（対象となる疾患，重要なガイドライン，対象となる患者，探触子，評価項目，診断基準）をまとめています．また，ここは注意してほしいという点は，"ワンポイントアドバイス" "ひとくちメモ" といった形でまとめています．全編をひとつの流れで読んでいただけると思います．実際に検査してみるとわかりますが，血管エコーは装置の条件設定が観察部位で大きく異なりますし，検査中に画像調整を行う操作がとても多いものです．そのため，各章では領域ごとの装置条件に関する注意点は最小限にとどめて，「第1章　血管超音波検査に求められる装置条件」にまとめました．第1章はあとからでも結構ですから是非読んでください．多くのヒントが散りばめられています．

　今，本書を手にとられた方には，これからエコー検査を始める方や，腹部や心臓のエコー検査はしているが血管は初めて，さらに頸動脈エコーはしているが下肢静脈はこれから…など，いろいろな方がおられると思います．誰でも初めは初心者です．良い技術書は，これから検査を始めようとする人が読んで理解できるものです．本書は，経験の少ない人にも理解していただける解説を目指しました．ただし，治療前後の評価など，エキスパートの方が読んでも十分に納得していただける内容になっています．さらに，辞書的な使い方もできると思います．

　テキストは出版された時から過去のものとなります．10年ほどの未来には第3版の企画が出てくることでしょう．その時には，今回活躍してくれた若い世代の執筆陣や，さらに新しい気鋭の人材が登場して活躍してくれることでしょう．その日がくることを楽しみにしています．

2018年3月　最終原稿を読みながら

血管超音波テキスト第2版編集担当　佐藤　洋

第1版の発刊にあたって

　このたび，日本超音波検査学会書籍委員会の編集により，「血管超音波テキスト」が発刊されることになった．既刊である「心臓超音波テキスト」および「腹部超音波テキスト」に続き3冊目の超音波テキストである．これらのテキストが多くの会員のご要望に応え誕生したことは大変意義深いことであり，これにより超音波検査のさらなる知識・技術の習得の手助けになれば望外の慶びである．

　超音波検査はご存じのように既に広く普及し，現在では量より質が求められていることは周知のことである．専門性の高い本検査は医師から技師へと受け継がれ，専門技師による資格制度取得へと関心が注がれつつある．本会のサポート学会でもある日本超音波医学会の超音波検査士認定制度は広く世の中に認知され普及し，今では我々技師の勉学の登竜門とさえなっている．しかしながら，たとえ専門資格を取得したとしても，ハイレベルを維持していくにはたゆまない努力，日々研鑽が求められることはいうまでもなく，基礎的演習の反復，新しい知識・情報の吸収が必要である．今回発刊の「血管超音波テキスト」は，最近急速に発展してきた血管超音波検査の知識・技術のエッセンスをまとめたもので，頸部血管，腹部大動脈血管，下肢動脈・静脈血管の検査にはなくてはならない検査技術のノウハウが記載されている．どうぞ常にお手元におき勉学の一助としていただきたい．

　1974年に本会が発足してから，今年で31年目を迎える．本会の研究発表会もちょうど30回目の記念大会開催が東京にて予定され，この記念すべき年に本書を会員の皆様方にお届けできることはこの上ない慶びである．本書の発刊に際して，長期にわたり労をとっていただいた書籍委員の皆様方に深く感謝申し上げる．また，ご多忙にも関わらずご執筆いただいた先生方に厚くお礼を申し上げるとともに，発刊にご協力をいただいた医歯薬出版（株）並びに関係者の皆様方に感謝の意を申し上げる．

　平成17年2月

日本超音波検査学会理事長　増田 喜一

第1版の序文

このたび，平成13年の「心臓超音波テキスト」，平成14年の「腹部超音波テキスト」に続き，「血管超音波テキスト」を刊行するに至った．最初の企画から2年近くを要したが，その間にも血管超音波への関心は衰えることなく，逆に循環器内科，脳外科，代謝性疾患の分野など，臨床の広い領域においてますますその需要が高まってきている．実際に，血管疾患の診断学に特化したいくつかの研究会も発足し，超音波検査を中心に精力的な普及活動を行っている．日本超音波検査学会においても，講習会や機関紙などを通じて，血管超音波検査の技術的解説や検査の進め方，判読方法などについて先駆的な医師および技師のノウハウを伝えてきた．本書はその集大成と考えていただきたい．

血管疾患の検査は，血管造影，CT，MRIなどの画像による形態的診断法と，脈波伝播速度（Pulse Wave Velocity；PWV），足関節・上腕血圧比（Ankle Brachial Pressure Index；ABI，ABPI）などの機能的診断法に大別される．血管疾患を診断するうえではその両者ともが重要であるが，超音波検査は断層像による形態診断と，血流情報を介しての機能診断の両者が可能であり，その情報量は多大である．さらに，超音波検査の持つ手軽さと反復性，経済性などを考慮すると，現在もっとも優れた検査法であるといっても過言ではない．

しかしながら，血管超音波検査は腹部や心臓の超音波検査に比べきわめて歴史の浅い領域であり，断面の設定方法ですらようやく統一化・標準化の動きが出てきたというのが現状である．最近になって多くの教科書が発刊されたり，それ以上に多くの講習会も開催されたりしているが，大多数の会員諸氏の周囲には良き指導者がいないのが実状であり，経験に裏打ちされ，実際に即した技術や知識を伝授してもらえる機会は思いのほか少ない．そこで本書では，この領域において第一線で活躍中の方々に，長年の経験の中で培ってきた日常検査の中で真に役立つ技術や知識に重点をおいて，"超音波検査に携わる技術者の会"の刊行するテキストとしてふさわしい内容になるよう留意してご執筆いただいた．

本書の構成は，まず血管超音波検査における装置設定と総合的な走査手技について解説し，各論としての頸動脈，四肢動脈，四肢静脈，大動脈の各章で，検査のポイントや判読に際しての注意点などについて述べられている．大動脈領域は心臓のテキストの一部に解説されていることが一般的であり，その場合内容的にも量的にも必ずしも満足のいくものでないことが多い．本書では大動

脈疾患も血管病変のひとつとして，十分な頁数を割いて詳細に解説した．既刊の「心臓超音波テキスト」，「腹部超音波テキスト」に倣って，ワンポイントアドバイスやひとくちメモを多用し，筆者がとくに伝えたい技術的事項やトピックス的な情報を本文とは別に解説した．巻末には各領域の解剖図をまとめて掲載し，日常検査の中で簡単な解剖アトラスとして使えるよう留意した．

　本書の発行に際して，構想から発刊まで多大の労をおとりいただいた書籍編集委員各氏，多忙の中でご執筆いただいた皆様，さらに編集・発刊にご協力いただいた医歯薬出版（株）ならびに関係の皆様に心から感謝の意を申し上げる．

　本書が血管超音波検査の技術書として検査に携わる方々のお役に立ち，ひいては超音波検査技術の発展に寄与することを願ってやまない．

　平成17年2月

書籍編集委員長　戸出 浩之

編集

佐藤　洋　医聖会　学研都市病院　検査科

執筆者一覧（執筆順）

松尾　汎	松尾クリニック
土居　忠文	高知医療支援研究所
佐藤　洋	前掲
江藤　博昭	関西電力病院　臨床検査部
小谷　敦志	近畿大学奈良病院　臨床検査部
谷口　京子	近畿大学病院　中央臨床検査部
久米　伸治	広島大学病院　診療支援部生体検査部門
濱口　浩敏	北播磨総合医療センター　脳神経内科
斎藤　こずえ	奈良県立医科大学　脳神経内科・脳卒中センター
鮎川　宏之	滋賀県立総合病院　臨床検査部
深谷　仁美	山本病院　検査科
福住　典子	神戸大学医学部附属病院　検査部
清水　舞	医仁会武田総合病院　検査科
古井　英介	社会医療法人石川記念会 HITO 病院　脳神経内科
寺澤　史明	製鉄記念室蘭病院　臨床検査科
中森　理江	旭川医科大学病院　臨床検査・輸血部
横山　典子	国立病院機構仙台医療センター　臨床検査科
須甲　正章	製鉄記念室蘭病院　臨床検査科
岡田　豊治	北斗病院　医療技術部
久保田　義則	松尾クリニック
寺野　雅美	国立循環器病研究センター　臨床検査科
赤坂　和美	釧路孝仁会記念病院　循環器内科
川﨑　俊博	兵頭内科眼科・ハートクリニック
水上　尚子	鹿児島大学医学部・歯学部附属病院　臨床技術部検査部門
古藤　文香	福岡大学西新病院　臨床検査部
森尾　のぞみ	天陽会中央病院　検査部
西上　和宏	御幸病院　LTAC 心不全センター
平賀　真雄	佐藤医院／US パートナー
三浦　純男	三井記念病院　心臓血管外科
倉重　康彦	朝倉医師会病院　臨床検査科
牟田　光明	天陽会中央病院　臨床検査部
大原　未希子	済生会熊本病院　中央検査部
山本　哲也	埼玉医科大学国際医療センター　中央検査部
三木　俊	東北大学病院　生理検査センター
三木　未佳	東北大学病院　生理検査センター
青木　朋	愛育病院　検査室
八鍬　恒芳	東邦大学医療センター大森病院　臨床生理機能検査部
藤崎　純	東邦大学医療センター大橋病院　臨床生理機能検査部

小林 清子 (こばやし すがこ)	新潟大学医歯学総合病院　検査部	
渡邊 博昭 (わたなべ ひろあき)	新潟医療福祉大学医療技術学部　臨床技術学科	
井上 芳徳 (いのうえ よしのり)	てとあしの血管クリニック東京	
工藤 岳秀 (くどう たかひで)	東邦大学医療センター大森病院　臨床生理機能検査部	
小林 大樹 (こばやし ひろき)	関西労災病院　中央検査部	
山本 裕也 (やまもと ゆうや)	大川VA透析クリニック	
有吉 亨 (ありよし とおる)	山口大学医学部附属病院　検査部	
和田 靖明 (わだ やすあき)	山口大学医学部附属病院　検査部	
富田 文子 (とみた あやこ)	済生会熊本病院　中央検査部	
山本 多美 (やまもと たみ)	済生会熊本病院　中央検査部	
満瀬 亜弥 (みつせ あや)	済生会熊本病院　中央検査部	
数野 直美 (かずの なおみ)	埼玉医科大学国際医療センター　中央検査部	
椎名 昌美 (しいな まさみ)	近畿大学　東洋医学研究所	
保田 知生 (やすだ ちかお)	JCHO星ヶ丘医療センター　循環器外科, 超音波センター, 医療安全管理部	
呂 彩子 (ろ あやこ)	聖マリアンナ医科大学　法医学教室	
景山 則正 (かげやま のりまさ)	聖マリアンナ医科大学　法医学教室	
髙井 洋次 (たかい ひろじ)	藤田医科大学病院　放射線部	
赤堀 竜一 (あかほり りゅういち)	みずほ足クリニック	
千葉 寛 (ちば ひろし)	盛岡市立病院　医療支援部臨床検査	
増山 里枝子 (ましやま りえこ)	帝京大学　医療技術学部　臨床検査学科	
半沢 美恵子 (はんざわ みえこ)	慶應義塾大学病院　臨床検査技術室	
内山 英俊 (うちやま ひでとし)	総合病院土浦協同病院　血管外科	
西尾 進 (にしお すすむ)	徳島大学病院　超音波センター	
山田 博胤 (やまだ ひろつぐ)	徳島大学大学院医歯薬学研究部　地域循環器内科学	
平田 有紀奈 (ひらた ゆきな)	徳島大学病院　超音波センター	
遠藤 桂輔 (えんどう けいすけ)	倉敷中央病院　臨床検査科	
鳥居 裕太 (とりい ゆうた)	神戸市立医療センター中央市民病院　臨床検査技術部	
楠瀬 賢也 (くすのせ けんや)	琉球大学大学院医学研究科　循環器・腎臓・神経内科学	

本書で使用している主な略語

略語　用語	フルスペル	日本語，解説
A	artery	動脈
AAA	abdominal aortic aneurysm	腹部大動脈瘤
AAE	annuloaortic ectasia	大動脈弁輪拡張（症）
AAO	acute arterial occlusion	急性動脈閉塞
AB（P）I	ankle brachial (pressure) index	足関節上腕血圧比
AC sign	anechoic crescent sign	大動脈瘤内の壁在血栓に存在する三ケ月状無エコー域
ACA	anterior cerebral artery	前大脳動脈
Acom	anterior communicating artery	前交通動脈
ACS	acute coronary syndrome	急性冠症候群
AD	aortic dissection	大動脈解離
ADL	activities of daily livings	日常生活動作
Af	atrial fibrillation	心房細動
AFBN	acute focal bacterial nephritis	急性巣状細菌性腎炎
AI	augmentation index	（脈波）増大係数
AICA	anterior inferior cerebellar artery	前下小脳動脈
AMI	acute myocardial infarction	急性心筋梗塞
ANCA	anti-neutrophil cytoplasmic antibody	抗好中球細胞質抗体
Ao	aorta	大動脈
AP	angina pectoris	狭心症
APTT	activated partial thromboplastin time	活性化部分トロンボプラスチン時間
ARAS	atherosclerotic renal artery stenosis	動脈硬化性腎動脈狭窄
ARF	acute renal failure	急性腎不全
ASA	anterior spinal artery	前脊髄動脈
ASO	arterio sclerosis obliterans	閉塞性動脈硬化症
AT	acceleration time	収縮期加速時間
ATA	anterior tibial artery	前脛骨動脈
ATI	atherothrombotic cerebral infarction	アテローム血栓性脳梗塞
ATN	acute tubular necrosis	急性尿細管壊死
ATV	anterior tibial vein	前脛骨静脈
AVF	arteriovenous fistula	動静脈瘻，自己血管使用皮下動静脈瘻，皮下動静脈瘻，内シャント
AVG	arteriovenous graft	人工血管，人工血管使用皮下動静脈瘻
AVM	arteriovenous malformation	動静脈奇形
Axi-A	axillary artery	腋窩動脈
BA	basilar artery	脳底動脈
BCA	brachiocephalic artery	腕頭動脈
BCV	brachiocephalic vein	腕頭静脈
bif.	bifurcation	分岐部
BMI	body mass index	体格指数
BP	blood pressure	血圧
C [1〜7]	cerevical (spine) [1〜7]	第[1〜7]頸椎
CAD	coronary artery disease	冠動脈疾患
CAS	carotid artery stenting	頸動脈ステント留置術

略語　用語	フルスペル	日本語，解説
CAVI	cardio-ankle vascular index	心臓足首血管指数
CCA	common carotid artery	総頸動脈
CDT	catheter-directed thrombolysis	カテーテル血栓溶解療法
CEA	carotid endarterectomy	頸動脈内膜剥離術
CEAP 分類	clinaical etiologic anatomic pathophysiologic 分類	下肢静脈瘤の分類
CFA	common femoral artery	総大腿動脈
CFV	common femoral vein	総大腿静脈
CH	cerebral hemorrhage	脳出血
CI	cerebral infarction	脳梗塞
CIA	common iliac artery	総腸骨動脈
CIV	common iliac vein	総腸骨静脈
CKD	chronic kidney disease	慢性腎臓疾患
CLI	clitical limb ischemia	重症下肢虚血
CPA	cardiopulmonary arrest	心肺停止
CS	coronary sinus	冠静脈洞
CT	computed tomography	コンピュータ断層撮影
CTA	CT angiography	CT 血管造影法
CTEPH	chronic thromboembolic pulmonary hypertension	慢性血栓塞栓性肺高血圧症
CTO	chronic total occulusion	慢性完全閉塞
DAA	dissecting aortic aneurysm	解離性大動脈瘤
DAo	descending aorta	下行大動脈
Dd	diastolic diameter	拡張期血管内径
DFA	deep femoral artery	大腿深動脈
DFV	deep femoral vein	深大腿静脈
DM	diabetes mellitus	糖尿病
DPA	dorsalis pedis artery	足背動脈
DR	dynamic range	ダイナミックレンジ
Ds	systolic diameter	収縮期血管内径
DSA	digital subtraction angiography	デジタル差分血管造影
DSVR	diastolic-to-systolic velocity ratio	拡張期／収縮期血流速度比：DSVR<1.6 中枢側に狭窄性病変
DVT	deep vein thrombosis	深部静脈血栓症
ECA	external carotid artery	外頸動脈
ECST	European Carotid Surgery Trial	内頸動脈狭窄の計測法の 1 つ
ED ratio	end diastolic ratio	拡張末期血流比
EDRF	endothelium-derived relaxing factor	平滑筋弛緩因子
EDV	end diastolic velocity	拡張末期血流速度
EHIT	endovenous heart-induced thrombus	EVLA 後血栓症
EIA	external iliac artery	外腸骨動脈
EIV	external iliac vein	外腸骨静脈
Ep	pressure-strain elastic modulus	圧力ひずみ弾性係数
ESP	early systolic peak	収縮早期ピーク波
EVAR	endovascular aortic repair	大動脈ステントグラフト内挿術
EVLA	endovenous laser ablation	血管内レーザー焼灼術

略語 用語	フルスペル	日本語，解説
EVT	endovascular treatment/therapy	血管内治療
FFT	fast Fourier transform	高速フーリエ変換
FMD	flow mediated dilation	血流介在血管拡張反応（血流依存性血管拡張反応）
FMD	fibromuscular dysplasia	線維筋性異形成
FV	femoral vein	大腿静脈
GSV	great saphenous vein	大伏在静脈
GV	gastrocnemius vein	腓腹静脈
HIT	heparin-induced thrombocytopenia	ヘパリン起因性血小板減少症
HITS	high intensity transient signals	HITS ≒ MES
HT	hypertension	高血圧
IAA	iliac artery aneurysm	腸骨動脈瘤
IAAA	inflammatory abdominal aortic aneurysm	炎症性腹部大動脈瘤
ICA	internal carotid artery	内頸動脈
ICAM-1	intercellular adhesion molecule-1	免疫系の細胞間相互作用を司る接着分子の1つ
IIA	internal iliac artery	内腸骨動脈
IIV	internal iliac vein	内腸骨静脈
IJV	internal jugular vein	内頸静脈
IMC	intima-media complex	内中膜複合体
IMT	intima-media thickness	内中膜（複合体）厚
IPC	intermittent pneumatic compression	間欠的空気圧迫法
ITA	internal thoracic artery	内胸動脈
IVC	inferior vana cava	下大静脈
IVR	interventional radiology	画像下治療≒血管内治療
L(t)-	left	左
MALS	median arcuate ligament syndrome	正中弓状靭帯症候群
MCA	middle cerebral artery	中大脳動脈
MES	microembolic signals	微小栓子シグナル
MNMS	myonephropathic metabolic syndrome	代謝性筋腎症候群
MRA	MR angiography	（核）磁気共鳴血管造影（法）
MRI	magnetic resonance imaging	（核）磁気共鳴画像（法）
MTI	moving target indication	運動中の物体のエコー信号のみを選択的に抽出し，表示すること
MV-ratio	mean velocity ratio	平均血流速度比
NASCET	North American Symptomatic Carotid Endarterectomy Trial	内頸動脈狭窄の計測法の1つ
NINDS-III 分類	National Institute of Neurological Disorders and Stroke-III 分類	脳血管障害分類の一種
OM line	orbitomeatal line	眼窩耳孔線
PAD	peripheral arterial disease	末梢動脈疾患
PAF	paroxysmal atrial fibrillation	発作性心房細動
PAU	penetrating atherosclerotic ulcer	血管壁に潰瘍を伴う動脈硬化性病変において，その潰瘍が内膜・中膜へと進展し，内弾性板を穿破するもの
PCA	posterior cerebral artery	後大脳動脈
Pcom	posterior communicating artery	後交通動脈
Pd	diastolic pressure	拡張期血圧

略語　用語	フルスペル	日本語，解説
PEA	pulmonary thromboendartectomy	肺動脈血栓内膜摘除術
PeV	peroneal vein	腓骨静脈
PFO	patent foramen ovale	卵円孔開存
PI	pulsatility index	拍動係数：(PSV-EDV) ÷ Vmean
PICA	posterior inferior cerebellar artery	後下小脳動脈
PLSVC	persistent left superior vena cava	左上大静脈遺残
Pop.A	popliteal artery	膝窩動脈
Pop.V	popliteal vein	膝窩静脈
PRF	pulse repetition frequency	パルス繰り返し周波数
Ps	systolic pressure	収縮期血圧
PSV	peak systolic velocity	収縮期最高（最大）血流速度
PSVR	peak systolic velocity ratio	最大流速血流比：狭窄部位直後 PSV／狭窄前 PSV
PTA	percutaneous transluminal angioplasty	経皮的血管形成術
PTA	posterior tibial artery	後脛骨動脈
PTE	pulmonary thromboembolism	肺血栓塞栓症
PTRA	percutaneous transluminal renal angioplasty	経皮的腎動脈形成術
PTS	post-thrombotic syndrome	血栓後症候群
PTV	posterior tibial vein	後脛骨静脈
PWV	pulse wave velocity	脈波伝搬速度
R (t) -	right	右
RA	renal artery	腎動脈
RAR	renal / aorta ratio	腎動脈 PSV ÷ (腹部) 大動脈 PSV
RAS	renal artery stenosis	腎動脈狭窄
RF	radio frequency	高周波
RHI	reactive hyperemia index	反応性充血指数
RH-PAT	reactive hyperemia-peripheral arterial tonometry	血管内皮機能検査の1つ
RI	resistance index	抵抗係数：(PSV-EDV) ÷ PSV
ROI	region of interest	関心領域
RVH (T)	renovascular hypertension	腎血管性高血圧症
SAH	subarachnoid hemorrhage	くも膜下出血
SCA	subclavian artery	鎖骨下動脈
SCA	superior cerebellar artery	上小脳動脈
SCV	subclavian vein	鎖骨下静脈
SD ratio	peak systolic velocity / end-diastolic velocity	収縮期最大流速／拡張末期流速比
SEC	spontaneous echo contrast	もやもやエコー
SFA	superficial femoral artery	浅大腿動脈
SFJ	saphenofemoral junction	伏在静脈 - 大腿静脈接合部
SLE	systemic lupus erythematosus	全身性エリテマトーデス
SMA	superior mesenteric artery	上腸間膜動脈
SMV	superior mesenteric vein	上腸間膜静脈
So.V	soleal vein	ひらめ静脈
SPJ	saphenopopliteal junction	伏在静脈 - 膝窩静脈接合部
SpO_2	saturation pulsation O_2	経皮的動脈血酸素飽和度

略語　用語	フルスペル	日本語，解説
SPP	skin perfusion pressure	皮膚還流圧
SSP	subclavian steal phenomenon	鎖骨下動脈盗血現象
SSS	subclavian steal syndrome	鎖骨下動脈盗血症候群
SSV	small saphenous vein	小伏在静脈
STA	superficial temporal artery	浅側頭動脈
STC	sensitivity time control	増幅器の利得を一掃引の間で時間的に変え，距離による減衰などを補正調節すること
STJ	sino-tubular junction	バルサルバ-上行大動脈移行部
SVC	superior vena cava	上大静脈
SVC syndrome	superior vena cava syndrome	上大静脈症候群
SVG	saphenous vein graft	大伏在静脈グラフト
TAA	thoracic aortic aneurysm	胸部大動脈瘤
TAAA	thoraco-abdominal aortic aneurysm	胸腹部大動脈瘤
TAMV	time averaged maximum flow velocity	時間平均最大血流速度
TAO	thromboangiitis obliterans	閉塞性血栓性血管炎：バージャー病（Buerger's disease）
TASC	TransAtlantic Inter-Society Consensus（Inter-Society Consensus for the Management of Peripheral Arterial Disease）	末梢動脈疾患ガイドライン
TAV	time-averaged flow velocity	時間平均血流速度
TBI	toe brachial index	足趾上腕血圧比
TC-CFI	transcranial color flow imaging	経頭蓋カラードプラ検査
TCD	transcranial Doppler	経頭蓋ドプラ検査
TcPO$_2$	transcutaneous oximetry	皮膚酸素分圧
TEE	transesophageal echocardiography	経食道心エコー法
TEVAR	thoracic endovascular aortic repair	胸部ステントグラフト内挿術
TGC	time gain compensation	≒ STC
TIA	transient ischemic attacks	一過性脳虚血発作
TOAST 分類	Trial of Org 10172 in Acute Stroke Treatment. Stroke 分類	脳血管障害分類の一種
TOS	thoracic outlet syndrome	胸郭出口症候群
TTE	transthoracic echocardiography	経胸壁心エコー法
UAP	unstable angina pectoris	不安定狭心症
ULP	ulcer-like projection	潰瘍様突出像
US	ultrasonography	超音波検査
V	vein	静脈
V mean	mean velocity	平均流速
VA	vertebral artery	椎骨動脈
VA	vascular access	バスキュラーアクセス
VTE	venous thromboembolism	静脈血栓塞栓症
VWF	von Willebrand factor	フォン・ヴィレブランド因子
WIQ	walking impairment questionnaire	歩行障害質問票

血管超音波テキスト 第2版
CONTENTS

第2版の発刊にあたって ……… 種村　正 ● iii
第2版の序文 ……………………… 佐藤　洋 ● iv
第1版の発刊にあたって ……… 増田喜一 ● vi
第1版の序文 ……………………… 戸出浩之 ● vii

血管エコーの応用
松尾　汎 ● 1

1. はじめに …………………………………… 1
2. 血管疾患への関心 ………………………… 1
3. 血管エコーの歴史 ………………………… 2
4. 血管エコーの現況 ………………………… 2
   1) 頭頸部 ………………………………… 2
   2) 胸部 …………………………………… 3
   3) 腹部 …………………………………… 4
   4) 四肢動脈 ……………………………… 5
   5) 静脈 …………………………………… 7
   6) 機能検査 ……………………………… 8
5. おわりに …………………………………… 8

全身の血管解剖図
土居忠文 ● 9

動脈 …………………………………………… 9
静脈 …………………………………………… 10

第1章　血管超音波検査に求められる装置条件 (江藤博昭・佐藤　洋)

❶ Bモード法 ………………………………… 11
1. 探触子の選択と発信周波数 …………… 11
   1) 胸部領域 ……………………………… 11
   2) 腹部領域 ……………………………… 11
   3) 頸部，体表（四肢）血管 …………… 12
2. 超音波断層法の表示方法 ……………… 12
3. ゲイン …………………………………… 12
4. STC ……………………………………… 12
5. ダイナミックレンジ …………………… 13
6. フォーカス ……………………………… 13
7. ティッシュハーモニックイメージング … 13
8. モニタ画面と照明 ……………………… 14
❷ ドプラ法 ………………………………… 15
1. カラードプラ法 ………………………… 15
   1) カラー表示方法 ……………………… 16
   2) 関心領域（ROI：region of interest）… 16
   3) 流速レンジ（繰り返し周波数）……… 16
   4) ドプラゲイン ………………………… 17
   5) ドプラフィルタ ……………………… 17
2. パルスドプラ法，連続波ドプラ法 …… 17
   1) ドプラ入射角 ………………………… 18
   2) スラント機能 ………………………… 18
   3) サンプルボリューム ………………… 18
   4) 超音波出力の調整 …………………… 19
   5) ドプラフィルタ ……………………… 20
   6) スイープ速度 ………………………… 21
   7) スライス厚の影響 …………………… 21
❸ 動脈系検査と静脈系検査の条件の違い … 21
1. 探触子の選択 …………………………… 21
2. 流速レンジ ……………………………… 21
3. ドプラフィルタ ………………………… 21
❹ 評価に際しての留意点 ………………… 22
1. 装置の性能限界と留意点 ……………… 22
2. よい検査のための走査テクニック …… 22
   1) 血管の縦断面を描出する方法 ……… 22
   2) 表在静脈は探触子のおさえすぎに注意する
      ……………………………………… 23
   3) 血管内の異常エコーとアーチファクトとの
      鑑別 ………………………………… 23
   4) 血流の評価は左右の血管を比較する … 23

5）超音波断層面の設定 ……………………… 23
　　6）評価する項目で異なる至適断面設定 ……… 24
　　7）音響陰影を伴う石灰化病変の評価 ………… 25

第2章　頸動脈

❶ **要旨** ……………………………………（小谷敦志）26
　1．対象となる代表的疾患 ……………………… 26
　2．重要なガイドライン ………………………… 26
　3．検査対象 ……………………………………… 26
　4．探触子 ………………………………………… 26
　5．評価項目 ……………………………………… 26
　6．診断基準 ……………………………………… 27
❷ **解剖・生理** …………………………………… 27
　1．総頸動脈 ……………………………………… 27
　2．総頸動脈洞 …………………………………… 28
　3．内頸動脈 ……………………………………… 28
　4．外頸動脈 ……………………………………… 28
　5．椎骨動脈 ……………………………………… 28
　6．鎖骨下動脈 …………………………………… 28
　7．腕頭動脈，右総頸動脈，右鎖骨下動脈，右椎骨
　　動脈 …………………………………………… 29
　8．大動脈弓，左総頸動脈起始部，左鎖骨下動脈起
　　始部 …………………………………………… 29
❸ **検査の流れ・描出法** ……………（谷口京子）29
　1．患者の体位・前準備 ………………………… 29
　　1）前準備 ……………………………………… 29
　　2）患者の体位 ………………………………… 29
　　3）使用する探触子 …………………………… 30
　　4）検査手順 …………………………………… 31
　2．描出法 ………………………………………… 31
　　1）形態の評価（断層法での評価）…………… 31
　　2）血流の評価（ドプラ法での評価）………… 34
❹ **頸動脈 IMT 測定** ……………………………… 36
　1．IMT 計測方法 ………………………………… 36
　　1）IMT とは …………………………………… 36
　　2）max IMT（最大内中膜厚）の計測 ………… 36
　　3）IMT-C10 の計測 …………………………… 36
　　4）拡大して計測する ………………………… 36
　　5）最大短径を記録する ……………………… 36
　　6）適正な装置設定で計測する ……………… 37
　2．プラーク測定 ………………………………… 37
　　1）プラークとは ……………………………… 37
　　2）プラークの計測 …………………………… 37
❺ **頸動脈プラーク分類と病理** ……（久米伸治）38

　1．プラーク性状の病理学的分類 ……………… 39
　　1）線維化 ……………………………………… 39
　　2）石灰化 ……………………………………… 40
　　3）脂質 ………………………………………… 40
　　4）出血 ………………………………………… 40
　2．超音波検査によるプラークの性状分類 …… 40
　　1）エコー輝度の分類 ………………………… 40
　　2）エコー輝度とプラークの性状分類 ……… 41
　3．可動性プラーク ……………………………… 43
　4．プラーク評価の手順 ………………………… 43
❻ **頸動脈血管弾性（stiffness parameter β）**
　 ……………………………………（濱口浩敏）43
　1．stiffness parameter β とは ………………… 43
　2．β の計測 ……………………………………… 43
　3．β の測定方法 ………………………………… 44
　4．β の基準値 …………………………………… 46
　5．描出のコツ …………………………………… 46
❼ **血流の評価法（ドプラ法での評価）**
　 ……………………………………（小谷敦志）46
　1．カラードプラ法 ……………………………… 46
　2．パルスドプラ法 ……………………………… 46
　3．総頸動脈 ……………………………………… 47
　4．内頸動脈 ……………………………………… 48
❽ **狭窄率の評価** ……………………（小谷敦志）48
　1．断層法による狭窄率の評価方法 …………… 48
　2．収縮期最大血流速度による狭窄率の評価方法
　 …………………………………………………… 49
　3．閉塞の評価 …………………………………… 51
　　1）急性期内頸動脈遠位部の閉塞病変の推定 ‥51
❾ **頸動脈内膜剝離術（CEA）と頸動脈ステン
　ト留置術（CAS）** …………………（濱口浩敏）52
　1．CEA と CAS ………………………………… 52
　2．CEA，CAS の術前評価 ……………………… 52
　3．CEA，CAS 後評価 …………………………… 52
　4．CEA 後の描出のコツ ………………………… 55
❿ **椎骨動脈評価** ……………………（斎藤こずえ）55
⓫ **高安動脈炎** ………………………（濱口浩敏）57
　1．高安動脈炎とは ……………………………… 57
　2．高安動脈炎の頸動脈エコー画像診断 ……… 57

3. 鑑別すべき病態……………………… 57
　1）動脈硬化病変 ………………………… 57
　2）巨細胞性動脈炎 ……………………… 59
4. 高安動脈炎の描出のコツ ………………… 59
⓬ **鎖骨下動脈盗血症候群と鎖骨下動脈盗血現象**
　………………………………（小谷敦志）60
1. SSS の病因 ………………………………… 60
2. SSP の診断 ………………………………… 60
3. エコーにおける SSP の診断手順 ………… 61

⓭ **頸動脈解離, 椎骨動脈解離** ………（濱口浩敏）63
1. 頸動脈解離のエコー画像診断 …………… 63
2. 頭蓋外椎骨動脈解離のエコー画像診断 … 63
3. 鑑別すべき病態 …………………………… 63
　1）動脈硬化病変 ………………………… 63
　2）潰瘍病変 ……………………………… 63
　3）膜様虚像エコー ……………………… 63
4. 描出のコツ ………………………………… 63

第3章　経頭蓋超音波検査

❶ **要旨** ……………………………（鮎川宏之）69
1. 対象となる代表的疾患 …………………… 69
2. 重要なガイドライン ……………………… 69
3. 対象となる患者 …………………………… 69
4. 探触子 ……………………………………… 69
5. 評価項目 …………………………………… 69
6. 診断基準 …………………………………… 69
❷ **解剖・生理** ……………………（濱口浩敏）70
1. 脳動脈の解剖 ……………………………… 70
2. 脳静脈の解剖 ……………………………… 70
3. 脳血管の生理 ……………………………… 71
❸ **検査対象となる患者** …………（鮎川宏之）71
❹ **検査の流れ・描出法（側頭骨窓アプローチ）**
　…………………………（深谷仁美・濱口浩敏）72
1. 検査の流れ ………………………………… 72
　1）検査時の体位 ………………………… 72
　2）画像調整 ……………………………… 72
　3）血流速度計測 ………………………… 72
2. 描出方法 …………………………………… 74
　1）描出部位 ……………………………… 74
　2）描出手順 ……………………………… 74
❺ **中大脳動脈血流評価** …（福住典子・濱口浩敏）75
1. 正常 ………………………………………… 76
2. 中大脳動脈狭窄の評価方法 ……………… 76
3. 中大脳動脈閉塞の評価方法 ……………… 77
4. 超音波造影剤を用いた評価 ……………… 77
❻ **検査の流れ・描出法（大後頭孔窓アプローチ）**
　………………………………（鮎川宏之）79
1. 検査の流れ ………………………………… 79
　1）検査時の体位を知る ………………… 79
　2）血流描出後にカラードプラを調整する … 79
　3）両側頭蓋内椎骨動脈と脳底動脈起始部の血流
　　速計測 ………………………………… 79
2. 描出法 ……………………………………… 81
　1）脳底動脈の描出率と探触子の選択 … 81
　2）大後頭孔窓アプローチ部位を知る … 81
　3）椎骨脳底動脈の血流描出におけるメルクマー
　　ルと探触子走査を知る ……………… 81
❼ **椎骨脳底動脈評価方法**
　…………………………（清水　舞・鮎川宏之）83
1. 頭蓋内椎骨動脈病変 ……………………… 83
　1）頭蓋内椎骨動脈狭窄の評価方法 …… 83
　2）頭蓋内椎骨動脈閉塞の評価方法 …… 83
2. 脳底動脈病変 ……………………………… 84
　1）狭窄の評価方法 ……………………… 84
　2）閉塞の評価方法 ……………………… 84
❽ **微小栓子シグナル（HITS/MES）の検出**
　………………………………（古井英介）86
1. 微小栓子シグナル（HITS/MES）とは …… 86
2. 重要なガイドライン ……………………… 86
3. 解剖 ………………………………………… 86
4. 検査対象となる患者 ……………………… 86
5. 使用する探触子, 検査の流れ, 正常値, 装置条
　件設定 ……………………………………… 86
6. 評価項目 …………………………………… 86
7. 診断基準 …………………………………… 87
8. 代表的疾患 ………………………………… 89
9. アーチファクトの特徴 …………………… 89

第4章　上肢動脈

❶ 要旨……………………（寺澤史明）91
1. 対象となる代表的疾患……………91
2. 重要なガイドライン………………91
3. 対象となる患者……………………91
4. 探触子………………………………91
5. 評価項目……………………………91
6. 診断基準……………………………91

❷ 解剖・生理……………（中森理江）92

❸ 検査対象………………（横山典子）93

❹ 検査の流れ・描出法…（須甲正章）94
1. 使用する探触子……………………94
2. 描出方法……………………………94
3. 検査の流れ…………………………95

❺ 胸郭出口症候群………（岡田豊治）98
1. 解剖…………………………………98
2. 検査対象となる患者………………98
3. 描出方法，検査の流れ……………98

第5章　血管内皮機能検査

❶ 要旨…………………（久保田義則）101
1. 対象となる代表的疾患……………101
2. 重要なガイドライン………………101
3. 対象となる患者……………………101
4. 探触子………………………………101
5. 評価項目……………………………101
6. 診断基準……………………………101

❷ 解剖・生理……………（寺野雅美）101
1. 血管壁の構造………………………101
2. 血管壁の機能………………………102
3. 血管内皮の生理と役割……………103

❸ 検査対象………………（赤坂和美）103

❹ 検査の流れ・描出法…（川﨑俊博）104
1. 測定準備……………………………104
2. 測定機器……………………………104
3. 測定条件……………………………104
4. 測定方法……………………………104
　1）阻血方法………………………105
　2）血管の評価……………………105
　3）FMDの測定値における問題点……107

❺ 結果の解釈……………（赤坂和美）107
1. 評価項目……………………………107
2. 診断基準……………………………109
3. ピットフォール……………………109

第6章　大動脈

❶ 要旨……………………（水上尚子）111
1. 対象となる代表的疾患……………111
2. 重要なガイドライン………………111
3. 対象となる患者……………………111
4. 探触子………………………………111
5. 評価項目……………………………111
6. 診断基準……………………………111

❷ 解剖・生理……………（古藤文香）112
1. 動脈の構造と機能…………………112
2. 大動脈の走行………………………112
3. 大動脈の分枝血管と灌流域………113

❸ 検査の流れ・描出法…（森尾のぞみ）113
1. 胸部大動脈描出方法………………113
　1）探触子の選択…………………113
　2）アプローチの部位……………113
2. 経食道エコー法による胸部大動脈の描出
　………………………………（西上和宏）117
　1）大動脈各部位の描出…………117
3. 腹部大動脈………………（平賀真雄）120
　1）被検者の体位…………………120
　2）アプローチ法…………………120
　3）評価項目の計測と記録………121

❹ 大動脈疾患の治療―ステントグラフトと人工血管置換術―……（三浦純男）122
1. 人工血管の歴史……………………122
2. 人工血管置換術……………………122

3．ステントグラフト内挿術 …………… 123
       4．ステントグラフト内挿術の手技 ……… 123
       5．ステントグラフト特有の合併症 ……… 124
           1）マイグレーション（migration） …… 124
           2）エンドリーク（endoleak） ………… 124
           3）血流障害 ………………………… 124
❺ 症例 …………………………………………… 124
       1．大動脈瘤 ………………………………… 124
           1）胸部大動脈瘤 …………（水上尚子） 124
           2）腹部大動脈瘤 …………（倉重康彦） 127
           3）腹部大動脈破裂 ………………… 128
           4）炎症性大動脈瘤 ………………… 130
           5）感染性大動脈瘤 ………………… 130
       2．大動脈解離 ……………………………… 131
           1）胸部大動脈解離 ………（水上尚子） 131

           2）腹部大動脈解離 ………（牟田光明） 134
       3．大動脈内プラークの評価 …（大原未希子） 137
           1）大動脈プラークの分類 …………… 137
           2）大動脈の部位による相違 ………… 137
           3）胸部大動脈のプラーク評価 ……… 137
       4．ステントグラフト留置術前後の評価
               ……………………………（山本哲也） 140
           1）術前評価ポイント ………………… 140
           2）術後評価ポイント ………………… 140
       5．人工血管術前・術後の評価 ‥（久保田義則） 142
           1）腹部大動脈瘤・術前評価 ………… 142
           2）装置の設定 ……………………… 142
           3）計測と観察のポイント …………… 143
           4）腹部大動脈瘤・術後 ……………… 145

第7章　腎動脈

❶ 要旨 …………………………………（三木　俊） 148
       1．対象となる代表的疾患 ………………… 148
       2．重要なガイドライン …………………… 148
       3．対象となる患者 ………………………… 148
       4．探触子 …………………………………… 148
       5．評価項目 ………………………………… 148
       6．診断基準 ………………………………… 148
❷ 解剖・生理 …………………………（三木未佳） 149
❸ 検査対象 ……………………………………… 151
❹ 検査の流れ・描出法 ………………………… 152
       1．使用する探触子 ………………………… 152
       2．機器の設定 ……………………………… 152
       3．検査手順 ………………………………… 152
           1）腹部大動脈の血流速度 …………… 152
           2）腎動脈の検出：モザイク血流の有無 … 152
           3）腎動脈のPSV（RI）の測定 ………… 153
           4）腎臓のサイズ計測 ………………… 154
           5）腎臓の形態観察 ………………… 154
           6）腎内血流の測定 ………………… 155
           7）腹部大動脈，腸骨動脈径の計測 ……… 155
       4．腎動脈エコーの評価項目，診断基準 ……… 156
❺ 腎血管性高血圧症 ……………（青木　朋） 156

❻ 線維筋性異形成 ………………（三木未佳） 159
❼ 腎機能評価 ……………………………………… 161
       1．慢性腎不全 ……………………………… 162
❽ その他症例 ……………………………………… 163
       1．腎動脈瘤 ………………………（八鍬恒芳） 163
           1）病態，超音波所見 ………………… 163
           2）腎動脈瘤の鑑別疾患 ……………… 164
       2．腎動静脈瘻 ……………………………… 164
       3．腎梗塞 …………………………………… 166
           1）病態，超音波像 ………………… 166
           2）腎梗塞の鑑別疾患 ………………… 167
       4．腎静脈血栓症 ……………………（三木未佳） 167
       5．大動脈解離 ……………………（青木　朋） 168
❾ 移植腎評価 ……………………（八鍬恒芳） 170
       1．移植腎の概要 …………………………… 170
           1）移植腎の吻合様式 ………………… 170
           2）移植後合併症 …………………… 171
       2．移植腎評価項目 ………………………… 171
       3．診断基準と移植腎評価例 ………………… 171
       4．移植腎の異常像 ………………………… 172
           1）吻合部腎動脈狭窄 ………………… 172
           2）移植腎動静脈瘻 ………………… 173

第8章　下肢動脈

- ❶ 要旨 ……………………………(八鍬恒芳) 175
  1. 対象となる代表的疾患 ……………… 175
  2. 重要なガイドライン ………………… 175
  3. 対象となる患者 ……………………… 175
  4. 探触子 ………………………………… 175
  5. 評価項目 ……………………………… 175
  6. 診断基準 ……………………………… 175
- ❷ 解剖・生理 ……………………………… 176
- ❸ 検査対象 ………………………(藤崎　純) 176
- ❹ 検査の流れ・描出法 …………………… 178
  1. 使用する探触子 ……………………… 178
  2. 検査の流れ・描出法 ………………… 178
- ❺ 閉塞性動脈硬化症 ……………(西上和宏) 183
  1. Type A病変 ………………………… 183
  2. Type B病変 ………………………… 183
  3. Type C病変 ………………………… 184
  4. Type D病変 ………………………… 184
- ❻ 波形評価 …………(小林清子・渡邊博昭) 186
  1. 評価対象となる血管 ………………… 186
  2. 正常波形と評価項目 ………………… 186
    1) 正常波形 ………………………… 186
    2) 評価項目 ………………………… 186
- ❼ 狭窄度評価 ……………………………… 188
- ❽ 形態評価 ………………………(藤崎　純) 191
  1. 精査（術前評価）目的 ……………… 191
    1) 血管内治療術前評価 …………… 191
    2) ステント留置術後の評価 ……… 192
    3) 外科的バイパス術前評価 ……… 192
  4) 外科的バイパス術後評価 ……… 194
- ❾ 下肢動脈血管内治療 …………………… 195
  1. エコーガイド下EVT ………………… 195
  2. 探触子走査テクニック ……………… 195
    1) ガイドワイヤーの先端を常に追いかける描出法 ……………………………………… 195
    2) 血管の中心部（最大断面）を縦断像で常に描出し続ける描出法 ……………………… 197
- ❿ バイパス術 ……………………(井上芳徳) 197
  1. 解剖学的バイパス術 ………………… 197
    1) 大動脈-大腿動脈バイパス術 … 197
    2) 大腿動脈-膝窩動脈バイパス術 … 197
    3) 大腿動脈-膝下動脈バイパス術 … 198
  2. 非解剖学的バイパス術 ……………… 199
    1) 大腿動脈-大腿動脈バイパス術 … 199
    2) 腋窩動脈-大腿動脈バイパス術 … 199
- ⓫ 急性動脈閉塞症 ………………(工藤岳秀) 199
  1. 急性動脈閉塞症の原因 ……………… 199
- ⓬ 代表的疾患 ……………………(八鍬恒芳) 200
  1. 膝窩動脈外膜嚢腫 …………………… 200
    1) 病態，超音波像 ………………… 200
    2) 膝窩動脈外膜嚢腫の鑑別疾患 … 202
  2. 膝窩動脈捕捉症候群 ………………… 202
    1) 病態，超音波像 ………………… 202
    2) 膝窩動脈捕捉症候群の鑑別疾患 … 202
- ⓭ 医原性疾患 ……………………(工藤岳秀) 204
  1. 主な疾患 ……………………………… 204
  2. 超音波検査で確認する項目 ………… 204

第9章　バスキュラーアクセス

- ❶ 要旨 ……………………………(小林大樹) 207
  1. 対象となる代表的疾患 ……………… 207
  2. 重要な各国のガイドライン ………… 207
  3. 対象 …………………………………… 207
  4. 探触子 ………………………………… 207
  5. 評価項目 ……………………………… 207
  6. 診断基準 ……………………………… 207
- ❷ 解剖・生理 ……………………………… 208
  1. 動脈と深部静脈 ……………………… 208
    1) 上腕動脈 ………………………… 208
    2) 橈骨動脈 ………………………… 208
    3) 尺骨動脈 ………………………… 208
    4) 鎖骨下動脈 ……………………… 208
    5) 上腕静脈 ………………………… 208
    6) 深部静脈交通枝 ………………… 208
  2. 皮静脈 ………………………………… 209
    1) 橈側皮静脈 ……………………… 209
    2) 尺側皮静脈 ……………………… 209
    3) 肘正中皮静脈 …………………… 209
    4) 副橈側皮静脈 …………………… 209

- 5）鎖骨下静脈 209
- 6）内頸静脈 209
- 7）腕頭静脈 209
- ❸ 検査対象となる患者 210
- ❹ 検査の流れ 210
  - 1．AVF 作製術前評価 210
    - 1）動脈血流の評価 210
    - 2）動脈の評価 210
    - 3）静脈の評価 210
  - 2．シャント評価 210
    - 1）血流の評価 210
    - 2）動脈の評価 210
    - 3）静脈の評価 210
    - 4）総合評価 210
- ❺ 描出方法 211
  - 1．探触子走査 211
  - 2．血流の評価（血流量，RI，AT の測定） 211
    - 1）走査と設定 211
  - 3．形態の評価 212
- ❻ バスキュラーアクセス作製術前評価
  - （山本裕也）216
  - 1．理学的観察 216
  - 2．AVF 作製における術前評価 216
- 3．AVG 作製における術前評価 217
- 4．動脈表在化作製における術前評価 217
- ❼ 代表的疾患 218
  - 1．シャント静脈狭窄・閉塞病変 218
    - 1）病態と原因 218
    - 2）閉塞病変の形態と評価 219
  - 2．脱血不良と静脈圧（返血圧）上昇 219
  - 3．静脈高血圧症 219
    - 1）病態と原因 219
    - 2）検査のポイント 220
    - 3）ソアサム症候群 220
    - 4）中心静脈病変による静脈高血圧症 220
  - 4．steal 症候群 220
    - 1）病態と原因 220
    - 2）検査のポイント 221
  - 5．瘤 222
    - 1）検査のポイント 222
  - 6．血清腫 223
    - 1）病態 223
    - 2）検査のポイント 223
  - 7．感染 224
  - 8．穿刺困難 224
    - 1）病態と原因 224

第 10 章　上肢静脈・頸静脈（有吉　亨・和田靖明）

- ❶ 要旨 227
  - 1．対象となる代表的疾患 227
  - 2．重要なガイドライン 227
  - 3．対象となる患者 227
  - 4．探触子 227
  - 5．評価項目 227
- ❷ 解剖 227
- ❸ 検査対象となる患者 228
- ❹ 検査手技 228
  - 1．検査体位 228
- 2．探触子の選択，装置の設定 229
- 3．上肢静脈検査に用いる手技 229
  - 1）探触子による圧迫法 229
  - 2）ドプラ法による静脈血流変動評価 230
- 4．検査の流れ 231
- ❺ 中心静脈カテーテル留置における注意点 233
  - 1．穿刺静脈の同定 233
  - 2．穿刺部位の決定 233
- ❻ 検査の実際 235
  - 1．上肢静脈血栓症 235

第 11 章　大静脈

- ❶ 要旨 （富田文子）238
  - 1．対象となる代表的疾患 238
  - 2．重要なガイドライン 238
  - 3．対象となる患者 238
- 4．探触子 238
- 5．評価項目 238
- ❷ 解剖 238
- ❸ 対象となる患者 240

1）上大静脈 ……………………………… 240
　　2）下大静脈 ……………………………… 240
❹ 検査の流れ，描出法，正常像 ………………… 240
　　1）上大静脈 ……………………………… 240
　　2）下大静脈 ……………………………… 241
❺ 主な疾患 ………………………（山本多美）242
　1．上大静脈の疾患 ………………………… 242
　　1）上大静脈症候群 ……………………… 242

　　2）左上大静脈遺残 ……………………… 244
　　3）両側上大静脈 ………………………… 245
　2．下大静脈疾患 …………………（満瀬亜弥）245
　　1）下大静脈の先天性奇形 ……………… 245
　　2）下大静脈塞栓症 ……………………… 245
　　3）門脈-大静脈シャント ……………… 250
　　4）Budd-Chiari症候群 ………………… 250

第12章　下肢静脈（DVT）

❶ 要旨 …………………………（山本哲也）252
　1．対象となる代表的疾患 ………………… 252
　2．重要なガイドライン …………………… 252
　3．対象となる患者 ………………………… 252
　4．探触子 …………………………………… 252
　5．評価項目 ………………………………… 253
　6．診断基準 ………………………………… 253
❷ 解剖・生理 …………………（数野直美）253
　1．骨盤部の解剖 …………………………… 253
　2．大腿部の解剖 …………………………… 254
　3．下腿部の解剖 …………………………… 254
　4．骨盤内から下肢深部静脈の生理 ……… 254
　　1）重力作用 ……………………………… 254
　　2）骨格筋ポンプと静脈弁 ……………… 254
　　3）呼吸による血液還流 ………………… 254
❸ 検査対象 ……………………………………… 256
❹ 検査の流れ・描出法 ………（山本哲也）256
　1．検査手順 ………………………………… 257
　2．描出法 …………………………………… 258
　　1）超音波診断装置と探触子の選択 …… 258
　　2）装置条件の調整方法 ………………… 258
　　3）各部位における描出法と正常像 …… 258
❺ 静脈血栓塞栓症の診断，予防と治療
　　　　　　　………（椎名昌美・保田知生）262
　1．静脈血栓塞栓症の診断 ………………… 262
　　1）VTEの特徴 ………………………… 262
　　2）PTEの診断 ………………………… 262
　　3）DVTの診断 ………………………… 262
　　4）VTEの疾患可能性とVTEリスクの評価
　　　　………………………………………… 263
　　5）凝固素因 ……………………………… 263
　2．静脈血栓塞栓症の予防 ………………… 264
　　1）薬物予防 ……………………………… 264

　　2）理学的予防 …………………………… 264
　3．静脈血栓塞栓症の治療 ………………… 264
　　1）呼吸循環管理 ………………………… 264
　　2）抗凝固療法 …………………………… 265
　　3）線溶療法 ……………………………… 265
　　4）カテーテル血栓溶解療法 …………… 265
　　5）手術療法 ……………………………… 265
❻ 病理からみた下肢深部静脈血栓症
　　　　　　　………（呂　彩子・景山則正）266
　1．早期血栓 ………………………………… 266
　2．晩期血栓 ………………………………… 266
❼ 深部静脈血栓症評価 ……………………… 268
　1．静脈血栓の診断基準 …………（髙井洋次）268
　　1）血栓の評価 …………………………… 268
　　2）血流誘発法 …………………………… 272
　　3）病期の確認（急性期，慢性期）……… 274
　　4）病型の確認（腸骨型，大腿型，下腿型）… 274
　　5）血栓中枢端の確認（安定，不安定）… 276
　　6）初診時評価と再診時評価について … 277
　2．下大静脈フィルター …………（赤堀竜一）277
　　1）下大静脈フィルターの種類 ………… 278
　　2）下大静脈フィルターの適応 ………… 279
　　3）描出方法 ……………………………… 279
❽ 被災地における下肢静脈エコー検査法
　　　　　　　…………………（千葉　寛）280
　1．検査対象とする被災者 ………………… 280
　2．検査の準備 ……………………………… 280
　3．検査部位および観察評価項目 ………… 281
　4．DVT検診の流れ ……………………… 281
　　1）災害直後の場合 ……………………… 281
　　2）災害中長期後の経過観察の場合 …… 281
　5．弾性ストッキング指導 ………………… 281

第13章　下肢静脈瘤

❶ 要旨 ……………………（増山里枝子）283
1. 対象となる代表的疾患 ……………… 283
2. 重要なガイドライン ………………… 283
3. 対象となる患者 ……………………… 283
4. 探触子 ………………………………… 283
5. 検査体位 ……………………………… 283
6. 血流誘発方法 ………………………… 283
7. 評価項目 ……………………………… 283
8. 診断基準 ……………………………… 283
❷ 解剖・生理 ……………………………… 284
1. 大伏在静脈 …………………………… 284
2. 小伏在静脈 …………………………… 285
3. 穿通枝 ………………………………… 285
4. 生理（静脈瘤の血行動態）………… 285
❸ CEAP分類 ………………（半沢美恵子）285
1. 下肢静脈瘤の分類法とは …………… 285
2. 検者目線のCEAP分類とは ………… 286
3. 最も重要な"E" ……………………… 286
4. 検査前には"C"を確認 ……………… 287
5. "A"と"P"は… ……………………… 287
❹ 治療方法 …………………（内山英俊）287
1. 弾性ストッキング …………………… 288
2. 硬化療法 ……………………………… 288
3. ストリッピング手術 ………………… 288
4. 血管内焼灼術 ………………………… 289
5. グルー治療 …………………………… 289
6. 静脈瘤切除 …………………………… 289
❺ 検査対象となる患者 ………（半沢美恵子）291
❻ 検査の流れ・描出法 ………（増山里枝子）291
1. 用意するもの ………………………… 291
2. 基本事項 ……………………………… 291
3. 評価の方法 …………………………… 291
　　1）深部静脈血栓の評価方法 ………… 291
　　2）弁不全の評価方法 ………………… 292
4. 検査の流れ …………………………… 292
5. 下肢静脈瘤エコー走査手順 ………… 293
6. 検査のポイント ……………………… 294
7. 短時間で検査を行うコツ …………… 294
❼ 下肢静脈瘤の術前マーキングと術中超音波
　………………………………（内山英俊）294
❽ 術後評価 …………………（半沢美恵子）296
1. ストリッピング（抜去）術の場合 … 296
2. 下肢静脈瘤血管内焼灼術の場合 …… 296
3. 硬化療法，静脈瘤切除術の場合 …… 297

第14章　下肢腫脹鑑別

❶ 要旨 ………………………（西尾　進）299
1. 腫脹と浮腫の違い …………………… 299
2. 全身性浮腫と局所性浮腫 …………… 299
3. 圧痕性浮腫（pitting edema）と非圧痕性浮腫
　（non pitting edema）………………… 299
4. 超音波検査における浮腫の鑑別 …… 299
5. 下肢腫脹をきたす代表的疾患 ……… 299
6. 重要なガイドライン ………………… 299
❷ 腫脹，浮腫とは ……………（山田博胤）299
1. 浮腫の病態 …………………………… 300
2. 浮腫の診断 …………………………… 302
　　1）問診 ………………………………… 302
　　2）視診 ………………………………… 302
　　3）触診 ………………………………… 302
　　4）臨床検査 …………………………… 302
3. 下肢腫脹，浮腫における血管エコー検査 … 302
❸ 全身性浮腫と局所性浮腫 …（平田有紀奈）302
1. 全身性浮腫 …………………………… 302
2. 局所性浮腫 …………………………… 302
❹ pitting edema と non-pitting edema
　………………………………（遠藤桂輔）303
1. pitting edema ………………………… 303
2. non-pitting edema …………………… 305
❺ 敷石様所見（cobble stone sign）
　………………………………（鳥居裕太）305
1. 敷石様所見とは ……………………… 305
2. 超音波検査 …………………………… 307
❻ 浮腫の鑑別 ………………（楠瀬賢也）307
1. 全身性浮腫 …………………………… 307
2. 局所性浮腫 …………………………… 307
3. 浮腫の鑑別 …………………………… 309

❼ 超音波検査で診断できる下肢腫脹(局所性浮腫)
　の原因疾患……………(西尾　進・鳥居裕太) 310
　1. Baker囊胞の破裂………………………… 310
　2. 筋肉内血腫………………………………… 311
　3. 動静脈奇形………………………………… 313
　4. 骨盤内腫瘍………………………………… 313

索　引 …………………………………………………………………………………………………… 315

血管エコーの応用

松尾 汎

1. はじめに

循環器とは，血液／体液を循環させる臓器であり，心臓と，組織までの回路（脈管＝血管＋リンパ管）が含まれる．血管には動脈と静脈が含まれ，血管疾患には虚血や瘤破裂をきたす動脈疾患（脳・頸動脈，大動脈，腹部分枝，腎・末梢動脈など）と，腫脹・うっ血をきたす静脈疾患（静脈瘤，深部静脈血栓症：DVT；deep vein thrombus，肺塞栓症：PE；pulmonary embolism など）がある（図1）．本項では，それら血管疾患の診療における「血管エコー」の歴史と応用の現況について概説する．

2. 血管疾患への関心

近年の人口の高齢化や生活習慣の変化に伴い，わが国の疾病構造も変化してきた（図2）．循環器疾患は生命予後のみならず，quality of life（QOL）の低下もきたすことから，関心を集めている．糖尿病，高血圧，脂質異常症，喫煙，肥満などの生活習慣病は，全身の動脈に動脈硬化をきたし，全身の重要臓器の虚血性障害（脳血管障害，心筋梗塞，腎不全，閉塞性動脈硬化症（ASO：arteriosclerosis obliterans）など）を生じさせる．それら虚血性臓器疾患の診療を行うに際して，またそれら動脈硬化性疾患の危険因子とされる生活習慣病の診療の際にも，病態としての動脈硬

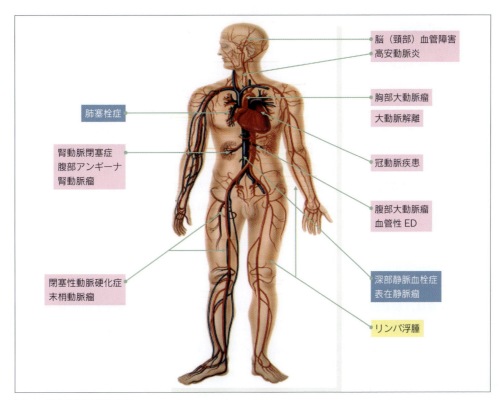

図1 代表的な脈管疾患

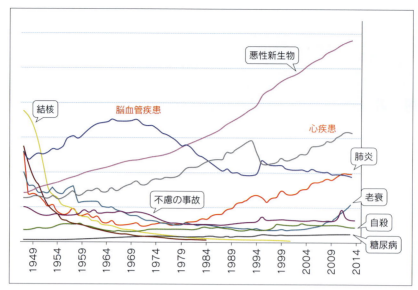

図2　主要死因別にみた死亡率（人口10万対）の年次推移
（資料　厚生労働省「人口動態統計」）

化を生じる動脈自体を評価すること（動脈にどの程度の動脈硬化が生じているのかを評価すること）への関心が高まっている[1]．また，ときに致死的となる「いわゆるエコノミークラス症候群」（long-flight thrombosis などともいう）や周術期血栓症とも関連する静脈血栓塞栓症（PE，DVT を含む），および QOL を低下させる下肢静脈瘤などの静脈疾患も近年注目されている．それら静脈疾患の診療に際しても，従来の侵襲的な静脈造影検査に代わって，低侵襲で，簡便かつ確実な画像診断法および機能診断法が必要となった．

3. 血管エコーの歴史

　超音波の医療への応用は古い．1950年代にAモード，Mモード，ドプラ法が，1960年代に心拍同期心臓断層法，コンタクトコンパウンド法断層表示，電子セクタ式断層法，1970年代には電子スキャン，パルスドプラ法が用いられている．1980年代になり，カラードプラ法やコンベックス型探触子なども使用できるようになり大動脈の観察が，1990年代には高周波探触子による静脈の評価も可能となった．以後，血管診療への血管エコーの普及とともに，広く認知されるようになり，血管診療技師や日本超音波医学会認定検査士・血管部門が誕生した（**表1**）．

　この間に，血管エコー検査の標準化も行われてきた（**表2**）．すなわち，エコー検査は，検査条件や検査者（検査技師）の技量に依存する点もあるが，確実な検査法と認定されるためには，用語の定義を確立することや，検査者や病院によって異なっていた検査法や計測法（検査指標）を標準化することが必須であった．日本超音波医学会では，現在までに頸動脈，大動脈/末梢動脈，腎動脈，深部静脈での超音波による標準的評価法を提示しており，さらに現在は頸動脈エコー及び静脈エコーが改定された．

4. 血管エコーの現況

　超音波検査は，超音波本来の無侵襲性と超音波機器の進歩（高周波探触子の開発，デジタル化など）に伴って，今や日常の循環器/血管臨床において必須の検査法のひとつとなった[2]．検査対象は，頭蓋内から頸動脈，心臓（冠動脈），大動脈，腹部動脈，末梢動脈，末梢静脈の疾患で，幅広く検査が可能である（**表3**）．

1）頭頸部

　頭頸部では，経頭蓋・頸部エコーにより狭窄性・拡張性疾患の診断に，また IMT 計測やプラー

表1 血管エコーの歴史

超音波機器の開発と普及　1960年～	
1981年（昭和56年）～2005年	血管無侵襲診断法研究会（通算25回）
1985年	腹部大動脈瘤の観察
1995年	DVTの観察
1997年（平成9年）	血管無侵襲診療セミナー（2006年CVT機構へ）
2001年（平成13年）	早期動脈硬化研究会
2002年（平成14年）	日本血管検査法研究会（2010年CVT合同開催へ）
	血管エコー研究会（大阪）
2003年（平成15年）～2005年	血管エコー研究会／フォーラム（通算3回開催）
	血管エコーの認知と超音波機器の進歩
2006年（平成18年）	血管診療技師（CVT）認定機構（H26：891名）
2007年（平成19年）	認定超音波検査士　血管部門（H25：719名）
	北海道血管検査法研究会
	心エコー図学会認定専門技師制度
2008年（平成20年）	**脈管専門医制度（H26：1084名）**
2010年（平成22年）	「エコー淡路」／神戸血管エコー研究会
2013年（平成25年）	東北血管エコー／東海血管検査法研究会
超音波機器の進歩と小型化	

表2 血管エコー標準化の流れ

頸動脈		2002 (JAN)	2006 (JAN2nd) ASE 2006	2009 (日超医)			2018 (日超医 +JAN)	
下肢静脈	静脈血栓		2008 (日超医)	2010 (日循)	2012 (ACCP9th)		2018 (日超医 +脈管学会 +静脈学会)	
	静脈瘤			2010 (静脈学会)	2011 (皮膚科学会)			
下肢動脈		2002 (TASC)	2006 (ASE)	2007 (TASCⅡ)	2009 (日循)	2014 (日超医)	2015 (日循)	2020 改定予定 (日超医)
大動脈		2000 (日循)			2011 (日循)			
腎動脈			2006 (ASE)	2009 (日循)			2015 (日超医)	

日超医：日本超音波医学会，日循：日本循環器学会，
JAN：日本脳神経超音波学会，ACCP：American College of Chest Physicians,
TASC：Inter-Society Consensus for the Management of Peripheral Arterial Disease,
ASE：American Society of Echocardiography.

ク評価による動脈硬化診断や高安動脈炎の診断などにも応用されている．最新の改定では，評価すべきプラークを1.5mm超として，より臨床に役立つ分類が提示されている．輝度は低輝度を優先することが勧められている（図3）．

2）胸部

虚血性心疾患の臨床でも，超音波検査は冠動脈や内胸動脈（冠動脈バイパス前後の評価）の可視化による応用も試みられ，徐々に認知されてきている．大動脈では，拡張性（瘤）・狭窄性（狭窄・縮窄）および解離の診断，およびその経過観察（術後も含む）などで，エコー検査は心エコーとともに威力を発揮している．

表3 血管エコーの現況

	普及度	優先度	対象疾患	検査内容や要点
経頭蓋	少	低	脳血管障害 動脈塞栓症 心外手術	TC-CFI（カラードプラ検査） HITS（high intensity transient signal） 動脈塞栓子（microembolic signal：MES）
頸動脈	中	高	早期動脈硬化 脳血管障害	生活習慣病との関連．壁肥厚（intima media thickness：IMT），プラークの判定 stiffness parameter β（硬度）の計測 脳外科・血栓内膜摘除術の適応 進行した動脈硬化性病変の検出 高安動脈炎でのびまん性肥厚所見
冠動脈	少	低	虚血性心疾患	現在は，IVUS（intravascular ultrasound）での観察が中心 検出は右冠動脈起始部，左冠動脈主幹部および左前下行肢近位部・中隔枝・遠位部で，血流波形は拡張期優位が特徴
内胸動脈	少	中	冠動脈バイパス術術後	傍胸骨アプローチ．動脈径（2mm以上），走行の確認 開存性の確認（拡張期優位血流の確認）
大動脈	高	高	瘤 解離 動脈硬化性疾患 高安動脈炎	「瘤破裂」は最も緊急性が高い 腹部瘤検索はルーチン，胸部経食道心エコー図 解離の有無，合併症判定など 初期変化から狭窄まで 異型大動脈縮窄
腹部分枝	中	中	瘤形成 狭窄	腎動脈，脾動脈などでの瘤形成 腎動脈，上腸間膜動脈狭窄
末梢動脈	中 中	中 中	動脈閉塞症 瘤 動脈硬化性疾患	脈拍触知，足関節・上腕血圧比（ankle-brachial pressure index：ABPI） 病変の程度（狭窄率や拡がり） 血流腔の確認 内皮機能検査（%FMD）
末梢静脈	高	高	深部静脈血栓症 静脈瘤	血栓の有無，分布．浮腫・むくみの鑑別 弁の逆流（径拡大や0.5秒超）

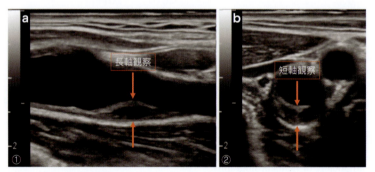

図3 プラークの観察
 a：右頸動脈縦断像，b：右頸動脈横断像．
 プラークの評価：①部位，② echogenicity，③ texture，④ surfece，⑤可動性．

3）腹部

　最も簡単にエコー検査で発見できるのが，腹部大動脈瘤（abdominal aortic aneurysm：AAA）である．高齢の男性では頻度10%程度との報告があり，高齢化にしたがって増加する．最近のわが国での検討でも4.1%（60歳以上，3cm以上の拡大），80歳以上の男性では9.2%であったとの報告がある[3]．AAAは破裂すると致死的であり，早期発見し，非破裂で外科手術を行うことが肝要である．さらに，最近はステントグラフト治療が進歩し，比較的高リスクの症例でも実施できるようになった．瘤の形（嚢状，紡錘状）やサイズが重要で，瘤径が5cmに近づ

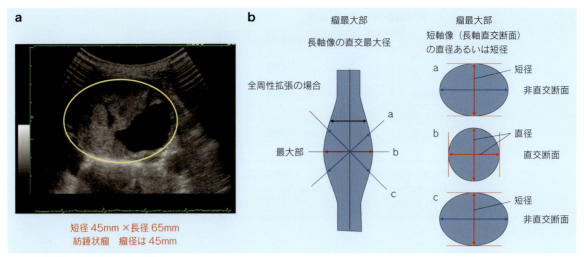

図4 瘤径をどう計測する？[4]
　a：超音波像（最大短径が瘤径）．b：計測方法．
　正円では直径が瘤径．楕円の場合は最大短径が瘤径．計測は外膜間で行う．

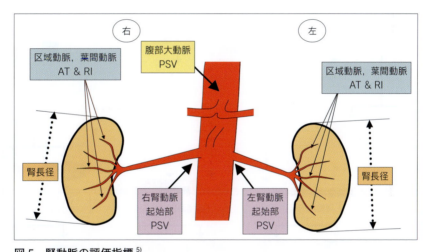

図5 腎動脈の評価指標[5]
　AT：acceleration time，PSV：peak systolic velocity，RI：resistance index．
　詳細な検査法については7章参照．

いたら一度は専門医へ紹介する．腹部大動脈は臍の部位で腸骨動脈に分岐するが，AAA は腎動脈下部から分岐までが最も多い．したがって，超音波での AAA の観察は，臍部よりやや頭側を，短軸像（横断面）で観察すると容易に発見できる[4]．AAA の瘤径の計測は短軸像で行い，紡錘状瘤では直径を求めるが，どうしても楕円となる場合は最大短径を瘤径として計測する（図4）[4]．

　腹部虚血や腎虚血（腎血管性高血圧など）の診断（主要分枝の判定）も，今や日常診療でも応用が可能となってきている．2015年に腎動脈評価法の標準化も提示されたので，ぜひ，高血圧や慢性腎症の臨床に応用していただきたい（図5）[5]．

4）四肢動脈

動脈瘤（真性瘤，仮性瘤，解離性瘤があるが，仮性瘤では血管エコーを治療にも応用できる）や ASO の診断に血管エコー検査が応用されている．末梢動脈閉塞症（peripheral arterial occlusive disease：PAOD，以後 PAD）のスクリーニング（発見）には，循環器内科の外来で

表4 末梢動脈狭窄の判断基準

狭窄	径狭窄率	血流波形	乱流	PSVR
正常	0	三相性	なし	変化なし
軽度	1〜19%	三相性	なし	<2:1
中等度	20〜49%	二相性	あり	<2:1
高度	50〜74%	単相性	あり	>2:1
高度	75〜89%	単相性	あり	>4:1
高度	90〜99%	単相性	あり	>7:1

PSVR：収縮期最高血流速度比．（狭窄部 PSV/ 狭窄前 PSV）
(Guidelines for Noninvasive Vascular Laboratory Testing：A Report from The American Society of Echocardiography and the Society of Vascular Medicine and Biology. 2006 より)

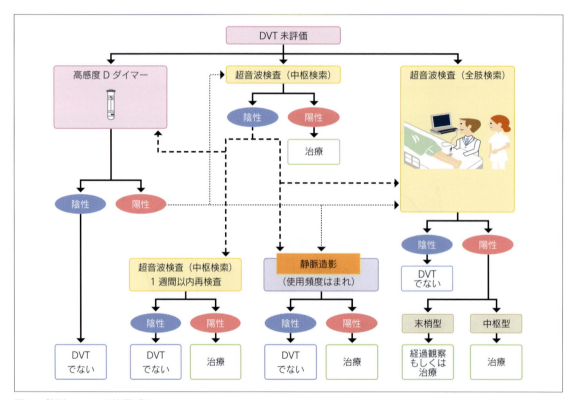

図6　静脈エコーの位置づけ
DVT：深部静脈血栓症．
Diagnosis of DVT：Antithrombotic Therapy and Prevention of Thrombosis, 9th ed. American College of Chest Physicians Evidence-Based Clinical Practice Guidelines. より一部改変．

　心疾患スクリーニングに心電図を実施するのと同様に，ABPI（ankle brachial pressure index, 足首血圧を上腕血圧で除した血圧比，通常は1以上）の計測を勧めている．最近は，そのスクリーニング対象を，下肢の症候を有する例，および無症候であっても糖尿病や喫煙者は50歳以上，そして65歳以上の全例とするよう推奨されている．次いで，ABPIの異常例や偽診例には病変部位の評価が必要となるが，その際に画像診断が用いられ，そのうちでも超音波検査が無侵襲ゆえにまず推奨され，あわせて血流評価が可能な点も利点である（表4）[4]．

　PAD診療における超音波検査の役割としては，①発見後の病変評価とともに，②侵襲的治療（血

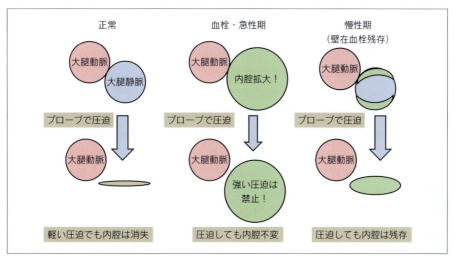

図7 静脈エコー所見の模式図

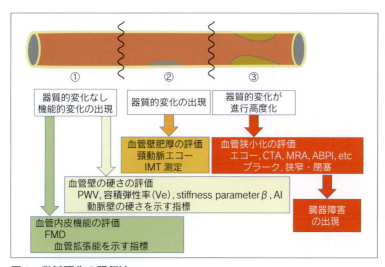

図8 動脈硬化の評価法
　　IMT：内中膜複合体厚，CTA：CT血管造影法，MRA：MR血管造影法，ABPI：上腕・足関節血圧比，PWV：脈波伝搬速度，AI：増大係数，FMD：血流依存性血管拡張反応．

管内治療＝EVT：endovascular treatment, PTA：percutaneous transluminal angioplastyやバイパス術など）時の支援，さらに全経過を通じての③病変の経過観察の際などである．

　その他に，カテ後の穿刺部拍動性腫瘤の鑑別に，機動的なエコーを病室で活かせば，仮性瘤や血腫の鑑別は容易である．

5）静脈

　静脈瘤やDVTの診断に応用されている．下肢静脈瘤は高頻度ではあるが，臨床的にはDVTが重要である．

　下肢の浮腫や疼痛で鑑別すべき対象には，心・肝・腎などの全身性浮腫，表在静脈炎，蜂窩織炎，筋肉や腱断裂，膝窩嚢腫破裂，血腫，慢性動脈閉塞症，血管炎およびリンパ浮腫などがあるが，それらの多くもエコーで判定できる疾患である．そのうち浮腫の原因までは診断できないが，浮腫の有無を判定するにもエコーはきわめて有効である[6]．

DVT 診断には D ダイマー検査が血栓症の除外検査法に用いられ，確定診断法には画像診断が必須であり，その第一選択は簡便さと精度からみて静脈エコー検査である[7]．DVT の診断では，エコー検査の無侵襲性や迅速性から，従来の侵襲的検査（静脈造影検査）に変わるものとして高く評価され，今やエコー検査は不可欠な検査法となった（図6）[8]．

エコー検査は，①スクリーニング検査（中枢部のみの検索と全肢検索），②血栓治療中の観察，さらには③慢性期や外来経過観察中などでも応用することができる．

エコー検査で血栓を診断するには，圧迫法（compression sonography）が有効で，圧迫により静脈内腔が圧縮されないこと（図7）や，カラードプラでの観察で血流が途絶していることなどからも血栓の存在を推定できる．エコーでは，血栓の新旧が判定できるのも利点である．すなわち，治療の要否や治療経過の評価に有用な情報提供となる．部位としては，腸骨・大腿部の中枢型は重篤例が多く，下腿では無症候な例も多いが，下腿から中枢側へ進展する例もあり，注意が必要である[9]．

6）機能検査

血管疾患の臨床では機能的評価も重要であり，動脈や静脈の圧測定や脈波検査などとともに応用されている．血管エコーでも，動脈では硬度（stiffness parameter β など，図8）を評価したり，静脈では逆流評価への試み（定量性）などがある．ドプラ法による血流の半定量的評価は現在でも可能であり，今後さらにエコートラッキング法などの応用や血流表示画像の進歩，さらに負荷検査（flow mediated dilation：FMD 検査）などの応用（2014 年保険収載）により，今後さらに動脈硬化診療への臨床応用が期待されている（図8）．

5．おわりに

エコーは無侵襲に，形態診断と機能診断の両方が可能なため，血管疾患のスクリーニングや経過観察には第一選択である．今後さらに，血管エコーが標準化され，血管疾患の有用な検査法として広く普及されることにより，さらに臨床に役立つことを期待している．

■参考文献
1）松尾　汎：早期動脈硬化をどう評価するか．*Vascular Lab*, 2：45～49, 2005.
2）松尾　汎：血管エコー診断の概説．*Innervision*, 18：68～74, 2003.
3）Fukuda, S., et al.：The AAA Japan Study. *Cir. J.*, 79：524～529, 2015.
4）超音波による大動脈・末梢動脈病変の標準的評価法．*Jpn. J. Med. Ultasonics*, 39：147～168, 2012.
5）超音波による腎動脈病変の標準的評価法．*Jpn. J. Med. Ultrasonics*, 42：185～200, 2015.
6）松尾　汎：浮腫の診療：概論．むくみの診かた（症例で読み解く浮腫診療）（松尾　汎編）．1～9，文光堂，2010.
7）松尾　汎：静脈血栓塞栓症（VTE）の診断と治療．*Vascular Lab*, 9：356～361, 2012.
8）松尾　汎：検査値から読み取りたい！DVT のリスク．*Expert Nurse*, 31：30～39, 2015.
9）応儀成二，金岡　保：深部静脈血栓症の超音波診断．*Jpn. J. Med. Ultrasonics*, 31：337～346, 2004.

全身の血管解剖図　動脈

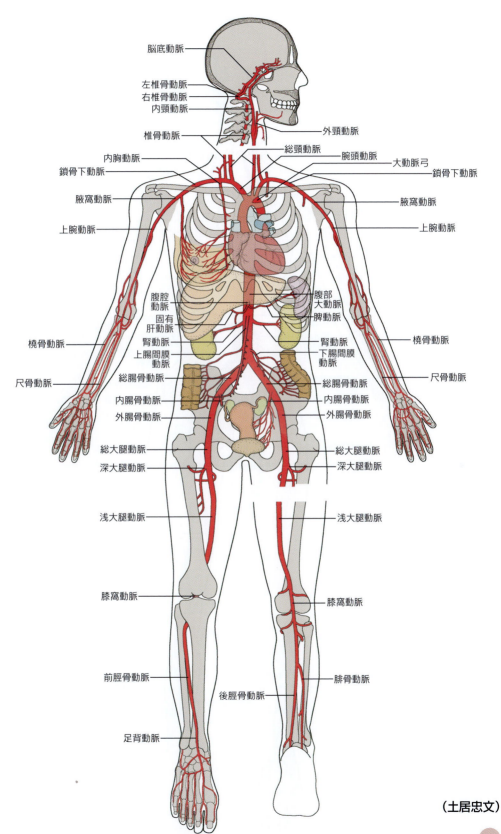

（土居忠文）

全身の血管解剖図　静脈

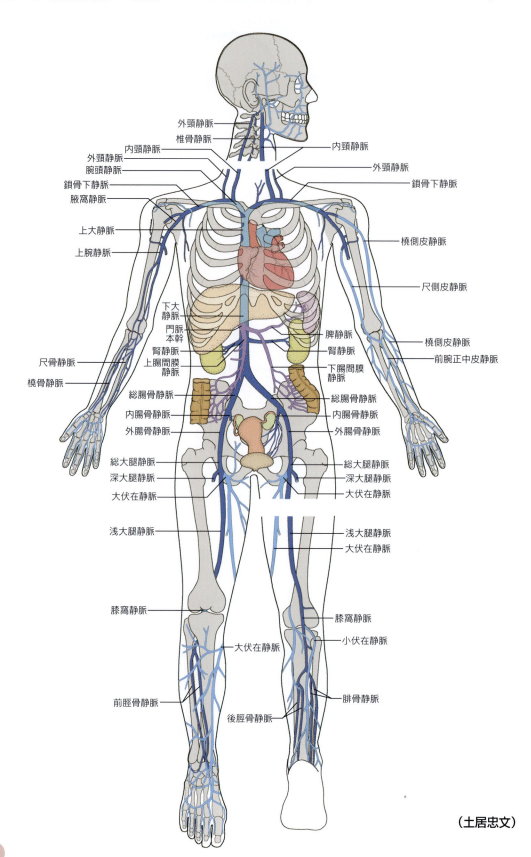

（土居忠文）

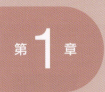

第1章 血管超音波検査に求められる装置条件

① Bモード法

　血管超音波検査の基本は，Bモード法による形態評価である．目的とする血管をBモード法によって的確に描出しなければ，後述のドプラ法も有効に活用できない．血管超音波検査における各手法とその役割を**表 1-1**にまとめた．

1．探触子の選択と発信周波数

　超音波検査を実施する際には，検査部位に応じた適切な探触子を選択する必要がある．通常，血管領域で使用される探触子は，リニア型やコンベックス型，セクタ型が多い．発信周波数は，検査対象とする血管の深度に応じて選択する必要がある．一般的に高周波になるほど距離分解能が向上するため，より詳細な構造を観察できるが，超音波の減衰が大きくなるために深い部分の観察が困難になるという短所をあわせもつ．血管領域では，血管の深さや状態，評価目的に応じて，探触子を適時持ち替えて検査を進めていく必要がある．体表面からの血管超音波検査に関しては以下のように使い分けるとよい．**表 1-2**に血管超音波検査で用いる探触子を示した．

1）胸部領域

　2.5～5MHz程度のセクタ型探触子を用いることが多い．大動脈弓およびその分枝の観察や，狭窄部位の血流評価をする際に有用となる．

2）腹部領域

　3.5～5MHz程度のコンベックス型探触子を用いることが多く，2.5～5MHz程度のセクタ型探触子が有用となる場合もある．この領域は血管が深部に存在しており，腸管の消化管ガスが画像描出に影響するため，圧迫することでガスを散らす工夫が必要となる．ただし，腹部領域の静脈を観察する場合は，過度の圧迫により形状が変化するため注意が必要である．血流評価をす

表 1-1　血管超音波の種類と役割[1]

種類	特徴	役割
断層法 （Bモード法）	血管の形態を二次元でリアルタイムに表示	血管走行の把握 病変部位の形状や性状の評価
Mモード法	距離計測や時相分析に優れている 二次元的な血管形態の表示は不可	壁の動きを評価 血管弾性の評価
カラードプラ法	血流情報を断層上にカラーで二次元表示 測定速度の限界あり（折り返し現象の発生） フレームレイトが遅い	血管走行の把握 異常血流の検出（定性評価）
パワードプラ法	血流情報を断層上にカラーで二次元表示 測定速度の限界なし（折り返し現象が発生しない） 角度依存性が少ない 血流の方向性をもたない	血管走行の把握 低速血流の評価
パルスドプラ法	距離分解能があるため，任意部位の血流測定が可能 高速血流の測定は困難	任意部位の血流評価（定量評価） 中枢側，末梢側病変の推定
連続波ドプラ法	距離分解能がないため，血流測定部位の同定が困難 高速血流の測定に向く	狭窄部位の高速血流評価

表1-2 血管超音波検査で用いる探触子

2.5MHz セクタ型	12.0MHz リニア型	7.5MHz リニア型	7.0MHz マイクロコンベックス型	3.5MHz コンベックス型
大動脈弓およびその分枝の観察 狭窄部の血流評価	体表近くに存在する血管の詳細な観察	頸部，四肢血管の観察	頸部，四肢血管のうち，リニア型で評価困難な領域の観察	腹部や下腿の観察

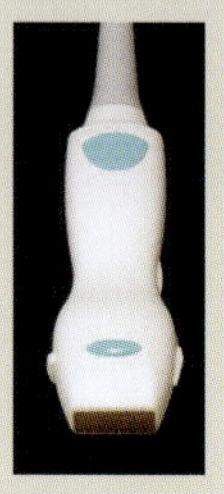

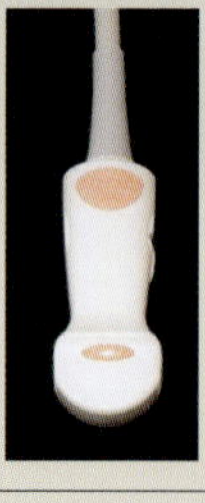

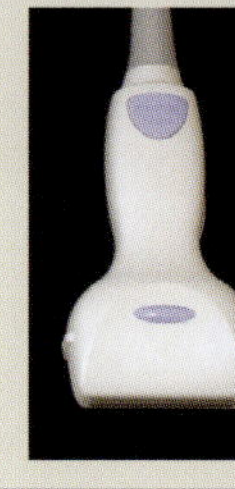

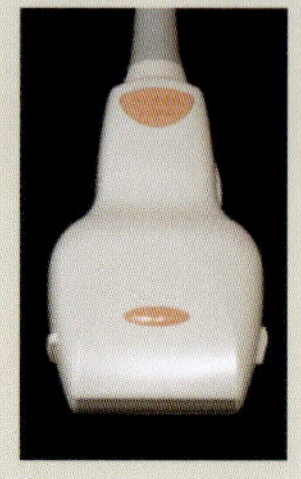

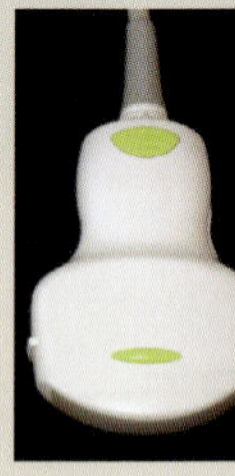

図1-1 血管の表示方法
（日本脳神経超音波学会推奨の方法を一部改変）

る際には，セクタ型探触子を使用することで，血流と超音波ビームのなす角度（θ）を小さくするとよい．

3）頸部，体表（四肢）血管

7.5～12MHz程度のリニア型探触子を用いることが多い．対象となる血管が比較的浅いため，血管内の状態をより詳細に観察することが可能となるからである．ただし，大腿下部に存在する浅大腿動脈遠位部や下腿の血管を検査する場合には，コンベックス型探触子が有用である．

2. 超音波断層法の表示方法

血管の超音波断層法の表示方法は，必ずしも施設間で統一されていない．しかしながら，施設内では統一されていた方が画像を評価する際に混乱を招かない．本項では，日本脳神経超音波学会推奨の方法で統一することとする．すなわち，横断像は被検者の尾側（下方）から眺めた像とし，縦断像では画面の左が心臓（中枢）側，右が末梢側になるように表示する（**図1-1**）．

3. ゲイン

超音波信号全体の増幅感度を調整するもので，高くすると微弱な信号まで検出されるが，当然ノイズが多くなってしまう．血管壁（特に内膜面）が明瞭に描出され，かつ血管内腔は無エコーになるようにゲインを調整するとよい．ゲインが高すぎるとノイズにより血管内に異常構造物があるような像が描出される．一方，ゲインが低すぎると血管壁性状の評価ができず，異常構造物の存在を見落とす原因となる（**図1-2**）．

4. STC (sensitivity time control, =TGC : time gain compensation)

超音波の減衰は，生体内で距離と周波数に比例するため，対象とする血管の深さに応じて減衰

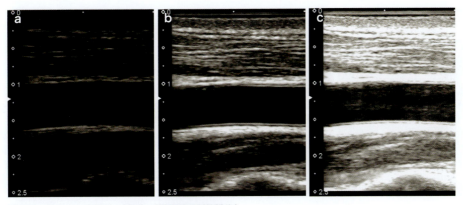

図 1-2　B モードゲイン設定（総頸動脈縦断像）
　a：ゲインが低すぎる．血管壁性状の評価ができない．異常構造物の存在を見逃す．
　b：適正条件．血管壁の構造が明瞭に描出され，かつ血管内腔が無エコーである．
　c：ゲインが高すぎる．血管内腔の異常構造物や血管壁構造の評価が困難である．

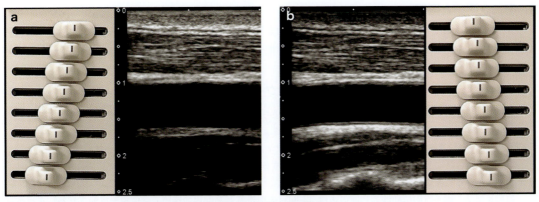

図 1-3　STC（sensitivity time control）の調整（総頸動脈縦断像）
　a：不適切な設定．血管壁の評価が困難である．
　b：適正な設定．血管壁（内膜中膜複合体）がはっきりと描出され，かつ深部組織の観察も可能であるため異常所見を見落とすことがない．浅部から深部までエコー輝度が同等になるように STC を調整する．

相当の補正をして，画面全体が同程度の明るさとなるように調整する．体表から深い位置に存在する血管を観察する場合に調整する必要がある（図 1-3）．

5. ダイナミックレンジ

入力信号の強さを表示する幅（単位 dB：デシベル）である．ダイナミックレンジを広くすると，弱い信号から強い信号までの広範囲を表示できるが，輝度差が少なく柔らかい画像が得られる．反対にダイナミックレンジを狭くすると，狭い範囲の信号レベルの差を大きく表示できるが硬い画像となる．血管領域では，断層法により血管壁や隆起性病変の性状を評価できる条件がよいため，心臓領域と比較して広めに設定する．実際には，55～65dB 程度で設定する場合が多い．

6. フォーカス

超音波ビームには幅があり，そのビーム幅を絞る機能がフォーカスである．送信方向，受信方向でいくつかの方法があるが，検査対象となる血管の深度に合わせて調節することが必要である．最も適当な位置に随時フォーカスを合わせ，血管壁や内腔が明瞭に描出できるようにする．

7. ティッシュハーモニックイメージング

生体内を伝播する超音波の非線形性に着目し，送信周波数の 2 倍の周波数成分（2 次高調波）で画像を構築する方法である．これによりサイドローブや多重反射による画質の劣化要因を減ら

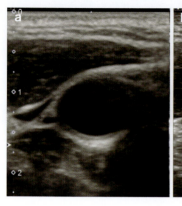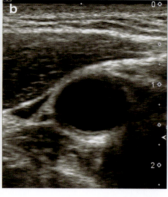

図1-4 ティッシュハーモニックイメージング（総頸動脈横断像）
a：ティッシュハーモニックオフの状態．
b：ティッシュハーモニックオンの状態．
aと比較してbでは血管壁が明瞭に描出されており，病変の評価，正確な血管壁の測定に適している．

し，画質を改善している．ただし，探触子から近い領域では2次高調波成分に乏しく，深い部分は高調波成分の減衰が大きくなるため機能が発揮されにくいことは理解しておく必要がある（図1-4，ひとくちメモ）．

8. モニタ画面と照明

検査室の照度は，施設によって10ルクス以下から300ルクス以上までさまざまである．目の疲労防止のために，300ルクス以上の照明が推奨されている．超音波画像が明瞭にみえることや，

> **ひとくちメモ　　ティッシュハーモニックイメージング**
>
> 超音波信号は，生体内を伝播した時，非線形特性により送波基本周波数の整数倍の周波数成分が発生する．このうち2倍の周波数の高調波（2次高調波成分）を効率よく映像化することを，ティッシュハーモニックイメージングという．2次高調波成分を映像化する際には，フィルタ法と位相反転法が用いられている（図1-5）．
> フィルタ法：2次高調波検出フィルタにより基本波成分と2次高調波成分を分離し，2次高調波成分だけを抽出し映像化する手法である．
> 位相反転法：同一方向に続けて2回の送信（1回目の送信波と2回目の送信波は位相を反転させる）を行う．2回の受信波をみると基本波成分では位相反転しているが，2次高調波成分では同相となる．結果として，基本波成分は加算すると除去され，2次高調波成分は加算すると2倍として残り，2次高調波成分のみを映像化することが可能となる．
>
>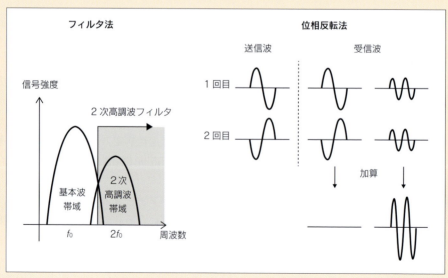
>
> 図1-5 ティッシュハーモニックイメージング

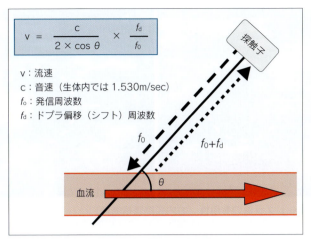

図1-6 ドプラ法の原理

機器の表示ランプなどのみやすさを考慮しつつ部屋を明るくするのがよい．明るい部屋でのディスプレイのみやすさは，ディスプレイのブライトネスとコントラストの性能と調整とも関係する．使用する機器のディスプレイや操作盤のランプなどが，300ルクス以上の照明で使用することを想定した仕様であることが望ましい．

❷ ドプラ法

　ドプラ法の主目的は血流評価であり，ドプラ効果を利用して血流の速度を測定する方法である．動く物体に超音波を送信すると，その反射波はドプラ効果を受け周波数が少し変化する（ドプラシフト）．この変化は物体の速度に比例するため，ドプラシフトの変化を測定すれば物体の移動速度を知ることができる．これを生体で考えると，血管内の血液（血球）の流れる速度を求めることができる（図1-6）．

　発信周波数（ドプラ検出周波数）をf_0（Hz）として，反射波のドプラシフトをf_d（Hz），血液の流速をv（m/sec），生体内の音速をc（m/sec），超音波ビームと血流との角度（ドプラ入射角）をθ（°）とすると，

$$f_d = (2 \times v \times \cos\theta \,/\, c) \times f_0$$

となる．この式を変形すると，

$$v = (c \,/\, 2 \times \cos\theta) \times (f_d \,/\, f_0)$$

生体内での超音波の伝達速度（c）を1,530m/secで統一すると，f_0（使用する探触子）とθは既知の値（超音波像から計測される）であることから，血液の流速（v）は反射波のドプラシフト（f_d）を計測すれば求められる．

1. カラードプラ法

　カラードプラ法の送受信方法は，多方向に間欠的である．Bモード断層像上の血流情報を二次元で捕捉し，リアルタイムにカラー表示を行う方法である．カラードプラ法は，血管の走行に沿って探触子を走査する際に，きわめて有効なガイドとなる．実際に，血管が狭窄している部位ではカラー表示の狭細化や高速血流によるモザイクシグナルが存在することが多いため，病変部の同定が容易となる．さらに，低輝度の隆起性病変はBモード法のみでは見落とす可能性があるため，カラードプラ法の併用が必須である（図1-7）．

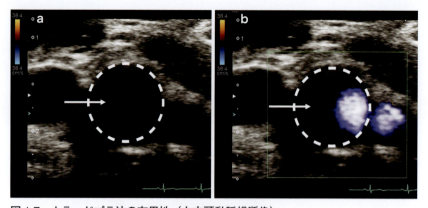

図 1-7　カラードプラ法の有用性（右内頸動脈横断像）
　Bモード法（a）のみでは血管内の低輝度プラーク（矢印）を見落とす可能性があるため，カラードプラ法（b）を併用して評価するのがよい．

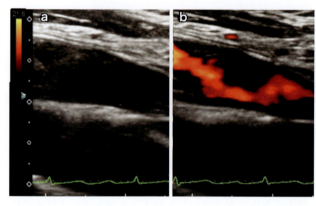

図 1-8　パワードプラ法の有用性（内頸動脈縦断像）
　Bモード法のみ（a）では完全閉塞状態であることが疑われるが，血流検出感度に優れたパワードプラ法（b）を使用すると高度狭窄状態であることがわかる．

1）カラー表示方法

　カラードプラ法の表示方法には，速度表示や分散表示，速度分散表示，パワー表示などがある．心臓領域では速度分散表示が一般的に用いられているが，血管領域では血流シグナルの描出が優先されるため，通常は速度表示を使用している．探触子に近づく血流は暖色（赤色），遠ざかる血流は寒色（青色），速度の速いものは明るく，遅いものは暗い色で表示される．パワー表示は速度表示と比較して血流検出感度が高く，血管壁との境界で鮮明度の高い像が得られるが，血流の方向成分の情報をもたない（**図 1-8**）．

2）関心領域（ROI：region of interest）

　関心領域は広くするほどフレームレートが低下してしまい，リアルタイム性に乏しくなる．カラー表示血流への追従が容易で，かつ異常血流を瞬時に可視化するためには，観察部位に合わせて10フレーム以上は確保できるように関心領域を狭めて設定するとよい．

3）流速レンジ（繰り返し周波数）

　流速レンジとは，折り返し現象（エイリアシング）を起こさずに一方向の色で表示される流速範囲を指す．パルス繰り返し周波数（pulse repetition frequency：PRF）を変化させることにより調整する．心臓領域ではカラードプラの流速レンジは60〜70cm/secに設定しているが，血管領域では通常20〜40cm/secに設定する．ただし，流速レンジから外れる遅い血流や速い血流を表示する際には適宜調整する必要がある．

　後述するパルスドプラ法や連続波ドプラ法のFFT（fast fourier transform）表示では，流速

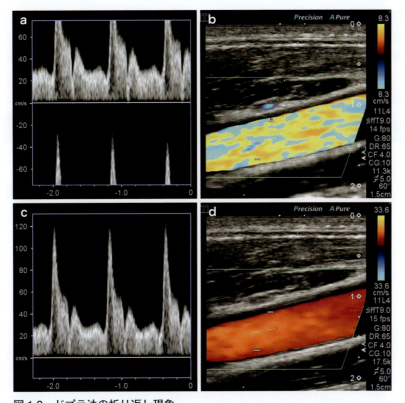

図1-9　ドプラ法の折り返し現象
　a：パルスドプラ法，b：カラードプラ法ともに折り返し現象が起きている．
　c：パルスドプラ法はゼロシフトを用いたことにより，d：カラードプラ法では繰り返し周波数を上げたことにより折り返し現象が改善した．

レンジは目的血流の速度に合わせて調整し，ゼロシフト機能と組み合わせて，血流波形がエイリアシングを起こさない程度に大きく表示されるようにする（図1-9）．

4）ドプラゲイン

　ゲイン調整は血流シグナルが明瞭に観察できて，かつノイズの出ない程度に行う．血管壁やその周囲にまで血流シグナルが描出された場合は血流範囲を過大評価してしまうことになり，逆に血流シグナルが乏しい場合は過小評価につながるため注意する（図1-10）．

5）ドプラフィルタ

　カラードプラ法では，MTI（moving target indication）フィルタが用いられている．MTIフィルタは，遅い動きで反射の強いものをカットするフィルタである．血管壁などの組織のドプラ信号は，血流と比較して低周波かつ強い反射エコーであり，クラッタノイズとよばれる．このクラッタノイズをカットするためにMTIフィルタが用いられる．低速血流が表示され，かつクラッタノイズが出ないレベルで調整する（図1-11）．

2．パルスドプラ法，連続波ドプラ法

　パルスドプラ法の送受信方向は，1方向に間欠的である．超音波ビーム上の特定部位の血流を選択的に測定できる．血流波形パターンや血流速度から，狭窄性病変の評価や存在の推定に用いられる．

　連続波ドプラ法の送受信方向は，1方向に連続的である．任意部位の位置情報をもたず，超音波ビーム上のすべての血流情報を測定できる．高速血流速度の測定に適しており，狭窄性病変部の評価に用いられる．

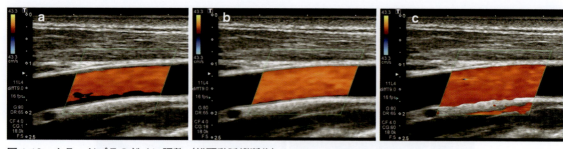

図 1-10　カラードプラのゲイン調整（総頸動脈縦断像）
a：カラーゲインが低いかフィルタが高い設定．血管内の血流シグナルに乏しい．
b：適正条件．血管内に一様に血流シグナルが満たされ，血管外にノイズの出現もない．
c：カラーゲインが高いかフィルタが低い設定．血管外にノイズが出現している．

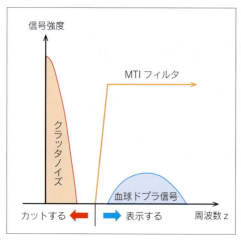

図 1-11　ドプラフィルタ
　遅い動きで反射の強いものをカットするフィルタである．心臓領域では壁や弁の動きによる信号（クラッタノイズ）をカットするために高めに設定するが，血管領域では血管壁などの運動は比較的小さいため低めに設定する．

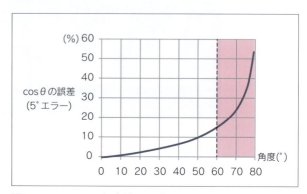

図 1-12　$\cos\theta$ の角度補正誤差
　5°の計測誤差があった場合に，$\cos\theta$ にどの程度の誤差が生じるかを示したグラフ．ドプラ入射角が 60°以上になると，誤差が極端に大きくなる．

1）ドプラ入射角

　ドプラ法には角度依存性があり，その原理上，ドプラビームと血流方向のなす角度（ドプラ入射角）によりドプラ偏移（ドプラシフト）が異なってしまう．そのため，角度補正を行わなければ正確な血流速度を求めることができない．ただし，ドプラ入射角（θ）が大きくなるほど角度補正誤差も大きくなる．特に，θ が 60°をこえると誤差が急速に大きくなってしまう（図 1-12）．したがって，60°以内でできるだけ小さなドプラ入射角が得られるように，探触子の圧迫方法の工夫や，アプローチする部位の変更，走査法（探触子）の変更が求められる（図 1-13）．

2）スラント機能

　表在血管の検査ではリニア型探触子での検査が中心となるため，θ を 60°以内にするには困難な場合が多い．このような時は，ドプラビームのみを斜めに入射させるスラント機能（オブリーク機能）を用いることで，容易に良好なドプラ入射角を得ることができる．ただし，スラント角を大きくするとドプラ感度が低下する場合もあるため，注意が必要である（図 1-14）．

3）サンプルボリューム

　パルスドプラ法のサンプルボリュームは，深さ方向に限りその大きさを変えることができる．

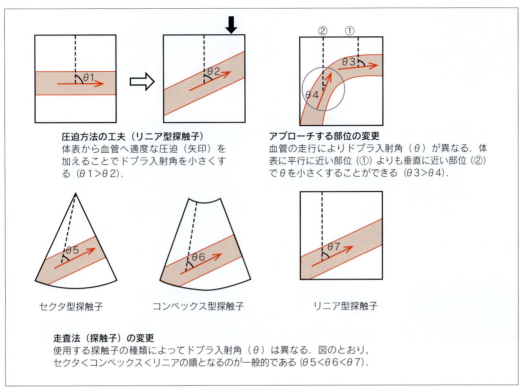

図 1-13 ドプラ入射角を小さくするテクニック

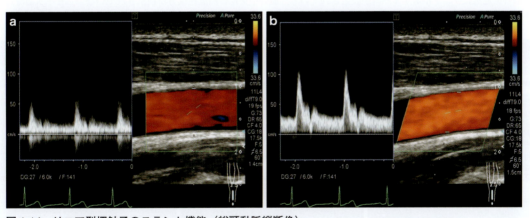

図 1-14 リニア型探触子のスラント機能（総頸動脈縦断像）
　a：スラント機能未使用のリニア走査．ドプラ入射角（θ）が大きい．さらに，不適切な角度補正となっている．
　b：スラント機能を使用したリニア走査．適正条件である．超音波ビームを斜め方向にすることにより，ドプラ入射角を小さく設定できる．同じ部位を測定しているにもかかわらず，aとbとでは測定された血流波形が明らかに異なっている．

　　サンプルボリュームの大きさは，血管内腔の大きさに調整することを基本とする．ただし，クラッタノイズが混入しやすいことに注意する（図 1-15）．

4）超音波出力の調整

　　ドプラ波形がベースラインを挟んで鏡像を示すことがある．特に対象血管が浅い時に生じやすく，間違った評価をしてしまう可能性がある．これは，出力したドプラ信号が強いために入力信号（流体からの反射波）が飽和し，ドプラ信号の方向分離ができなくなるために起こる現象であ

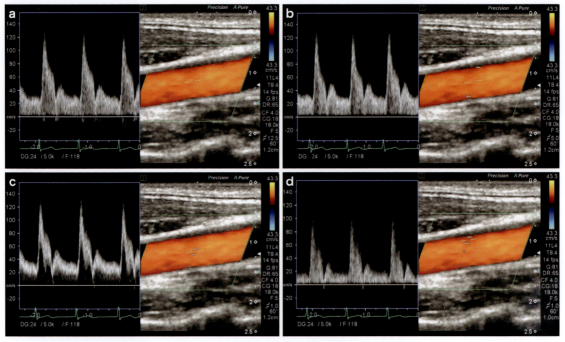

図 1-15　パルスドプラ法のサンプルボリューム設定（総頸動脈縦断像）
　a：血管径よりもサンプルボリュームが大きく設定されている．そのため，血管壁によるクラッタノイズが出現している．
　b：適正条件．血管径とサンプルボリュームがほぼ同等である．
　c：血管の中央部のみにサンプルボリュームが設定されている．血管壁近傍の低流速成分がパルスドプラにて検出されていない．
　d：血管壁近傍にサンプルボリュームが設定されている．血管中央部の高流速成分が検出されていない．ピーク血流がbと比較して低いことがわかる．

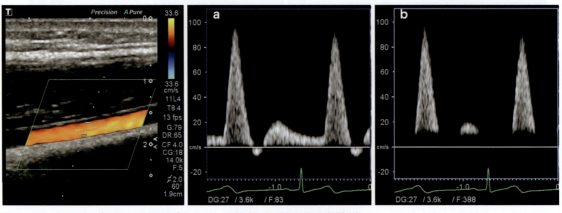

図 1-16　パルスドプラ法によるドプラフィルタ設定（前脛骨動脈縦断像）
　a：適正条件．
　b：フィルタが高く設定されているため，低流速成分が欠落した血流波形となっている．

る．このような時は，単にドプラゲインを下げただけでは現象が改善されないため，超音波出力を適度に下げて，ドプラ信号が飽和しないレベルにするとよい．

5) ドプラフィルタ

　パルスドプラ法や連続波ドプラ法のFFT表示のフィルタは，単純なローカットフィルタである．クラッタノイズが出現しない程度にフィルタを低く設定し，遅い成分の血流が表示されるよう調整する（図1-16）．

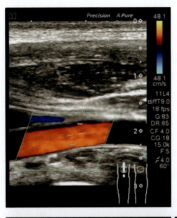
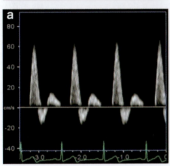
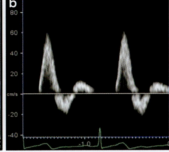
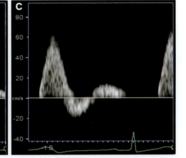

図1-17 スイープ速度の変化による血流波形の違い（膝窩動脈縦断像）
すべて同一症例の同一部位の血流波形である．スイープ速度の違いだけで血流波形の印象が大きく異なる．

6) スイープ速度

　スイープ速度の違いにより，FFTの血流波形の印象は大きく異なる．血流の左右差を評価したい場合は，同一条件で記録する必要がある（図1-17）．

7) スライス厚の影響

　超音波ビームは走査面の垂直方向にも厚みがある．Bモード像で描出されていない，並走する血管の血流情報が混入したりすることがあるため注意する．

❸ 動脈系検査と静脈系検査の条件の違い

1. 探触子の選択

　動脈系検査では，対象とする血管に合わせてセクタ型探触子，コンベックス型探触子，リニア型探触子を使い分ける．胸部領域の大動脈弓およびその分枝ではセクタ型探触子を，腹部領域ではコンベックス型探触子を，頸部や四肢血管ではリニア型探触子を用いることが多い．

　一方，静脈系検査では，コンベックス型探触子とリニア型探触子を使い分ける．腹部骨盤腔内領域ではコンベックス型探触子を，頸部や四肢血管ではリニア型探触子を用いることが多い．

2. 流速レンジ

　動脈血流と静脈血流では最低血流速度が異なる．そのため，対象とする血管に合わせて流速レンジを設定しなければ，誤った解釈につながってしまう．動脈系検査の場合は50cm/sec程度，静脈系検査の場合は10〜20cm/sec程度に設定するとよい．

3. ドプラフィルタ

　クラッタノイズをカットするためのドプラフィルタであるが，これによって低速血流までカットされた状態で検査を進めてはいけない．特に，静脈系検査を行う時に注意する必要がある．

❹ 評価に際しての留意点

1. 装置の性能限界と留意点

　狭窄性病変の直後は高流速となることが多く，その最高流速を正確に測定することは病変の狭窄の程度を評価する際に必要となる．また，静脈血流や動脈狭窄，閉塞部位より末梢側の血流に関しては低流速であるために，最低血流感度を上げてカラー表示して確認することが必要となる．そこで最高流速，最低流速感度を向上するための方法と留意点を**表 1-3**，**1-4** に示した．最低流速感度の向上に関しては，ドプラのゲインを上げることや超音波の出力を上げること，フィルタの設定を下げること，速度表示からパワー表示にすることも方法の一つとしてあげられる．

　循環器領域の血流情報を得るためのカラードプラ像においては，フレーム数（レート）が高いほうが検査しやすくなる．これは，探触子のわずかな動きに対しても画像が追従しやすくなり，よりリアルタイム性が増すからである．フレーム数を高める方法と留意点について，**表 1-5** に示した．実際の検査では，最低でもフレームレートを 10 以上に設定したい．

2. よい検査のための走査テクニック
1）血管の縦断面を描出する方法

　血管の走行が直線状であることは多くない．そのため，まず横断面走査で血管の走行を確認した後に，縦断面に探触子を回しながらスキャンすると描出しやすい．さらに，カラードプラ法を使用すると，Bモード単独の場合と比較して血管の識別が容易となる．

表 1-3　最高流速検出感度の向上

方法	留意点
発信周波数を下げる（低周波数探触子を使用する）	距離分解能および方位分解能が劣化する
繰り返し周波数を上げる	視野深度が減少する（深い位置の血流情報がわからない）
ゼロシフト（ベースライン）法を用いる	逆流の存在を見逃しうる
パルスドプラの代わりに連続波ドプラを使用する	距離分解能がなくなる

表 1-4　最低流速検出感度の向上

方法	留意点
発信周波数を上げる（高周波数探触子を使用する）	生体減衰により深部での信号雑音比（S/N 比）が低下し，低速血流が検出しにくい場合がある
繰り返し周波数を下げる	折り返し現象が発生しやすくなる フレーム数が低下する
データ数を増やす	フレーム数が低下する
ドプラ入射角を小さくするようにアプローチする	探触子の圧迫方法の工夫やアプローチする部位の変更，走査法（探触子）の変更を行う

表 1-5　フレーム数を高める方法

方法	留意点
データ数を減らす	周波数解析の安定性が低下する 低流速検出能力がなくなる
カラー走査本数を減らす（視野角を狭める）	視野角が狭まるために，観察したい部位に応じて視野角をステアリングする必要がある
繰り返し周波数を上げる	視野深度の制限を受ける（深部の血流情報が得られなくなる）
カラー走査線密度を広くする	方位分解能が劣化するために微小逆流などが検出しにくくなる

2）表在静脈は探触子のおさえすぎに注意する

静脈は動脈と比較すると血圧が低い．そのため，四肢や頸部を走行する表在の静脈は，探触子の圧迫によって容易に変形し，描出が困難となることがある．過度な圧迫によって検査対象を見失わないようにしたい（図1-18）．

3）血管内の異常エコーとアーチファクトとの鑑別

血管内に異常エコーを認めた場合，実際に病変が存在する場合とアーチファクト（多くは多重反射）が存在する場合がある．この場合は，カラードプラにて均一なカラー表示が得られるか否かで評価することが可能となる（図1-19）．

4）血流の評価は左右の血管を比較する

血流波形や流速は血管によって異なり，個人差もある．したがって，片側だけの観察では正常なのか異常なのかの判断に苦しむことが多い．頸部や四肢の血管を検査する際には，必ず両側で同じ部位の情報を比較し，病変の存在の有無を評価する．

5）超音波断層面の設定

血管の縦断像では，超音波ビームと血管の走行が直行した場合は血管壁エコーが明瞭となるが，超音波ビームと血管が直行しない場合では組織からの反射が十分に得られず不明瞭な像となりやすい．また，血管の横断像では，超音波ビームと血管壁が直行する前後の壁エコーは明瞭となるが，超音波ビームと血管壁が平行となる側面は不明瞭な像となりやすい．血管に対する探触子の当て方に注意して検査を進める（図1-20）．

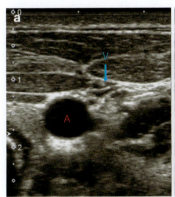
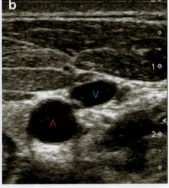

図1-18　表在静脈は探触子のおさえすぎに注意（左内頸静脈横断像）
a：探触子の圧迫により静脈（V）は変形している．b：体表面に軽く置くように観察すると容易に描出される．表在静脈を検査対象とする際には注意を要する．

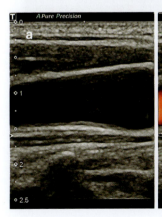
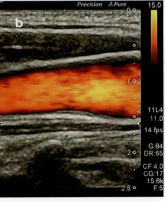

図1-19　多重反射によるアーチファクトとその鑑別（総頸動脈分岐部縦断像）
a：Bモード像．血管内に多重反射による線状エコーを認める．
b：パワードプラ像．血管内にカラー表示がほぼ均一に認められる．血管内に異常構造物がないことが確認できる．

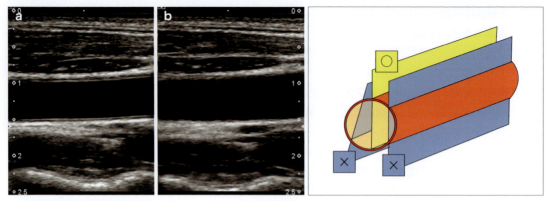

図1-20　超音波断層面の設定
　血管壁に対して垂直に超音波ビームが入らなければ，血管壁が明瞭に描出できない．

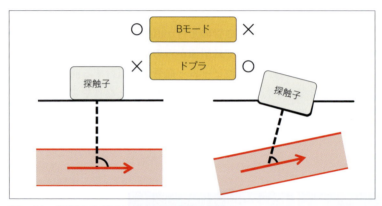

図1-21　評価する項目で異なる至適断面設定

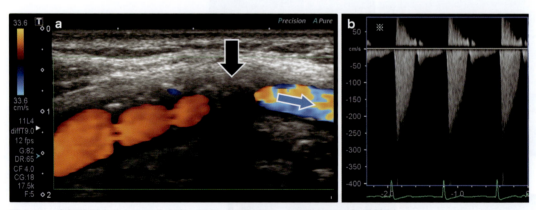

図1-22　音響陰影を伴う石灰化病変の評価（総頸動脈-内頸動脈起始部縦断像）
　血管前壁に石灰化病変(黒矢印)があり，その音響陰影のために血管内腔性状の評価が困難である．この場合，カラードプラ法（a），パルスドプラ法（b）を使用することで，石灰化病変に狭窄が存在するか否かを評価することができる．石灰化病変の遠位部（青矢印）の領域で，カラードプラ法にて折り返し現象が，パルスドプラ法にて高速血流と乱流（※）の存在が確認され，高度狭窄が疑われる．

6）評価する項目で異なる至適断面設定

　　Bモード法で血管性状を評価する時は，超音波ビームをできるだけ垂直に血管壁に入れることが必要である．一方，カラードプラ法やパルスドプラ法で血流情報を評価する時は，血管に対してドプラ入射角が小さくなるよう探触子を斜めに圧迫したり，スラント機能を用いることが必要である．このように，評価する項目で至適断面が異なる（図1-21）．

7）音響陰影を伴う石灰化病変の評価

　血管前壁に石灰化病変が存在した場合，音響陰影が原因となり，Bモード法，カラードプラ法では血管内腔性状の評価が困難な時がある．その際は，石灰化病変直後の流速亢進や乱流パターンの有無を確認することで，狭窄の存在や程度を評価することが可能となる（図1-22）．

（江藤博昭・佐藤　洋）

■参考文献
1) 日本超音波検査学会監修：血管超音波テキスト．医歯薬出版，2005．
2) 日本脳神経超音波学会：頸部血管超音波検査ガイドライン．2007．
3) Marie, G.H., et al.：Guidelines for Noninvasive Vascular Laboratory Testing：A Report from the American Society of Echocardiography and the Society of Vascular Medicine and Biology. *Journal of the American Society of Echocardiography*, 2006.
4) SOCIETY FOR VASCULAR ULTRASOUND：Extracranial Cerebrovascular Duplex Ultrasound Evaluation. 2011.
5) 甲子乃人：超音波の基礎と装置．ベクトルコア，2013．
6) 松尾　汎，佐藤　洋，他：頸動脈・下肢動静脈超音波検査の進め方と評価法．*Medical Technology*（別冊），10～42, 2004．

第2章 頸動脈

❶ 要旨

1．対象となる代表的疾患
　　①高血圧代謝性疾患：高血圧症，糖尿病，脂質異常症
　　②閉塞性動脈疾患：脳血管障害，虚血性心疾患，閉塞性動脈硬化症
　　③頸部血管疾患：頸動脈狭窄・閉塞症，血管炎（高安動脈炎，側頭動脈炎），大動脈解離，鎖骨下動脈盗血症候群

2．重要なガイドライン
　　①頸部血管超音波ガイドライン（日本脳神経超音波学会・栓子検出と治療学会合同ガイドライン作成委員会）
　　②超音波による頸動脈病変の標準的評価法（日本超音波医学会　日本超音波医学会用語・診断基準委員会）

3．検査対象
1) 頸動脈の狭窄および閉塞病変を伴いやすい疾患やそれを示唆する臨床所見がある場合
　　①脳血管障害，椎骨脳底動脈還流不全，高安動脈炎，側頭動脈炎など
　　②片麻痺，意識障害，動脈雑音，脈拍減弱，めまいなど
2) 他領域の動脈硬化性疾患に対する侵襲的治療のリスク評価が必要な場合[5, 6]
　　冠動脈疾患，閉塞性動脈硬化症，大動脈瘤など
3) 動脈硬化危険因子をもっており，動脈硬化の進行の可能性がある場合[7~11]
　　糖尿病，脂質異常症，高血圧，喫煙，肥満など
4) 頸動脈病変の治療効果，経過観察
　　①頸動脈ステント留置術（carotid artery stenting：CAS）前後の評価
　　②頸動脈内膜剥離術（carotid endarterectomy：CEA）前後の評価
　　③薬剤治療前後の評価
5) 労災二次健康診断[12]
　　労働安全衛生法に基づく健康診断のうち，直近のもの（一次健康診断）において，脳血管疾患および心臓疾患に関連する一定の項目について異常の所見があると診断された場合
6) その他
　　大動脈解離による頸動脈への波及が疑われる場合，冠動脈バイパス術の術前評価など

4．探触子
　　中心周波数 7MHz 以上のリニア型探触子．約 5cm 以上の観察では，中心周波数 5MHz 前後のコンベックス型探触子やセクタ型探触子が有効である．

5．評価項目
　　①内中膜厚（intima-media thickness：IMT）の計測：最大内中膜厚（max IMT），平均内中膜厚（mean IMT），IMT-C10

②プラークの評価：プラーク厚，内部性状，表面形態，可動性
　③狭窄部の評価：血管横断面での面積狭窄率または径狭窄率，狭窄部縦断面による径狭窄率，狭窄部の収縮期最大血流速度（peak-systolic velocity：PSV）
　④パルスドプラ法による血流評価：収縮期最大血流速度（PSV），拡張末期血流速度（end-diastolic velocity：EDV），平均血流速度（V mean），拍動係数（pulsatility index：PI），抵抗係数（resistance index：RI），総頸動脈 ED ratio（CCA ED ratio）

6. 診断基準

　①プラークの定義：IMC の最大厚が 1.1mm 以上の限局性隆起性病変（血管縦断面または横断面で隆起と認知できる血管腔への IMC の突出像）．評価対象となるのは最大厚が 1.5mm 超のプラークとする．
　②注意すべき（要注意）プラーク：可動性プラーク，急速進行し形状変化を示すプラーク，低輝度プラーク，線維被膜の薄いプラーク，潰瘍病変など
　③動脈狭窄：狭窄とは，血管内腔が狭くなった状態をいう．血管横断面でのプラーク占有率（面積狭窄率）が 50% 以上の場合では，狭窄部最大血流速度を計測し，狭窄率を評価する．
　④血流の方向：逆行性の場合はその旨記載（血流計側値はマイナス表記）
　⑤収縮期最大血流速度（PSV）
　　・総頸動脈が 40〜100cm/sec 前後，内頸動脈が 40〜80cm/sec 前後，椎骨動脈が 40〜70cm/sec 前後が基準範囲とされる．
　　・総頸動脈や内頸動脈では起始部や蛇行部を除き，1.3 倍以上の有意な左右差を伴う場合は，計測部位を含めその前後での血流障害を疑う．
　　・ステント挿入後や，頸動脈内膜剝離術（carotid endarterectomy：CEA）の術後で血管の弾性が上昇し PSV が過大評価される症例では，ステントのない場合の基準値に 100cm/sec 前後加えた値が用いられ，300cm/sec 以上で 70% 以上の狭窄と判断する．
　⑥拡張末期血流速度（EDV）：総頸動脈が 5〜30cm/sec 前後，内頸動脈が 20〜40cm/sec 前後，椎骨動脈が 6〜40cm/sec 前後が基準範囲とされる．
　⑦内頸動脈起始部の狭窄病変
　　・血管造影上の NASCET 50% 以上の狭窄：内頸動脈狭窄部の PSV 125 または 130cm/sec 以上あるいは内頸動脈狭窄部 PSV/総頸動脈 PSV 比が 2 以上．
　　・血管造影上の NASCET 70% 以上の狭窄：内頸動脈狭窄部の PSV 200 または 230cm/sec 以上あるいは内頸動脈狭窄部 PSV/総頸動脈 PSV 比が 4 以上．
　⑧脳梗塞急性期の内頸動脈遠位部の閉塞病変の推定（CCA ED ratio）：左右の総頸動脈の拡張末期血流速度（EDV）を計測し，急性期に ED ratio が 1.4 以上の場合は EDV の低い方の遠位側に閉塞病変の存在を疑う．CCA ED ratio が 4.0 以上で，患側の内頸動脈の閉塞を疑う．

❷ 解剖・生理（図2-1, 2-2）[3]

1. 総頸動脈

　左右の総頸動脈は，胸鎖関節の背側から斜め上方に甲状軟骨の上縁に向かって走行し，第 4 あるいは第 5 頸椎の高さで内頸動脈と外頸動脈に分岐する．総頸動脈の起始は左右で異なるため長さが異なる．左総頸動脈は大動脈の弓部の最高位から起始し，腕頭動脈の左側でより深部を上行する．一方，右総頸動脈は腕頭動脈の 1 枝として胸鎖関節の後側から始まり頸部を上行して終わる．内頸動脈は頭蓋内に入り，Willis の動脈輪を形成する．外頸動脈は主に頭蓋外に分布する．

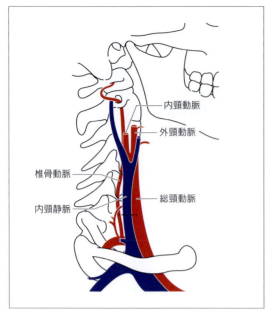

図 2-1　右頸動脈とその周辺の解剖

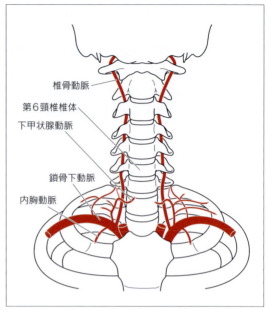

図 2-2　椎骨動脈の分岐とその周辺の解剖

　　両総頸動脈の起始部は，右総頸動脈より左総頸動脈で低位であり，エコーでは観察しにくい．

2．総頸動脈洞

　　総頸動脈洞は総頸動脈末端に位置し，内・外頸動脈の起始部に位置する．頸動脈関節の背側から斜めに甲状軟骨の上縁の高さに向かって上行し，頸動脈洞となる．頸動脈洞はプラークの好発部位である．

3．内頸動脈

　　内頸動脈は甲状軟骨静脈上縁の高さで総頸動脈から起始する．第3頸椎の横突起の前側を垂直に上行し，頸動脈管に入り湾曲しながら水平位に内側前方に走行，錐体部先端の破裂孔に達する．その後，頸動脈管から出て破裂孔の上面をこえ中頭蓋窩に達し，脳底部でWillisの大脳動脈輪を形成する．内頸動脈は頸部では分枝血管を出さない．

4．外頸動脈

　　外頸動脈は甲状軟骨静脈上縁の高さで総頸動脈から起始する．外頸動脈の起始部は内頸動脈よりも深部内側で頸動脈三角のなかを上行，下顎骨頸の後側に向かい，多くの分枝血管を出したあと浅側頭動脈と顎動脈に分かれる．外頸動脈の分枝は，①上甲状腺動脈，②上行咽頭動脈，③舌動脈，④顔面動脈，⑤後頭動脈，⑥後耳介動脈，⑦浅側頭動脈，⑧顎動脈の順で起こる．

5．椎骨動脈

　　椎骨動脈は，鎖骨下動脈から最初に分枝する最大枝である．頸部の深部で動脈の上背面から起こり，後方に走行し第6頸椎の横突起を貫き上行し，頭蓋下面に達する．第1頸椎の横突起を貫いてから両側とも内側に湾曲し，後弓の上面に向かい大後頭孔を通ったあと，頭蓋腔で両側の椎骨動脈が合流し脳底動脈となる．脳底動脈は，その後左右の後大脳動脈にわかれ，Willisの大脳動脈輪を形成する．

6．鎖骨下動脈

　　鎖骨下動脈は両側で起始部が異なる．右側は右胸鎖関節の上縁の裏側で腕頭動脈から上外側に向かい走行し，前斜角筋の内側縁へ進む．左側は第4胸椎の高さで左総頸動脈の起始部よりも背側の大動脈弓から起こり，縦隔部の上外側に向かい前斜角筋の内側縁を走行する．前斜角筋の

内側縁に至った左右の鎖骨下動脈は，このあと前斜角筋の背面を走行し，最高位置となる鎖骨上方でアーチ状に突出する．この間に椎骨動脈，甲状頸動脈，内胸動脈，肋頸動脈を分岐する．さらに前斜角筋の外側縁を出て外側に走行し，下肩甲動脈を分岐し第一肋骨の外側縁に至り腋窩動脈となる．鎖骨下動脈起始部から椎骨動脈分岐までの距離は，通常 1.25 〜 2.5cm である．

7．腕頭動脈，右総頸動脈，右鎖骨下動脈，右椎骨動脈

腕頭動脈は大動脈弓から最初に起始する最大枝で，右第二肋軟骨上縁の高さから起始する 4 〜 5cm 長の枝である．右上方斜めに走行し，右胸鎖関節上縁の高さで，右総頸動脈と右鎖骨下動脈に分岐する．右総頸動脈は腕頭動脈の 1 枝として頸部を上行する．右鎖骨下動脈は，腕頭動脈から分岐後，右胸鎖関節上縁の後面から上外側に向かい走行し，前斜角筋の内側縁へ進む．この間に①椎骨動脈，②甲状頸動脈，③内胸動脈，④肋頸動脈，⑤下行肩甲動脈の順に分枝する．前斜角筋の内側縁に至った左右の鎖骨下動脈は，このあと前斜角筋の背面を走行し，最高位置となる鎖骨上方でアーチ状に突出し，第 1 肋骨の外側縁に至り腋窩動脈となる．まれに腕頭動脈が欠如することがある．その場合，右総頸動脈と右鎖骨下動脈は直接大動脈から起始する．

8．大動脈弓，左総頸動脈起始部，左鎖骨下動脈起始部

大動脈弓は，右の第 2 胸肋関節の上縁の高さで気管の左前方に向かってカーブし気道をまたいだあと，気管の左側後方を下方に向かい第 4 胸椎体の左側で下行大動脈となる．左総頸動脈は腕頭動脈の左側でより深部を大動脈の弓部の最高位から起始し，縦隔の上部を胸鎖関節部の高さまで上行し頸部に移行する．左鎖骨下動脈は第 4 胸椎の高さで左総頸動脈の起始部よりも背側の大動脈弓から分枝し，縦隔部上部内を頸部の基部まで上行する．

（小谷敦志）

❸ 検査の流れ・描出法

1．患者の体位・前準備[13]

1）前準備

食事の制限はない．可能であれば頸部の露出が容易な服装で来院していただく．前回検査所見や他の検査結果をチェックしておく．

患者確認後，検査の内容や検査時間などを簡単に説明し，めまいやふらつきなどの症状がないか確認する．検査依頼内容を確認し，場合によっては聴診や触診を行う．

2）患者の体位（図2-3a）

①エコーゼリーで衣服が汚れないよう検査衣を着用していただくか，または患者の襟元にエコーゼリーが付着しないようにタオルなどでカバーする（図2-3b）．
②検査しやすい位置に寝てもらう．
③枕を使用せず，仰臥位を基本とする．
④心電図を装着し同時記録する．
⑤顎を軽く上げ，観察する側と反対側に傾ける（正面から 30 〜 40°程度）（図2-3c）．
＜注意点＞
過度な伸展や過回旋に注意する（図2-3d）．
患者の頸が短い場合，また頸椎が湾曲しベッドに後頭部がつかない場合は，タオルをたたんだものや薄い枕を利用して調節を行う．
基本は仰臥位で行うが，内頸動脈末梢側がみえにくい症例では，坐位や側臥位にして後斜位より観察することで遠位側の描出が可能になることがある．

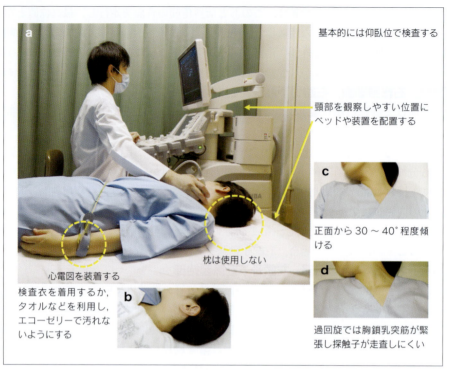

図 2-3 患者の体位

表 2-1 探触子の種類，特徴

種類	特徴・用途
リニア型	中心周波数 5〜12MHz 距離分解能，方位分解能に優れる 頸部血管の観察に適する
セクタ型 (3.75MHz または 5MHz)	中心周波数 2.5〜5MHz 探触子面が小さく狭い音響窓からの描出ができる 狭窄部(高速血流)の血流測定 弓部大動脈，鎖骨下動脈の観察
コンベックス型	中心周波数 3〜6MHz 視野が広い 深部では方位分解能は低下する 広範囲の観察に適する
マイクロコンベックス型	中心周波数 7MHz プローブ面が小さく狭い音響窓から広範囲の描出ができる

3）使用する探触子（表2-1）[17, 20]

　　頸動脈エコー検査では，主に中心周波数 5〜12MHz 付近のリニア型探触子を使用する．しかし，深部を観察する場合は中心周波数 3〜6MHz 付近のコンベックス型探触子も有用である．コンベックス型探触子は視野深度が深くなるにしたがい分解能は低下するが，視野幅が広いため，内頸動脈遠位部の観察などに有用である．また，中心周波数 2.5〜5MHz 付近のセクタ型探触子は口径が小さく狭い音響窓からの観察が可能であるため，鎖骨下動脈や腕頭動脈，弓部大動脈の描出に有用である．また，カラードプラ感度がよく操作性に優れているため，角度補正をすることなく高速血流の計測を行うことができる．

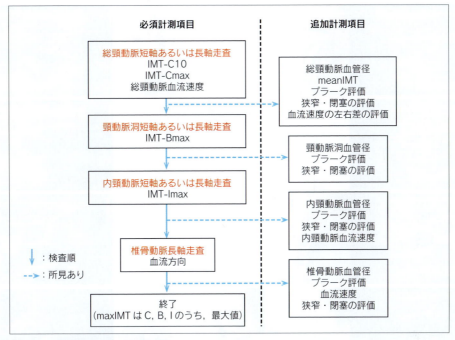

図 2-4 スクリーニング検査手順
IMT-C10：総頸動脈と頸動脈洞の移行部より中枢側 10mm の遠位壁における IMT．
IMT Cmax（max IMT-C）：総頸動脈最大内中膜厚．
IMT Bmax（max IMT-B）：頸動脈洞最大内中膜厚．
IMT Imax（max IMT-I）：内頸動脈最大内中膜厚．
max IMT：最大内中膜厚，mean IMT：平均内中膜厚．

4) 検査手順

スクリーニングとして推奨されている検査手順を図 2-4 に示す．

2. 描出法

1) 形態の評価（断層法での評価）[15, 16]

(1) 総頸動脈～内頸動脈の横断面（前方アプローチ）（図2-5）

探触子を頸部の体表に対して垂直に置き，総頸動脈を画面中央部に描出する．視野深度は 3～4cm 以内とし，フォーカスポイントを血管に合わせる．はじめに探触子を置いた総頸動脈の位置からスライド走査（水平移動）で総頸動脈起始部から頸動脈洞，内頸動脈の可能なかぎり遠位側まで観察する．見落としを防ぐため探触子の走査はゆっくり行い，総頸動脈横断面では正円となるように描出する．総頸動脈起始部では探触子を鎖骨側に傾けて観察する．

また，瘤や屈曲，蛇行の有無など，全体的な血管走行を把握しておくことも重要である．

(2) 総頸動脈～内頸動脈の横断面（側方アプローチ）（図2-6）[14, 16, 17]

側方アプローチでは，総頸動脈の前面に内頸静脈が描出される．前方アプローチと比較して総頸動脈は深部に描出されることが多いため，フォーカスポイントを血管に合わせて調整する．内頸静脈の位置を目安に，探触子の走査は (1) と同様に行う．横断面では，前後面（medial wall）の描出は明瞭だが，側面（lateral wall）は不明瞭となることが多い．側方アプローチでは，前方アプローチで確認されなかった側面が明瞭に描出されるため，必ず 2 方向からの横断走査で血管全体を観察する（図 2-7）．

(3) 総頸動脈～内頸動脈縦断面（前方アプローチ，側方アプローチ）（図2-8，2-9）[14, 15, 18]

探触子を体表に対して垂直に置き，縦断面を描出する．視野深度は 3～4cm 以内に設定し，

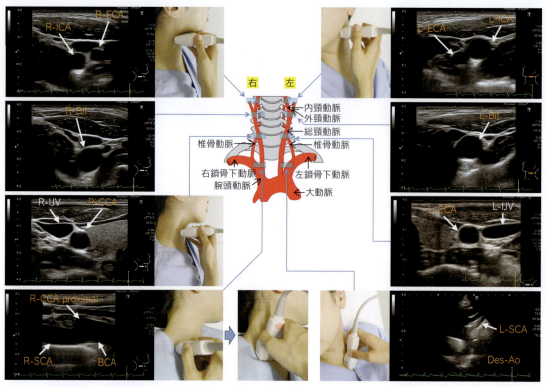

図2-5 総頸動脈～内頸動脈の横断面（前方アプローチ）
ICA：内頸動脈，ECA：外頸動脈，Bif：頸動脈洞，CCA：総頸動脈，IJV：内頸静脈，R-CCA proximal：右総頸動脈起始部，SCA：鎖骨下動脈，BCA：腕頭動脈，Des-Ao：下行大動脈．

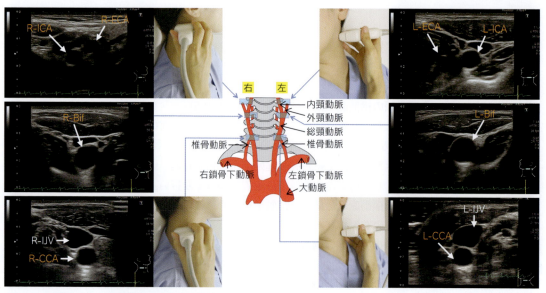

図2-6 総頸動脈～内頸動脈の横断面（側方アプローチ）
ICA：内頸動脈，ECA：外頸動脈，Bif：頸動脈洞，CCA：総頸動脈，IJV：内頸静脈．

　フォーカスポイントは血管壁または血管中央付近に合わせる．血管壁に対して超音波ビームが垂直になるように血管の中心を描出する．血管径が最大となるところでは内中膜複合体（intima-media complex：IMC）が明瞭に描出される．

前方アプローチ

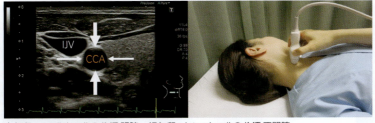
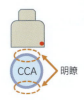

太矢印：medial wall の IMT 明瞭，細矢印：lateral wall の IMT 不明瞭

側方アプローチ

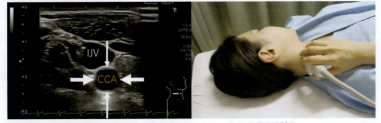

細矢印：lateral wall の IMT 明瞭，太矢印：medial wall の IMT 不明瞭

図 2-7　前方アプローチと側方アプローチ（右総頸動脈横断面）
　前方アプローチでは，内頸静脈（IJV）が総頸動脈（CCA）の側方にある．medial wall の IMT が明瞭に描出される．
　側方アプローチでは，内頸静脈が総頸動脈の前方にある．lateral wall の IMT が明瞭に描出される．

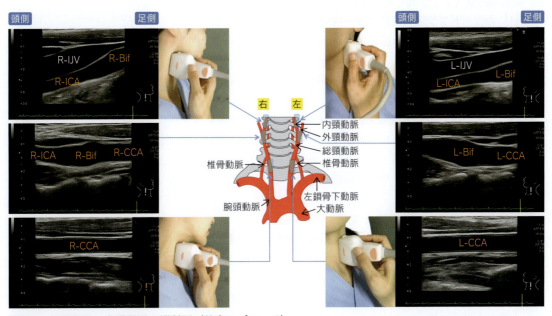

図 2-8　総頸動脈～内頸動脈の縦断面（前方アプローチ）
　内頸動脈レベルでは内頸静脈が前方に描出される．総頸動脈レベルでは内頸静脈が観察されない．
　ICA：内頸動脈，Bif：頸動脈洞，CCA：総頸動脈，IJV：内頸静脈．

　前方アプローチと側方アプローチで総頸動脈起始部から内頸動脈までの全体を観察する．横断面の観察時に描出した病変の広がりやプラーク性状を縦断面で確認し，必要に応じて狭窄率の計測を行う（『狭窄率評価』の項参照）．

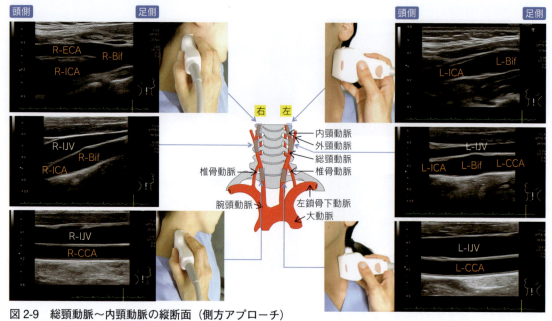

図 2-9　総頸動脈〜内頸動脈の縦断面（側方アプローチ）
　内頸動脈レベルでは内頸静脈が観察されず，総頸動脈〜頸動脈洞レベルで内頸静脈が前方に描出される．
　ICA：内頸動脈，Bif：頸動脈洞，ECA：外頸動脈，CCA：総頸動脈，IJV：内頸静脈．

2）血流の評価（ドプラ法での評価）[13, 14, 17]

（1）カラードプラ法（総頸動脈〜内頸動脈）

　カラードプラ法の表示色相は，原則的には探触子に向かう血流方向を赤色，探触子から遠ざかる血流を青色（寒色系）とする．記録画像にカラーバーを表示する．

　断層像と同様に，2 方向以上からの横断面と縦断面でカラードプラ欠損像やモザイク血流（乱流）の有無を検索する．

　横断面では断層法と異なり，探触子をやや傾けて描出すると感度よく表示することができる．縦断面では探触子を傾けたりカラーステアリング機能を利用して，血流方向と超音波ビームが平行に近くなるように描出する．また，カラードプラ法では断層像と比較してフレームレートが低下するため走査をゆっくりと行い観察する．カラードプラ法のゲイン設定は，血管内腔が血流シグナルで埋まり血管外にノイズが出現しない程度とし，カラー速度レンジは総頸動脈〜内頸動脈，外頸動脈では 20〜40cm/sec 前後に設定する．

（2）パルスドプラ法による血流評価（総頸動脈，内頸動脈）[14, 18, 20]

　断層像で縦断面の中央部を描出し，カラードプラ法を併用し計測する．カラードプラ法と同様に，探触子を傾けたりステアリング機能を利用して，血流方向と超音波ビームが平行に近くなるように断面を設定する．サンプルボリュームは血管径の 1/2〜2/3 程度になるように設定し，血管の中央部に置く．血流方向は探触子に向かう血流，遠ざかる血流のどちらでもよいが，ドプラ入射角度に合わせて角度補正を行う．角度補正が大きくなるほど計測誤差は大きくなるため，可能なかぎり小さくする．特に，60°をこえると誤差が大きくなる．ドプラフィルタはクラッタノイズが出ないレベル（100Hz 前後）で調節する．フィルタ設定が高すぎると低流速成分はカットされる．

　ベースラインと速度レンジはドプラ波形全体が表示されるように設定する．繰り返し周波数の違いにより波形の印象が異なるため，加速血流がない場合は速度レンジやスイープ速度を左右で同一条件にすると比較しやすい．

第2章　頸動脈

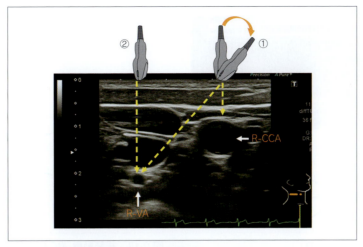

図2-10　右頸動脈横断面での位置関係
　①総頸動脈（CCA）を描出し，探触子を外側に向ける，または外側に移動する．
　②右椎骨動脈（R-VA）は，総頸動脈の外側やや後方に位置する．

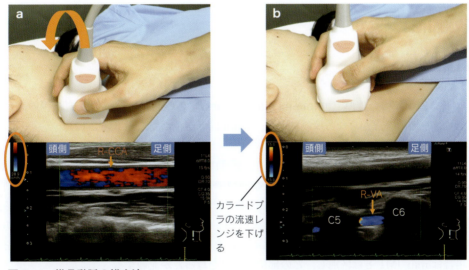

図2-11　椎骨動脈の描出法
　CCA：総頸動脈，VA：椎骨動脈，C6：第6椎骨横突起，C5：第5椎骨横突起．
　a：総頸動脈縦断面を描出する．b：位置は動かさずに外側に傾ける．

　総頸動脈の血流波形記録部位は任意に設定が可能である．ただし，起始部付近では大動脈血流の影響を受けるため，中央部より末梢側でより良好なドプラ入射角度が得られる部位で計測する．
　内頸動脈の血流波形記録は，分岐部直後を除き，血管径の安定した部位で行う．

(3) 椎骨動脈の描出[13, 14, 18]

　椎骨動脈は総頸動脈の深部側やや外方に存在しており，第6頸椎（C6）の位置より椎骨内を走行する．血管径が細いため，カラードプラ法を併用しながら総頸動脈の縦断面前面アプローチから探触子をやや外方に傾けていくと，椎骨と椎骨の間を走行する椎骨静脈と椎骨動脈が描出される（図2-10，2-11）．通常，探触子に近い血管が椎骨静脈で，遠い血管が椎骨動脈である．縦断面方向に，カラードプラ法ガイド下で椎骨動脈起始部から描出可能な遠位部までを観察する．椎骨動脈の血流速度は総頸動脈よりも低いため，カラードプラ法の流速レンジを10〜20cm/

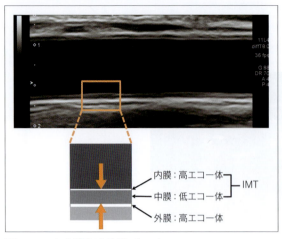

図2-12 内中膜複合体厚（IMT）

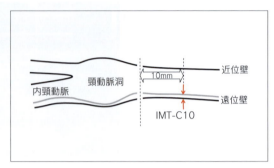

図2-13 総頸動脈（ICA）と頸動脈洞の移行部より中枢側1cmの遠位壁のIMT

sec程度まで下げて観察する．

❹ 頸動脈IMT測定

1．IMT計測方法
1) IMTとは[13, 24]

　　IMTは内中膜複合体厚（intima-media thickness）の略語であり，血管内腔側の高エコー層と低エコー層の2層からなる厚みである．1mm以下が正常である（図2-12）．

2) max IMT（最大内中膜厚）の計測[14, 18]

　　計測範囲は，総頸動脈（max IMT-C），頸動脈洞（max IMT-B），および内頸動脈（max IMT-I）とし，左右それぞれの観察可能な領域で最大の値を測定する．外頸動脈は計測範囲から除外する．計測値は小数点第1位まで記載し，石灰化や閉塞の場合は評価不能とする．また，超音波の特性から近位壁（near wall）でのIMC（内中膜複合体）描出が困難な場合もあるため，観察領域を遠位壁のみに限定した場合はその旨を明記し，決められた計測部位のIMTを計測する場合はmax IMTとは区別し，どの部位で計測を行ったか記載する．

3) IMT-C10の計測（図2-13）

　　総頸動脈と頸動脈洞の移行部より中枢側10mmの遠位壁におけるIMTを計測することで，長期的なIMT変化の経過観察が可能となる．ベースラインとして使用できる決められた計測部位のIMTとして，経年的な変化の観察に有用である（図2-14）．

4) 拡大して計測する[13, 18]

　　IMT計測時には0.1mm単位の精度が必要である．ズーム機能を使用し，視野深度を3.0cm以上に拡大し，フォーカスポイントを血管付近に設定し計測する（図2-16参照）．

5) 最大短径を記録する[17, 18]

　　縦断面では斜め切りにならないよう最大短径を描出し計測する．最大短径は，血管壁に超音波ビームが垂直に当たる位置となる．

　　また，血管が斜めに描出される場合は，探触子を傾けるか2Dステアリング機能を利用して，IMTが明瞭に描出されるような工夫が必要である（図2-17）．

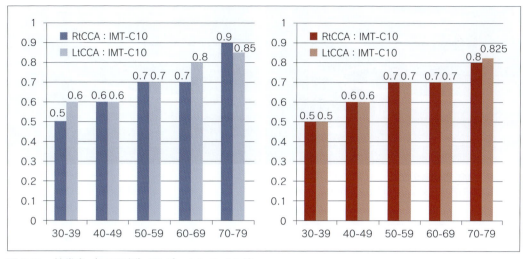

図 2-14　健常者（1,708 例）75 パーセンタイル値
　本データは，公益財団法人筑波メディカルセンターつくば総合健診センターを健診受診した健常者 1,708 例を対象とした．総頸動脈（CCA）縦断面は，検査対側に顔を 45°傾けた体位で，約 45°の入射角度を中心に，最も鮮明な画像がとれるよう微調整を行い撮像した．左右各 1 断面から計測した．限局性隆起病変が計測部位にあった場合も，これを含んで規定の部位で計測した．

> **ひとくちメモ**　　近位壁（near wall）と遠位壁（far wall），leading edge と trailing edge[1, 14, 17]
>
> 　縦断像で探触子に近い血管壁が近位壁，探触子から遠い血管壁が遠位壁である．近位壁と遠位壁では IMT の計測位置は異なる．遠位壁では leading edge から leading edge までを計測し，近位壁では trailing edge から trailing edge までを計測する（図 2-15，図 2-16）．

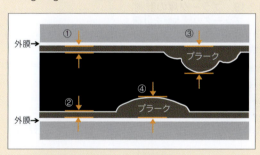

図 2-15　IMT とプラークの計測法
　① near wall IMT，② far wall IMT，③ near wall プラーク IMT，④ far wall プラーク IMT．

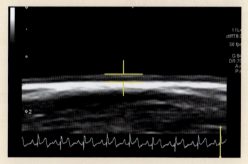

図 2-16　IMT 計測法（遠位壁）
　遠位壁では内膜の leading edge から外膜の leading edge までを計測する．

6）適正な装置設定で計測する
　極端にゲインが高すぎる場合やダイナミックレンジが低すぎる場合は内中膜が不明瞭になるため，適正な装置設定が必要である．

2．プラーク測定
1）プラークとは[2, 14, 19]
　IMC 表面に変曲点を有する限局性の隆起性病変をプラークと称する．
2）プラークの計測
　プラークの最大厚を描出し，病変長も計測する．横断像と縦断像の両方で確認する．横断像で

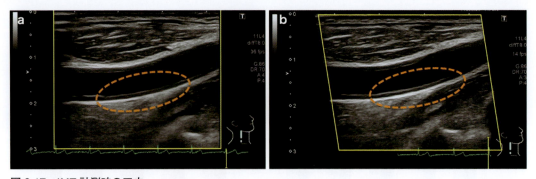

図 2-17　IMT 計測時の工夫
　a：2D ステアリングなし，b：2D ステアリングあり．

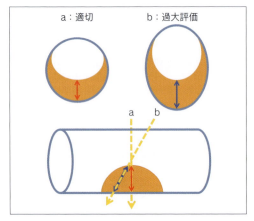

図 2-18　プラーク厚の計測
　a：血管が正円となるように描出し，縦断面・横断面とも同じ厚さとなる．
　b：斜め切りでは，プラーク厚が過大評価となる．

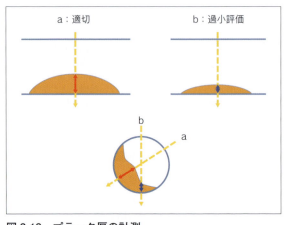

図 2-19　プラーク厚の計測
　a：プラークの最大厚を計測．
　b：プラークの最大厚とビームが直交していないため過小評価となっている．

> 　**ひとくちメモ**　　プラーク計測時の注意点
>
> 　プラーク厚は閉塞や石灰化がある場合には計測できないため，評価不可となる．無理をして計測を行わずに，評価不可または参考値としてレポートに記載する．

はプラークの上を前方アプローチと側方アプローチ（「検査の流れ・描出法」の項参照）でゆっくりスライド走査し，最大厚となる部位を描出する．縦断像では伸展度合やプラーク性状を確認する．プラーク厚の計測は横断像で行い，血管の斜め切りに注意する（図 2-18，2-19）．

（谷口京子）

❺ 頸動脈プラーク分類と病理

　頸動脈超音波検査法は，プラークの形態と性状を同時に評価できる検査法として広く普及してきた．「形態」の評価とは，プラークの大きさや形を評価する方法であり，「性状」の評価とは，エコー輝度によりプラークの質を評価する方法である．本項では，頸動脈プラークの性状診断に必要な病理学的知識と超音波検査によるプラークの性状分類について解説する．

第2章　頸動脈

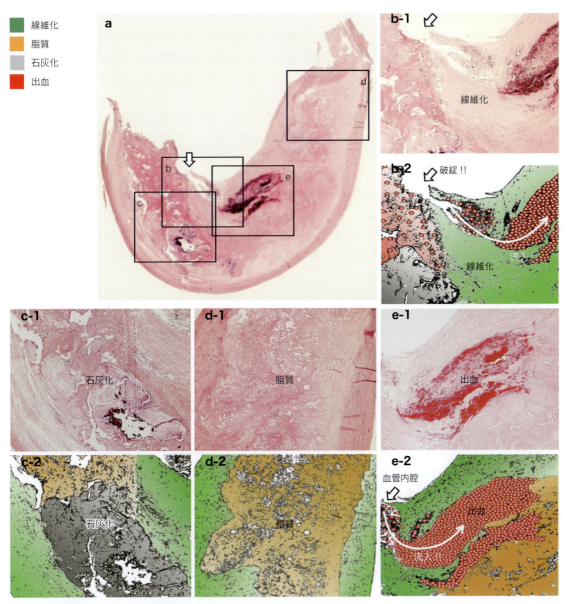

図2-20　頸動脈プラークの病理画像（HE：hematoxilin-eosin 染色）
　a：頸動脈プラークの病理画像（×0.5），b-1：線維化部分の拡大像（×4），b-2：b-1のシェーマ，c-1：石灰化部分の拡大像（×4），c-2：c-1のシェーマ，d-1：脂質部分の拡大像（×4），d-2：d-1のシェーマ，e-1：出血部分の拡大像（×4），e-2：e-1のシェーマ．
　aは組織性状が混在するプラークの病理画像である．本症例は，超音波画像で"jellyfish sign"を示していたが，病理画像ではプラークを覆う線維性被膜は破綻し（b矢印），破綻部から血管内腔の血液がプラーク内に流入したと思われる所見がみられる（b, e）．このプラークは，線維性被膜が破綻しているため，血管内腔とプラークの内容物が直接交通し，塞栓子を遊離しやすい状態になっていたことが容易に想像される．

1．プラーク性状の病理学的分類

　図2-20aに，混在する組織性状をもつプラークの病理画像を提示し，プラークの病理学的分類について解説する．

1）線維化（図2-20b）

　線維化病変とは，脂質や出血がみられず，線維性に肥厚した内膜をいう．線維化病変が主体のプラークは，脳梗塞を起こす危険性が少なく，安定したプラークである．

2）石灰化（図2-20c）

　　石灰化病変とは，石のように硬くなった病変で，脳梗塞を起こす危険性は少なく，安定したプラークである．HE（hematoxilin-eosin）染色では，脱灰しきれなかった石灰化病変は紫色に描出される．

3）脂質（図2-20d）

　　脂質に富んだプラークは，HE染色で淡いピンクもしくは白く抜けた像にうつる．図2-20dは脂質部分を拡大した画像であるが，脂質部分に刃物で切ったような裂隙を多数認める．これはコレステリン結晶という脂質コアを作るもとであり，病理標本を作製する過程でアルコールを通すため溶けてしまい，このような透明な裂隙として観察される．脂質を主体とするプラークは，脳梗塞を起こしやすい注意すべきプラークである．

4）出血（図2-20e）

　　出血性病変とは，病理標本で赤血球が多くみられる病変であり，脳梗塞を起こしやすい注意すべきプラークである．出血性病変は，発生機序により以下の2タイプに分類される．

　　①新生血管の破綻による出血

　　狭義のプラーク内出血は，この新生血管が破綻する出血をいう．プラークが増大していく過程で新生血管が増殖してくるが，何らかの原因により新生血管に破綻が生じると，新生血管内を流れる血液がプラーク内に流れ出す．この流れ出した血液は，病理標本では赤血球の凝集として観察される[25]．この状態が生じるとプラークの容積は増大し[26]，結果的にプラークの破綻を引き起こす．

　　②線維性被膜の破綻による出血（図2-20b，e）

　　プラークを覆う線維組織を線維性被膜というが，この線維性被膜が破綻すると（図2-20b，e），血管内腔を流れる血液がプラーク内に流れ込む．このタイプの出血は，血管内腔とプラークの間に交通ができており，プラーク内の構成成分が血管内腔に流れ出やすい状態であり，塞栓源として重要である．また，このタイプの出血は，広範囲に赤血球の流入を認めるのも特徴のひとつである（図2-20e）．

　　以上，4タイプのプラーク性状について解説したが，線維化病変，石灰化病変，脂質病変，出血性病変はいずれもプラークを構成する一部分であり，均一なプラークというものは存在しない．一般によく使われる「脂質プラーク」や「出血プラーク」という表現は，あくまで「脂質に富んだプラーク」，「出血に富んだプラーク」ということで，プラークの性状は種々多様な構成成分からなっている．したがって，プラークの性状を各モダリティの検査で診断する場合，この性状を分離表示できることが望ましい．

2．超音波検査によるプラークの性状分類（図2-21）

　　超音波によるプラークの性状は，エコー輝度と均質性により分類する．

1）エコー輝度の分類

　　プラークの輝度を以下の3タイプに分類する．

　　高輝度プラーク：high echoまたはhyperechoic plaqueは，対象構造物と比し高輝度かつ音響陰影（AS）を伴うもので，「石灰化病変」であることから"石灰化プラーク（calcified plaque）とも称せられる．

　　等輝度プラーク：isoechoic, またはechogenic plaqueは，対象構造物のIMCと比べ等輝度からやや高輝度なもの．

　　低輝度プラーク：low echo, hypoechoicまたはecholucent plaqueは，対象構造物のIMCと比べ低輝度領域を含むもの．

　　また，輝度レベルが均質なものを均質型，不均質なものを不均質型として分類する．

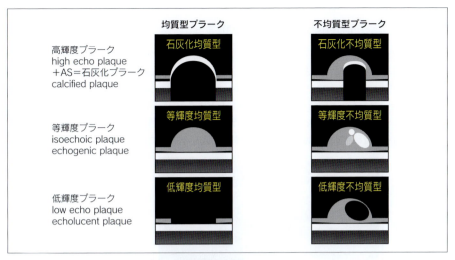

図 2-21 超音波検査によるプラークの性状分類

高輝度プラーク：high echo または hyperechoic plaque は，対象構造物と比し高輝度かつ音響陰影（AS）を伴うもので，「石灰化病変」であることから"石灰化プラーク（calcified plaque）"とも称せられる．

等輝度プラーク：isoechoic，または echogenic plaque は，対象構造物の IMC と比べ等輝度からやや高輝度なもの．

低輝度プラーク：low echo，hypoechoic または echolucent plaque は，対象構造物の IMC と比べ低輝度領域を含むもの．

均質型：輝度レベルが均質なもの，不均質型：輝度レベルが不均質なもの．

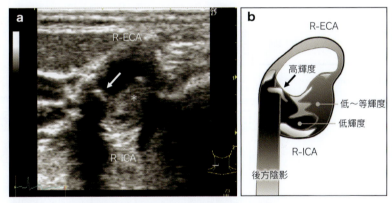

図 2-22 エコー輝度が混在するプラークの超音波画像
a：Bモード画像（横断像），b：aのシェーマ．
a は，図 2-20 と同一断面の超音波画像である．超音波画像では，プラークの内部エコーは高輝度（矢印）と低輝度が混在する不均一な病変であった．a の矢印には，高輝度で後方陰影を引く病変を認め，a の＊には低輝度〜等輝度の病変を認めた．
R-ECA：右外頸動脈，R-ICA：右内頸動脈．

2）エコー輝度とプラークの性状分類

エコー輝度から考えられるプラークの組織性状を以下に示す．

低輝度：出血，脂質

等輝度：線維性病変

高輝度＋AS：石灰化病変

図 2-22 に，図 2-20 の病理画像と同じ断面の超音波画像を提示し，エコー輝度によるプラークの性状評価について解説する．

> **ひとくちメモ**　　jellyfish sign（図 2-23）
>
> 　jellyfish sign（ジェリーフィッシュ・サイン）とは，図 2-23b，c のように，拍動性血流の圧力によってプラークに変形を認める病変で，その動きがあたかもクラゲ（jellyfish）の伸縮運動（図 2-23a）によく似ていることから名付けられ，jellyfish sign を示すプラーク自体を jellyfish plaque（ジェリーフィッシュ・プラーク）とよんでいる [25]．このプラークを有する症例を前向きに追跡したところ，54.8％の症例が将来脳梗塞を発症することがわかった [28]．また，この jellyfish sign の動きは，プラークを覆う線維性被膜の厚さと関係があり，線維性被膜が非常に薄いか，あるいは破綻して，はじめてプラークの表面が動き出すことが病理学的に解明された [28]．

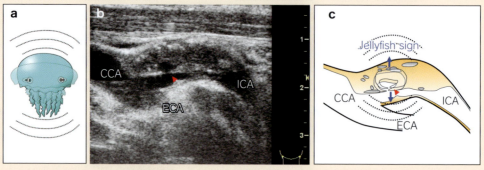

図 2-23　jellyfish sign の超音波画像
　　a：クラゲ（jellyfish）のイラスト，b：B モード画像（頸動脈分岐部の縦断像），c：b のシェーマ．
　　ICA（内頸動脈）のプラークに jellyfish sign（矢頭）を認めた症例．
　　CCA：総頸動脈，ECA：外頸動脈．

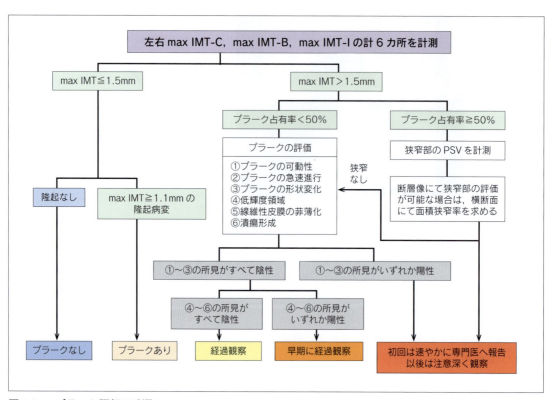

図 2-24　プラーク評価の手順
　　max IMT-C：総頸動脈最大内中膜厚，max IMT-B：頸動脈洞最大内中膜厚，
　　max IMT-I：内頸動脈最大内中膜厚，max IMT：最大内中膜厚．

図2-22は，総頸動脈〜内頸動脈にかけて狭窄を認めた症例の超音波画像である．断面は最大狭窄部ではないが，特徴的な形態を示したので代表例として提示する．超音波画像では，プラークの内部エコーは高輝度と低輝度が混在する不均一な病変であった．図2-22a，bの矢印には，後方陰影を引く病変を認めた．病理画像では石灰化している部分であった（図2-20c）．また，図2-22a，bの低輝度な部分は，病理画像では出血を起こしている部分にあたる（図2-20e）．そして超音波画像で，等輝度〜低輝度に相当する部分（図2-22a，b＊）は，病理画像で脂質が主体の病変であった（図2-20d）．本症例はjellyfish signを認める症例であったが，病理画像では，プラークの線維性被膜は破綻し（図2-20b矢印），プラーク内に血管内腔の血液が流入したと思われる広範囲な赤血球の流入を認めた（図2-20b，e）．

　実際の臨床では，エコー輝度とプラークの組織性状が必ずしも一致するわけではないが，図2-22のように，エコー輝度とプラークの組織性状がよく一致する例もみられることから，診断の一助になると考えられる．ただし，エコー輝度によるプラークの性状分類には限界があり，前述した4タイプのプラークの性状を正確に分離表示するためには，MRIを用いて評価することが望ましい[27]．

3. 可動性プラーク

　超音波検査はリアルタイム性に優れるため，可動性プラーク（mobile plaque）の検出に有用である．可動性プラークは，脳梗塞を引き起こす危険性が高く，その検出は臨床的に重要な情報をもたらす．可動性プラークは次のように分類される．①jellyfish plaqueとよばれるプラーク表面全体もしくは表面の一部が動脈拍動とともに変形するもの．このプラークの状態をjellyfish signという（図2-23）．②fluctuating ulcer plaqueとよばれ，プラーク内に可動性の構造物を認めるもの（plaque with fluctuating contents），および潰瘍底が一部液状化したような動きを認め動脈拍動とともに変形するもの（fluctuating ulcer plaque）．さらに，③floating plaqueとよばれるプラークの表面に付着した構造物が血流により可動（振動）するものがある．これらは，プラークの破綻やプラーク内出血を起こしている可能性があり，注意すべきプラークである．

4. プラーク評価の手順

　プラーク評価のフローチャートを図2-24に示す．

（久米伸治）

❻ 頸動脈血管弾性（stiffness parameter β）

1. stiffness parameter βとは[31]

　頸動脈血管弾性（stiffness parameter β；以下βとする）は，血圧に依存しない血管弾性の指標として考案された方法である[32]．大動脈や総頸動脈などの弾性血管では，動脈硬化の進行により血管外膜間径の拡張が起こり，血管壁の拍動は減弱する．βは血管弾性指標のなかでも局所の動脈壁固有の硬化度を示す指標と考えられ，測定時の血圧に依存することが少ない．βは以下の式で表される．

$$\beta = \{\log_e P_s/P_d\} \times D_d / (D_s - D_d)$$

　Ps：収縮期血圧，Pd：拡張期血圧，Dd：拡張期血管内径，Ds：収縮期血管内径

2. βの計測

　βの計測には，直接計測できるソフトが内蔵されている超音波装置を用いる方法（図2-27参照）と，血管拍動をMモード法で計測し，血管径と拍動幅をマニュアル計測してβを算出する方法（図2-25）がある．βが直接計測できるソフトにはエコートラッキング法（eTRACKING

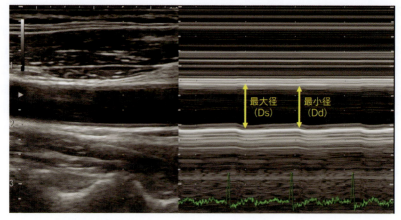

図2-25 総頸動脈縦断像 Mモード法によるβの算出
$\beta = \{\log_e Ps/Pd\} \times Dd/(Ds-Dd)$
Ps：収縮期血圧，Pd：拡張期血圧．
最大径，最小径はMモードで測定することもできるが，測定誤差が大きい．

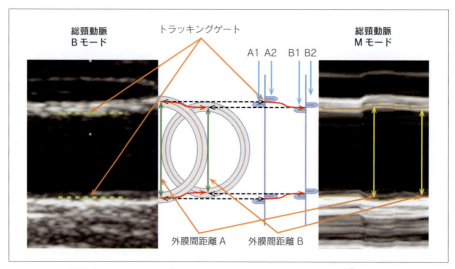

図2-26 β計測時のトラッキングゲートとその動きの模式図（文献[31]より一部改変）

法）がある[33]．計測は通常の頸動脈エコーと同様，基本的に仰臥位で行い，総頸動脈縦断像を描出する．エコートラッキング法では，動脈壁外膜やIMTと血管腔内の境界部からの反射波RF（radio frequency）信号を追跡し，超音波の波長以下の精度で微小な変異幅を測定できる（図2-26）．血管壁の測定方法には，動脈壁の前壁の外膜から後壁の内中膜と外膜の境界部までの血管外膜間距離を測定する方法と，血管内腔の内中膜の境界部間の距離を測定する方法がある．波形の基線より上方にある面積（A1とB1）と，下方の面積（A2とB2）が同じになるように自動追従する．血管が明瞭に描出されると，Mモード像にトレースラインが表示され，同時に拍動波形が表示される．なお，エコートラッキング法を用いず，Mモード法のみで計測する場合は，収縮期の最大血管径および拡張期の最小血管径を計測し，前述の計算式から算出する．

3. βの測定方法

以下に「血管機能の非侵襲的評価法に関するガイドライン」における，エコートラッキング法を用いた計測法を記載する[34]．

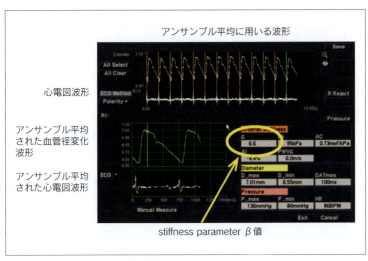

図2-27 eTRACKING法(富士フイルムヘルスケア)によるstiffness parameter βの解析結果表示画面

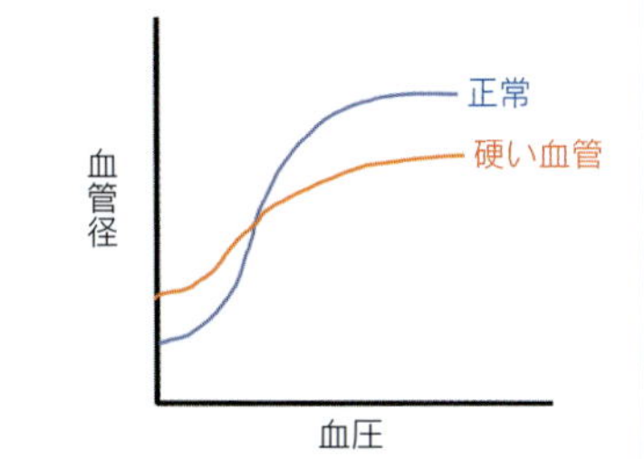

図2-28 stiffness parameter β
βは脈圧(血圧差)が大きいほど高値となり,血管径の変化が少ないほど高値となる.

表2-2 健常例における年齢別の頸動脈β値

年代別	症例数		平均年齢		β	
	男性	女性	男性	女性	男性	女性
25歳以下	12	10	23±2	21±5	5.8±1.4	4.7±0.7
26〜35歳	12	11	31±2	30±3	8.9±3.1	6.5±1.0
36〜45歳	17	10	40±2	39±3	9.8±2.6	8.4±2.0
46〜55歳	10	9	50±2	49±2	12.1±3.5	9.9±1.8
56〜65歳	11	12	60±2	60±3	11.8±2.5	14.6±4.0
66歳以上	12	9	70±2	71±3	16.5±6.8	15.4±5.4
合計	135		45±17		10.4±4.8	
年齢との相関係数					0.66	0.81

(文献[35]より一部改変)

①安静仰臥位で上腕血圧を測定したあと,頸部を軽く伸展し,スキャンする頸動脈の反対側へ頸部を軽く傾斜させる(顎を軽く上方に上げ,検査側と反対側へ少し傾斜させる感じがよい).
②高周波リニア型探触子(10MHz探触子)で観察可能な頸動脈に対して,できるだけ血管を圧迫しないように探触子を軽く当てる.静脈拍動をできるだけ避ける.
③総頸動脈,球部,分岐部,外頸・内頸動脈において観察可能な範囲を縦断像,横断像でスキャンし,プラーク病変,狭窄病変の有無をチェックする.
④総頸動脈では,分岐部から中枢側へ10〜20mm付近でIMT計測やプラーク病変の検索を行う.
⑤縦断像にて,血管とトラッキングカーソルが直角に交差するように設定する.トラッキングゲートを内中膜と外膜の境界部分に設定し,心拍による血管径変化を追跡し,安定した波形を保存する.検査者は,トラッキングしている際に,探触子が動かないようにしっかり固定することと,強く当てすぎないようにすることが大切である.
⑥上肢での収縮期および拡張期血圧を測定し,所定の画面に入力する.
⑦集約平均化された血管径変化波形から,βが定義式より自動算出される(図2-28).

4. βの基準値

βは脈圧（血圧差）が大きいほど高値となり，血管径の変化が少ないほど高値となる（図2-28）．健常人において，β値は加齢により増加する[35, 36]（表2-2）．和田らは，動脈硬化指数が低い群と高い群に分けて累積発現率で検討すると，β値の境界は13であり，動脈硬化診断能は感度80％，特異度80％であったとしている[36]．ただし，β値が13未満であっても，年齢平均＋標準偏差を上回った場合は血管壁硬化が年齢以上に進行していると考えられる．また，β値は，閉経などの生理的変化，高血圧，肥満，メタボリックシンドローム，糖尿病，冠動脈疾患，非心原性脳梗塞，慢性腎臓病，高安病などに合併した病的変化においても上昇することが報告されている．

5. 描出のコツ

①良好にβを計測するためには，総頸動脈縦断像において，少なくとも2～3cm程度は血管外膜と血管の拍動，IMTが明瞭に描出される必要がある．そのためには，患者の体位として頸部回旋をかけすぎないようにすることや，嚥下・呼吸の動きにも注意して計測する．必要に応じて息止めしてもらうこともあるが，血圧の変動に注意が必要である．

②総頸動脈を描出する際，内頸静脈が浅部に描出される場合がある．この際，IMTの計測には有用であるが，β算出の場合にはトラッキングゲートが間違って内頸静脈にかかってしまう場合があるため，心電図同期や横断像などで調整する必要がある．

> **ワンポイントアドバイス　CAVI**
>
> βは，局所動脈におけるstiffnessを示すが，これを長さのある血管に応用したのがCAVI（cardio-ankle vascular index）である．CAVIは，大動脈起始部から足首までの動脈全体の弾性を表す指標であり，血圧に依存しないのが特徴である．

（濱口浩敏）

7 血流の評価法（ドプラ法での評価）[13]

頸部動脈の血流評価には，主にカラードプラ法とパルスドプラ法を用いる．

1. カラードプラ法

カラードプラ法は，血流の方向や血流の有無を評価するのに適する．頭側に向かうはずの頸部動脈血流が，通常の順行性カラードプラ表示とは逆のカラードプラ表示となった場合，逆行性血流と判定できる．後述の鎖骨下動脈盗血症候群では，患側の椎骨動脈血流が逆行することは広く知られている．また，頸部動脈にカラードプラ表示されないことは血流が存在しないことを疑う．ただし，カラードプラ表示は血流速度表示幅（カラー流速レンジ）によって左右されるため，高い血流速度表示幅（カラー流速レンジ）に設定した場合では，低流速の血流が表示されず，誤った判定となることがあり注意を要する．一方，パルスドプラ法は低流速血流も表示することができるため，正確な血流方向や血流の有無の判定にはパルスドプラ法を使って確認することが必要となる．

2. パルスドプラ法

パルスドプラ法は，計測部位の血流速度分布を表したもので，パルスドプラ波形として表示される．スクリーニング検査における頸動脈のパルスドプラ波形の記録は，総頸動脈（または内頸動脈）および椎骨動脈で行うことを推奨する．また，どの頸部の動脈においても，狭窄病変では最大狭窄部のパルスドプラ波形を必須とする．頸動脈エコーにおけるパルスドプラ波形からは，

第2章 頸動脈

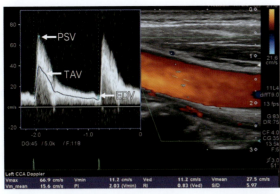

抵抗係数（RI）と拍動係数（PI）は以下の式で算出できる．

$$RI = \frac{最高流速 - 最低流速}{最高流速}$$

$$PI = \frac{最高流速 - 最低流速}{平均流速}$$

図 2-29 パルスドプラ波形から得ることができる計測値（例：総頸動脈）

PSV：収縮期最大血流速度，EDV：拡張末期血流速度，
TAMV：時間平均最大血流速度（time-averaged maximum flow velocity）．

表 2-3 頸部動脈の血流速度基準値（成人健常者）

	収縮期最大血流速度（PSV）	拡張末期血流速度（EDV）
総頸動脈	40〜100cm/sec	5〜30cm/sec
内頸動脈	40〜80cm/sec	20〜40cm/sec
椎骨動脈	40〜70cm/sec	6〜40cm/sec

収縮期最大血流速度（PSV），拡張末期血流速度（EDV），平均血流速度（V mean），拍動係数（PI），抵抗係数（RI）などを得ることができる（図 2-29）．スクリーニング検査における必須の計測項目は，PSV と EDV である．これらの計測値は各頸部動脈によって異なる．

PSV と EDV の基準値を表 2-3 に示す．パルスドプラ波形の計測値は個人差があり，左右差も重視し評価する．総頸動脈と内頸動脈では大きな左右差はないが，椎骨動脈では左右の椎骨動脈遠位部の分枝動脈の形成過程の違いにより，正常であっても左右差を認めることがある．椎骨動脈に限らず，同じ頸部血管の血管径が左右で異なる場合は，健常者でも PSV の左右差を認める．

平均血流速度（V mean）の求め方には 2 つある．ひとつは各時相の最大流速を時間平均して求めたもの，もうひとつは各時相の平均流速を時間平均して求めたものである．前者は，時間平均最大血流速度（time-averaged maximum flow velocity：TAMV），あるいは平均血流速度（V mean）と呼称されている．後者は時間平均血流速度（time-averaged flow velocity：TAV）と呼称され，計測には装置に内蔵された自動トレース機能が必要である．

PI は，PSV と EDV の差を TAMV で除した値である．一方，RI は，PSV と EDV の差を PSV で除した値で，両者は末梢血管抵抗の増大で高値となるが，RI では PI より末梢血管抵抗を反映する．ただし，心拍の影響や中枢側の血流状態の影響（大動脈弁閉鎖不全では高値）を受けるため，評価には注意が必要である．PI は RI に比べ，全時相の速度情報を含むため拡張期血流速度が記録されない血流波形においても評価が可能である．

3. 総頸動脈

総頸動脈の血流波形の記録部位は総頸動脈中央部付近の血管径の安定したところで，適切なドプラ入射角が得られる部位をサンプルポイントとする．総頸動脈起始部付近や頸動脈洞付近は避けて計測する．スクリーニング検査における総頸動脈血流評価の必須の計測項目は，PSV と EDV である．PSV の左右差が 1.3 倍以上では，計測部位を含めその前後での血流障害を疑う．

4. 内頸動脈

　内頸動脈は頸動脈洞から連続した瘤状形態が徐々に細くなり，外頸動脈との分岐部より2～3cm末梢側から一定の血管径となる．したがって，内頸動脈血流波形のサンプルポイントは，内頸動脈が縦断面で広範囲に描出され，分岐直後や蛇行部を除外した適切なドプラ入射角補正が得られる部位を選択する．左右の血流波形を比較するためには，具体的には頸動脈洞より数cm程度末梢側をサンプルポイントとして計測することで，左右差の判定が容易となる．

> 　**ワンポイントアドバイス　　2つの平均血流速度**
>
> 　平均血流速度には時間平均最大血流速度（TAMV），あるいは平均血流速度（V mean）と時間平均血流速度（TAV）がある．TAMVあるいはV meanとは，ある区間（通常は1心拍が多い）のトレース内全体のピーク流速に対する時間平均値をいい，TAVはパルスドプラ波形を構成する各時間（瞬時）の空間的平均流速を自動計測で算出するものである．前者はパルスドプラ波形の最大血流速度の平均であり，従来から用いられている方法である．後者は血管内の速度分布を考慮した流速で，血流量を求める際に用いられる．TAMVあるいはV meanを求める場合，まっすぐな円管内では層流の放物面形（放物波）を示すことから，サンプルサイズにかかわらずサンプルポイントを血管中央において計測して問題ない．しかし，TAVは瞬時の平均流速であることから，サンプルサイズを血管内径と同じ適切な大きさに設定しなければ，そこを通過する血流成分を反映した正確な平均流速を求めることができない．最近の装置では，両方の平均流速を計測値として表示していることが多い．血管領域で多く計測されるPI値は，TAMVあるいはV meanを用いて計算される．

❽ 狭窄率の評価

　プラークの増殖は血流を妨げる要因となる．血流腔におけるプラークの占める割合を狭窄率として評価する．頸部動脈における狭窄率の算出は，血管横断面にてプラーク占有率（面積狭窄率）が50%以上の場合に行う．診断領域としては，総頸動脈，内頸動脈，椎骨動脈を必須とし，他の領域は必要に応じて評価する．狭窄率の評価方法には，断層法から直接狭窄率を算出する方法と，狭窄部のドプラ血流波形を記録しPSVを求め狭窄率を推定する方法がある．

1. 断層法による狭窄率の評価方法

　断層法による狭窄率の評価方法は，狭窄部長軸断面（縦断面）による径狭窄率（long-axis stenosis）（図2-30a，図2-31），短軸断面（横断面）による径狭窄率（short-axis stenosis）（図2-30c），短軸断面（横断面）による面積狭窄率（short-axis area stenosis）（図2-30b）がある．狭窄断面は不整形を呈することが多く，縦断面による径狭窄率は，狭窄病変を正確に表示できていない可能性があり，横断面での評価が有用である．狭窄部位における面積狭窄率は，後述の収縮期最大血流速度の次に計測することが推奨されている（図2-30b）．横断面による面積狭窄率はトレース法が基本となるが，狭窄部が内頸動脈起始部である場合や，狭窄部血管が外方に膨隆（remodeling）し楕円形態を示す場合は，狭窄の程度を過大評価する可能性があるので注意を要する．

　血管造影法においては頸動脈洞を含む内頸動脈の狭窄の評価方法として，NASCET（North American Symptomatic Carotid Endarterectomy Trial）法（以下NASCET狭窄率）とECST（European Carotid Surgery Trial）法（以下ECST狭窄率）がある．両者は，エコーでも同様に評価可能であるが，血管造影法で求められた方法であり，日常のルーチン検査では行わないでよく，指示ある場合にのみ計測を試みることができる．実際は，狭窄部のプラークが不整形を示すことや，狭窄部より末梢側の基準となる血管径が描出不良のため計測が曖昧であることがしば

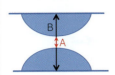 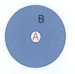

図 2-30　断層法による狭窄率の評価法

a 縦断面径狭窄率
A：最狭窄部位の径
B：Aと同部位の血管径
径狭窄率(%) = $\dfrac{B-A}{B}$

b 横断面面積狭窄率
A：最狭窄部位の面積
B：Aと同部位の血管断面積
面積狭窄率(%) = $\dfrac{B-A}{B}$

c 横断面径狭窄率
A：最狭窄部位の最大短径
B：最狭窄部位の血管径
短軸径狭窄率(%) = $\dfrac{B-A}{B}$

※計算上，面積狭窄率＞径狭窄径となるため，算出方法を明記する必要がある．

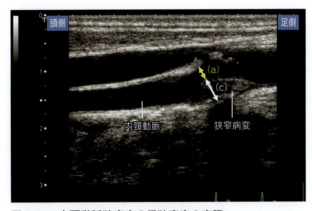

図 2-31　内頸動脈狭窄率の径狭窄率の実際
内頸動脈長軸断面計測例．
径狭窄率（%） = {(c)−(a)/(c)}×100
66（%） = (7.0mm−2.5mm)/7.0mm×100

> **ワンポイントアドバイス　　面積狭窄率のトレース法**
>
> 面積狭窄率のトレースラインは，狭窄部では内膜と血管腔の境界線をトレースし，基準となる血管断面積のトレースは，狭窄部と同じ断面の血管外膜と中膜の境界（外膜内輪面積）をトレースする．円形や楕円形に近似する場合は，装置に内蔵された楕円近似法（ellipse 法）で面積を求める方が簡便である．

しばであり，血管造影と同程度の精度や正確性を求めることが困難な場合が多い．したがって，現行では狭窄部の収縮期最大血流速度から定性的に NASCET 狭窄率を推定する方法が一般に行われている（次項参照）．

　断層法における狭窄率は，計測方法によって異なる．一般には，面積狭窄率＞径狭窄率となることが多い．したがって，臨床において混乱をきたすため，計測法を明記して報告する必要がある．

2．収縮期最大血流速度による狭窄率の評価方法

　ドプラ血流波形から得られる収縮期最大血流速度による狭窄部 PSV の計測は，パルスドプラ法で行うことが基本である．その際にはサンプルボリュームの設定とドプラ入射角度補正が大切である．サンプルボリュームは，狭窄部の最大血流速度を確実にとらえられるように狭窄内腔径

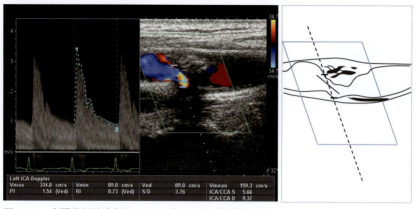

図 2-32　内頸動脈狭窄部におけるパルスドプラ波形の計測
　　　　サンプルボリュームは狭窄部よりも大きく設定し，ドプラ入射角度補正は血管走行ではなく，狭窄血流方向に平行に設定する．

表 2-4　狭窄部収縮期最大血流速度から血管造影上の NASCET 狭窄率の推定

収縮期最大血流速度	内頸動脈狭窄部 PSV／総頸動脈 PSV	NASCET での狭窄率推定値
≧ 125 or 130cm/sec	≧ 2	≧ 50%
≧ 200 or 230cm/sec	≧ 4	≧ 70%

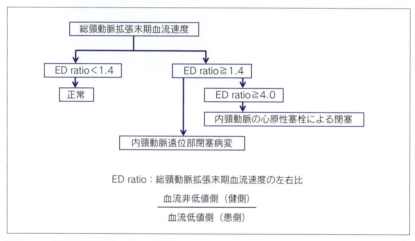

図 2-33　総頸動脈拡張末期血流速度を用いた急性期内頸動脈病変推定のフロー[39]

　より大きく設定し調整する（図 2-32）．また，狭窄部は狭窄の形状によって血流方向が偏位するため，ドプラ入射角度補正は血管走行ではなく血流方向に設定する（図 2-32）．
　さらに，経過を観察する場合には前回と同程度のドプラ入射角補正値とすることも忘れてはならない．PSV における狭窄病変の評価は，頸部の動脈においては必須項目としてあげられている．
　PSV から血管造影上の NASCET 狭窄率を推定することで，超音波においても内頸動脈狭窄率の重症度判定が可能とされている．内頸動脈狭窄部の収縮期最大血流速度（PSV）が 125 または 130cm/sec 以上，あるいは内頸動脈狭窄部 PSV／総頸動脈 PSV の比が 2 以上の場合は NASCET 狭窄率 50% 以上を疑い，さらに PSV が 200 または 230cm/sec 以上，あるいは内頸動脈狭窄部 PSV／総頸動脈 PSV の比が 4 以上の場合は NASCET 狭窄率で 70% 以上の狭窄病変が疑われる[6]（表 2-4）．ステント挿入後や CEA の術後で血管の弾性が上昇し PSV が過大評価さ

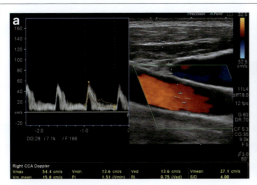
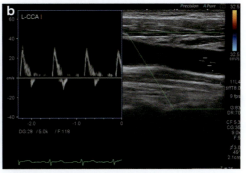

収縮期最大血流速度　54cm/sec
拡張末期血流速度　14cm/sec
平均血流速度　27cm/sec
pulsatility index 1.51
resistance index 0.75

収縮期最大血流速度　32cm/sec
拡張末期血流速度　2cm/sec
平均血流速度　7cm/sec
pulsatility index 6.28
resistance index -

※総頸動脈血流波形の左右拡張末期血流速度比 (end diastolic velocity ratio：ED ratio) は7と高値．

図 2-34　総頸動脈拡張末期血流速度の左右比：ED ratio　内頸動脈起始部閉塞例[39]
内頸動脈系の主幹動脈閉塞性病変では，総頸動脈での血流速度が対側に比べて低下する．健側の拡張末期血流速度を患側の同速度で除した値は拡張末期血流速度比（ED ratio）といわれ，主幹動脈閉塞病変の検出に有用である．
a：健側．右総頸動脈のパルスドプラ波形．b：患側．左総頸動脈のパルスドプラ波形．

れる症例では，ステントのない場合の基準値に 100cm/sec 前後加えた値が用いられている．すなわち，≧175～240cm/sec で中等度狭窄，≧300cm/sec で高度狭窄が推定される．

3. 閉塞の評価

　頸部動脈内に充実エコーを認め，同部位の動脈拍動の低下および消失を認めた場合は閉塞を疑う．次にドプラ法で血流シグナルの有無を観察する．カラードプラ法では，カラー流速レンジの設定によってカラー表示が左右されるので，必ず血流がないことをパルスドプラ法で評価することを忘れてはならない．パルスドプラ波形が表示できない場合，動脈閉塞と診断し，観察できる可能な範囲の閉塞部よりも末梢側の血流状態を評価する．

1）急性期内頸動脈遠位部の閉塞病変の推定

　脳梗塞急性期の評価として左右の EDV を計測し，流速の速い側の値を流速の遅い側の値で除して求める CCA ED ratio が有用である[38]．ED ratio が 1.4 以上の場合は，EDV の低い方の遠位側に閉塞病変の存在が疑われる．また，ED ratio が 4.0 以上で，EDV の低い方の内頸動脈の拡張期の血流成分が記録された場合は後交通動脈分岐後の閉塞を疑い，まったく記録されなかった場合は後交通動脈分岐前の閉塞を疑うことが報告されている．いずれも，心原性塞栓による閉塞を疑う（図 2-33，2-34）[39]．CCA ED ratio を求める際には，左右のドプラ入射角補正をなるべく近似角度として計測し評価することが推奨される．

　本推定法は急性期脳梗塞患者を対象とした方法である．慢性化し代償された場合や，スクリー

> **ひとくちメモ　内頸動脈閉塞**
>
> 内頸動脈の内中膜複合体が過剰に肥厚しプラークとなり血流腔が閉塞する場合や，他から遊離した血栓などの塞栓子によって閉塞する場合がある．病態としては，脳虚血となるため半身の運動障害や知覚障害，言語障害，重症な場合は一過性脳虚血発作や脳梗塞となる．慢性的な経過をたどると，外頸動脈が頭蓋内への側副血行路となり，外頸動脈の内頸動脈化が起こることがある．

ニング検査などにおいては適用とならない．

（小谷敦志）

❾ 頸動脈内膜剥離術（CEA）と頸動脈ステント留置術（CAS）

1. CEAとCAS

内頸動脈狭窄が高度（NASCET法で70％以上）の場合や，以前に脳梗塞あるいは一過性脳虚血発作を引き起こしたことのある症候性内頸動脈狭窄の場合は，外科的治療を検討する．外科的治療にはCEA（carotid endarterectomy，頸動脈内膜剥離術）とCAS（carotid artery stenting，頸動脈ステント留置術）がある．

2. CEA，CASの術前評価[1, 40]

狭窄率の評価については前項（狭窄率評価）を参照．

内膜剥離術前の観察は，狭窄部位のプラーク性状，狭窄率，狭窄長（図2-35）に加えて，体表面からの深さおよび高位分岐かどうかを確認する．狭窄部位が高位にある症例では，血管の剥離や血流遮断のための内頸動脈遠位部の確保が困難となるため，可能なかぎり狭窄遠位端まで観察しておくとよい．また，外頸動脈や上甲状腺動脈などとの位置関係も観察しておく．

ステント留置前の観察は，狭窄部位のプラーク性状，狭窄率に加えて，狭窄長，狭窄遠位部の内頸動脈屈曲の程度を確認する．拡張バルーンやステントのサイズ決定のために，血管径および内膜間距離を計測しておく（図2-36）．前拡張および後拡張に用いるバルーン径は，狭窄遠位部の内頸動脈径をこえないように，また，ステント径は総頸動脈の内膜間径よりも1〜2mm大きめのサイズを選択する．低輝度プラークやプラーク体積が大きなもの，可動性プラークなどについては，遠位塞栓の危険性が高い．ステント遠位部に残存プラークを残さないよう狭窄遠位端の形状評価を行う必要がある．

3. CEA，CAS後評価[40]

内膜剥離術直後の観察は，ガーゼなどで検査野が狭いため，探触子の位置を工夫する必要がある．創部の感染を防ぐため，創傷被覆材を用いて検査を行うと超音波の減衰により明瞭な描出が困難となるが，パルスドプラによる血流速度の計測は可能である．術後1〜2週間程度は血腫の増大を認めることがあるため，血管外の血腫の有無を確認する（図2-37）．内膜剥離術後は，近位壁側に縫合糸を観察できるため，残存プラークと鑑別を要する（図2-38）．剥離術断端に可動性プラークが残存すると，同部位からプラークが遊離して脳梗塞を起こす可能性があるため，可動性プラークの有無を観察する．また，剥離術後に内膜が増殖する可能性があるため，6〜12カ月おきに定期的にフォローする（表2-5）[41]．

ステント留置後の観察は，ステント内の情報，ステント端の情報，ステント外の情報を評価する．ステント内の情報は，再狭窄，閉塞，ステント内プラーク突出（図2-39）などを観察する．特に，ステント治療後数日以内にステント内のプラーク突出や亜急性血栓症が発症する可能性があるため，術後1週間以内に再検査するとよい．ステント端の情報は，プラークの残存，プラークの伸展（図2-40），圧着の程度などを観察する．ステント外の情報は，圧着したプラークの情報，プラーク破綻後の潰瘍形成などを観察する．ステント留置部において狭窄を判断する場合は，血流速度が重要になる．通常の場合は，適切な角度補正において200cm/sec以上で70％以上狭窄と判断するが，ステント留置部位には当てはまらない．これまでの報告では，ステント挿入後のPSVは，ステントのない場合の基準値に100cm/sec前後加えた値が用いられており，300cm/sec以上で70％以上狭窄と判断する[42]．ステント端のプラークが残存すると，同部位からプラークが増殖して再狭窄を起こす可能性があるため，6〜12カ月おきに定期的にフォローする[41]．

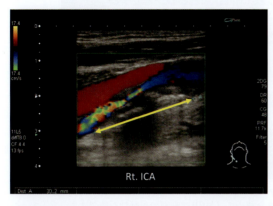

図 2-35　狭窄病変長の計測
　頸動脈狭窄病変長を確認することで，狭窄の範囲が把握できる（矢印）．

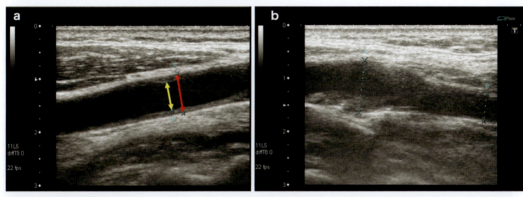

図 2-36　血管内腔の計測
　a：総頸動脈，b：球部から内頸動脈．
　ステントサイズ決定のために，血管径（赤矢印）および内膜間距離（黄矢印）を計測しておく．

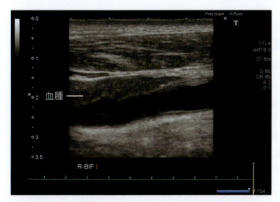

図 2-37　CEA 後血腫
　総頸動脈〜内頸動脈縦断像．術後 2 日目．CEA 術後は血管外に血腫ができる場合があるため，血管周囲の低輝度病変の有無を観察する必要がある．

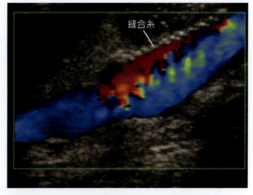

図 2-38　CEA 後の縫合糸
　CEA 術後の縫合糸は，点状の高輝度像として描出される．プラークと区別する必要がある．

表 2-5　CEA，CAS 術後の再狭窄[41]

	周術期 （術後 2 〜 4 週間以内）	周術期以降 1 〜 2 年以内 早期再狭窄	術後 2 年以降 後期再狭窄
CEA	剥離断端での解離 血栓症	血管平滑筋，細胞外マトリックス，線維組織の増生（内膜肥厚）	動脈硬化再燃
CAS	ステント内プラーク突出 ステント血栓症		

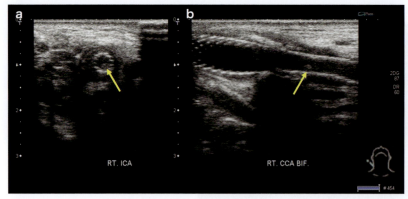

図 2-39　ステント内の可動性プラーク
　　　ステント内部に突出した等輝度プラークを認める（矢印）．動画で可動性を確認する．
　　　a：頸動脈横断像，b：頸動脈縦断像．

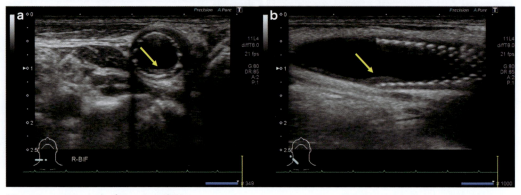

図 2-40　ステント内プラークの伸展
　　　a：頸動脈横断像，b：頸動脈縦断像．
　　　ステント近位端からステント内にプラークが伸展している（矢印）．

> **ワンポイントアドバイス　エコーガイド下 CAS**
>
> 　腎機能低下症例や造影剤アレルギー例の場合，造影剤を使用してのステント留置術が困難とされるが，エコーガイド下でステント留置術を行うことがある．術者はエコー画面をみながらカテーテルを挿入し，ステント留置を行うが，その際造影剤を使用しないか，ごく少量ですますことができる．リアルタイムにカテーテルの挿入を確認でき（図 2-41），ステントサイズやステント長の評価も可能である．なにより，バルーン留置による血流遮断およびステント後の情報を素早く評価することができる．一方で，検査者は明瞭な画像を描出する必要があるが，通常の検査と違い，装置を置く位置やプローブの当て方，患者の体位などさまざまな工夫が必要である．また，透視室で治療を行うため，放射線照射による検査者の被曝の問題も残っている．
>
>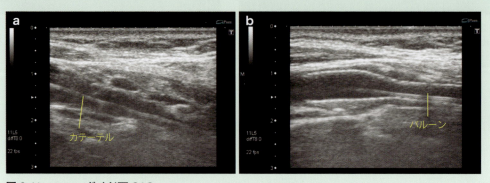
>
> 図 2-41　エコーガイド下 CAS
> 　　　a：カテーテルの挿入，b：バルーン拡張．

4. CEA後の描出のコツ

　内膜剥離術後に観察を行う場合，抜糸までは約1週間程度被覆剤で覆われているため，創部に直接探触子を当てて観察することが困難である．その場合は，できるだけ後方からアプローチを行うとよい．また，リニア型探触子で遠位部の描出が困難な場合は，コンベックス型探触子などにもちかえることも有用な手段である．

（濱口浩敏）

⑩ 椎骨動脈評価

　スクリーニングで血流測定をするレベルは，主として第6頸椎（C6）レベルから横突孔に入ることが多いため，椎骨動脈と確認できるC4-5，C5-6椎間レベルが基本となる．この部位の血流を測定することで，起始部の狭窄や遠位の（頭蓋内）閉塞などを診断することができる．

　椎骨動脈の血流を評価するうえでいくつか内頸動脈と異なる留意点がある．1つめに，椎骨動脈は椎間内を上行し頭蓋内で後下小脳動脈（posterior inferior cerebellar artery：PICA）を分岐した後に2本が合流し1本の脳底動脈となるため，お互いの血流が影響しあう．2つめには，椎間内を上行するために回旋など頸部の運動の影響を受けることがあり，一過性に血流が遮断されめまいなどが起こるBow hunter症候群など，血行力学的な影響も受けやすいという点である．なお，パルスドプラ法で血流を測定する前に，カラードプラ法で血流方向が頭蓋内に流入する順行性であるかどうかを確認することが望ましい．詳細は別項に譲るが，鎖骨下動脈に狭窄や閉塞があると，鎖骨下動脈盗血現象（subclavian steal phenomenon）のために椎骨血流が逆流することがあり，注意が必要なためである．

　通常の血流パターンは，内頸動脈に類似したパターンである．測定部位よりも近位で高度な狭窄があると，血流の立ち上がり時間が延長し，狭窄が高度になるにつれ血流速度の低下も加わるため，このようなパターンが得られた場合には起始部の評価を追加する．わが国において，椎骨動脈起始部狭窄に関する診断基準のコンセンサスは示されていないが，収縮期血流速度≧200cm/secで有意な狭窄を示唆することが多い．測定部位より遠位で高度狭窄や閉塞がある場合には，拡張末期血流速度，平均血流速度が低下し，pulsatility indexの上昇などがみられる．椎骨動脈の場合は，脳底動脈に合流する手前でPICAを分岐しているため，閉塞部位がPICA分岐前と分岐後とで血流パターンが異なり，閉塞部位診断が可能となる（図2-42）．高度狭窄病変も血流パターンに影響すると考えられるが，明確な診断基準は示されていない．

　実際の閉塞の診断フローチャートは図2-43のとおりである[43]．血流がみられない場合には起始部閉塞と診断され，拡張末期に血流がみられない場合にはPICA前閉塞と診断される．平均血流速度が18cm/sec未満の場合には，PICA以遠で閉塞している可能性がある．ここで重要なのは，平均血流速度の低下が椎骨動脈に特有のものなのかということと，病的意義があるのかということである．前者については，動脈硬化や大動脈弁閉鎖不全などがあると，全体に拡張末期血流速度や平均血流速度が低下することがあるため，18cm/sec未満でも対側との比（MV-ratio=対側平均血流速度/注目側平均血流速度）が1.4未満で左右差がない場合には閉塞なしと考え，1.4以上であれば有意なものと診断する．後者については，椎骨動脈が対側に比して細く脳底動脈に合流せずPICAで終わっているようにみえる低形成や無症候性閉塞を含む病的意義の少ない閉塞（PICA-end）なのか，急性に閉塞し症候を引き起こしたPICA後閉塞（症候性閉塞）なのかということである．観察対象がもともとのPICA-endなのかどうかを鑑別することは，急性期椎骨脳底動脈系脳梗塞の責任血管を診断する際に重要で，両者は血流パターンだけでは鑑別できない．PICA-endは，血管径が細いため対側と比較することで診断できる．椎骨動脈血管径の比

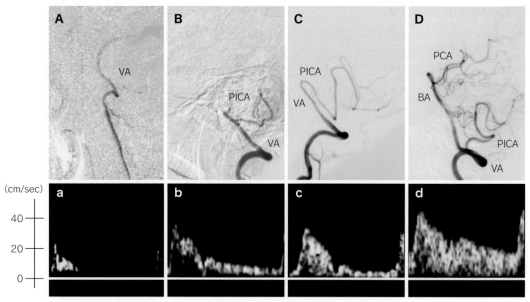

図 2-42　上段は血管造影側面像，下段は上段に対応した椎骨動脈のドプラ波形
　VA：椎骨動脈，BA：脳底動脈，PICA：後下小脳動脈，PCA：後大脳動脈．
　A，a：PICA 前閉塞，B，b：症候性 PICA 後閉塞，C，c：PICA-end，D，d：正常．

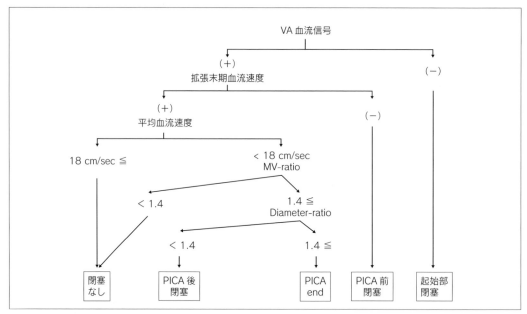

図 2-43　椎骨動脈閉塞部位診断フローチャート
　MV-ratio＝対側平均血流速度 / 注目側平均血流速度
　Diameter-ratio＝対側椎骨動脈径 / 注目側椎骨動脈径

(Diameter-ratio＝対側椎骨動脈径 / 注目側椎骨動脈径)を用いて，Diameter-ratio が 1.4 未満(血管径に差がない)であれば PICA 後閉塞を，1.4 以上であれば(注目側の血管が有意に細ければ) PICA-end と考えられる．なお，ここで出てくる MV-ratio や Diameter-ratio は割り算で算出するため敬遠しがちだが，掛け算に置き換えることで暗算できイメージしやすい．注目側の平均血流速度や血管径が対側の"7 割"より小さければそれぞれの ratio は 1.4 をこえる．

この閉塞部位診断の診断基準を用いる際には，いくつかの注意が必要である．まず，本基準は急性期脳梗塞患者の責任閉塞血管診断が目的のため，検査室でのルーチン検査（急性期脳卒中患者でない対象など）では結果が当てはまらない場合がある．また，左右を比較することで診断しているため，両側椎骨動脈PICA後閉塞例を診断することはできない．平均血流速度が18cm/sec未満でMV-ratioが1.4未満の場合には正常としているが，臨床所見から疑わしい場合には頭蓋内精査の必要性を指摘しておく．さらに，頸部レベルの血流を測定することで頭蓋内血管の閉塞を"予想"することができるが，直接閉塞を確認していないため診断は疑いとなることも注意したい．

（斎藤こずえ）

⑪ 高安動脈炎

1. 高安動脈炎とは

高安動脈炎は，大動脈および基幹動脈，冠動脈，肺動脈などに生ずる大血管炎である．かつては大動脈炎症候群ともよばれていたが，現在は高安動脈炎（Takayasu's arteritis）が一般的な病名である．わが国では若年女性に好発する．病態としては狭窄病変，拡張病変の両方が起こる．上肢乏血症状を訴える症例が多く，鎖骨下動脈に狭窄や閉塞を生じると血圧の左右差や橈骨動脈触知不良となり，「脈なし病」とよばれることもある．拡張病変では，大動脈瘤や大動脈解離，大動脈弁閉鎖不全に基づく心不全などを認める[44]．The Second International Chapel Hill Consensus Conference Nomenclature of Vasculitides（CHCC2012）において，血管のサイズから巨細胞性動脈炎と同じ大血管炎に位置づけられている[45]．

2. 高安動脈炎の頸動脈エコー画像診断

高安動脈炎では頸動脈エコー上，マカロニサイン（macaroni sign）を認める（図2-44）．マカロニサインは，Maedaらが提唱した超音波用語であり，マカロニのようなびまん性の円周方向の動脈壁肥厚を指す[46]．高安動脈炎は基本的に弾性動脈に障害を及ぼすため，総頸動脈球部までの壁肥厚となり，内頸動脈にまで肥厚が伸展しないことが特徴的な所見といえる（図2-45）．ただし，一部の症例では，弾性動脈と筋性動脈の境界が内頸動脈起始部に及んでいる場合もあるので，全例で総頸動脈球部が境界となるわけではない．

一般的な血管炎のエコー所見としては，血管周囲の低輝度病変，等～高輝度のIMC肥厚，外膜不明瞭化，縮窄，閉塞など多様性がある[47]（図2-46）．これらは時相により変化するものと考えられるが，縮窄や閉塞に至ると，変化することはほとんどなくなる．高安動脈炎のエコー所見については，症状が出現した時にはすでに時間が経過していると考えられるため，早期の発見が困難である．そのため，エコー検査を行う段階では，ある程度炎症が波及してからの像を観察している場合が多い．巨細胞性動脈炎でみられるhypoechoic haloサイン（図2-47）のような境界不明瞭な低輝度画像を認めることはほとんどない．

高安動脈炎の場合，頸動脈エコーで異常を認めた時点で，他の血管（鎖骨下動脈，大動脈，腎動脈など）にも炎症像を認めている可能性がある．特に，鎖骨下動脈においては縮窄や閉塞に至っている可能性があるため，積極的に観察することが望ましい．

3. 鑑別すべき病態

1）動脈硬化病変

基本的に高安動脈炎のIMC肥厚像は全周性であり，プラークのような限局性肥厚というよりも表面不整像を認めることが多い．また，IMC内部は多層性であることが多い．ただし，早期には限局性肥厚を認めることがあるので注意が必要である．動脈硬化危険因子のない状態で，若

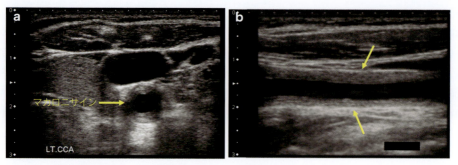

図 2-44 高安動脈炎 IMC 全周性肥厚（マカロニサイン）
a：横断像，b：縦断像．
16 歳，女性．びまん性に CCA（総頸動脈）の全周性肥厚（b 矢印）を認めている．

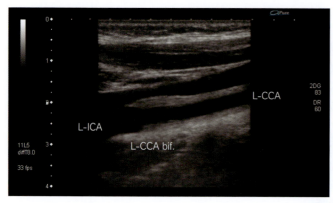

図 2-45 高安動脈炎の総頸動脈球部〜内頸動脈
IMC の全周性肥厚は球部まで認めるが，ICA（内頸動脈）には及んでいない．
L-CCA bif：左総頸動脈分岐部．

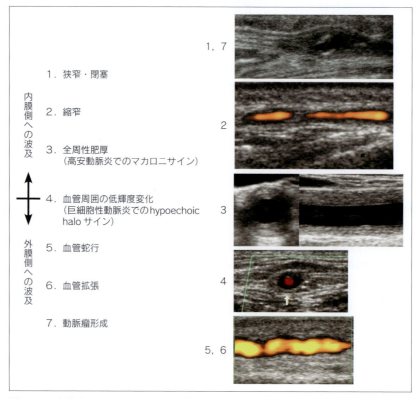

図 2-46 血管炎でみられるエコー画像

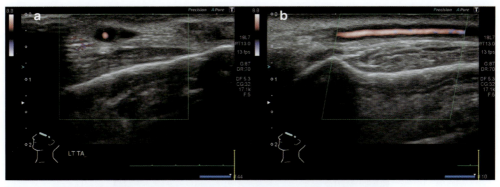

図 2-47 巨細胞性動脈炎
　a：横断像，b：縦断像．
　81 歳，男性．浅側頭動脈において，血管周囲に低輝度の肥厚像を認める（hypoechoic halo サイン）．

表 2-6 高安動脈炎と巨細胞性動脈炎の対比[44]

	高安動脈炎	巨細胞性動脈炎
男女比	1：9（女性に多い）	1：1.7（やや女性に多い）
発症年齢	16～35 歳がピーク	50 歳以上
症状	頭部症状（めまい，立ちくらみ，失神，眼症状，脳梗塞など），脈なし，血圧左右差，冷感，大動脈弁閉鎖不全症，動脈瘤，腎血管性高血圧など	発熱，頭痛，側頭動脈異常，眼症状，顎跛行，リウマチ性多発筋痛症の合併など
障害血管	大動脈，総頚動脈，鎖骨下動脈，腎動脈，冠・肺動脈など	浅側頭動脈，眼動脈，椎骨動脈，内頚動脈，外頚動脈など
障害部位	中外膜の障害	内中膜の障害
エコー所見	全周性 IMC 肥厚，縮窄，閉塞，マカロニサインなど	hypoechoic halo サイン，IMC 肥厚，縮窄，閉塞など

若年者に全周性 IMC 肥厚像を認めた場合は，高安動脈炎による肥厚を疑う．なお，中高年の高安動脈炎患者では動脈硬化病変の合併例もあるため，この場合は厳密な鑑別は難しい．

2）巨細胞性動脈炎（表 2-6）

　巨細胞性動脈炎は，高安動脈炎と同様，大血管炎の代表例である．頭頚部血管エコー領域では，浅側頭動脈や椎骨動脈[48]，鎖骨下動脈などにおいて血管周囲の低輝度病変を認める．特に浅側頭動脈では hypoechoic halo サインとよばれ，診断の一助となる．まれに総頚動脈にも IMC 肥厚像が認められることがある[49]．

4. 高安動脈炎の描出のコツ[50]

　高安動脈炎におけるエコー検査では，総頚動脈の IMC 性状と壁肥厚度の評価が重要である．エコーで経過観察することを念頭におき，全体を見渡すことのできるような基本画像を残しておくことや，多層性の IMC 内部がきれいに描出できるような適正ゲインできれいな画像を残しておく必要がある．特に，IMC 肥厚あるいは外膜側との境界が不明瞭な症例もあるため，必要に応じて内頚静脈をウインドウにして描出する（図 2-48）．

　高安動脈炎では不均一な全周性肥厚を認めるため，IMT の計測部位を決定しづらく，計測法は検査者の主観によるところが大きいのが現状である．また，病期や病勢によって肥厚部の性状が変化するが，治療効果判定にどの部位を用いるのがよいかの基準はないため，経過観察の際には，できるだけ一定した部位での評価を行うことが望ましい．

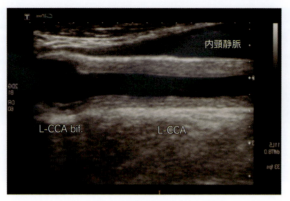

図 2-48　IMC や外膜を明瞭に描出するコツ
内頸静脈をウインドウにすると描出が容易になる．

（濱口浩敏）

⑫ 鎖骨下動脈盗血症候群と鎖骨下動脈盗血現象[51, 52]

　鎖骨下動脈盗血症候群（subclavian steal syndrome：SSS）とは，椎骨動脈起始部より中枢側の鎖骨下動脈，もしくは腕頭動脈が閉塞や狭窄することで，患側上肢の血流が同側の椎骨動脈の逆行性血流で保たれる結果，脳底動脈循環不全に起因するめまいや失神，患側上肢の脈圧低下やしびれなどを呈する病態である（図 2-49, 表 2-7）．これらの症状がなければ，患側の椎骨動脈が逆行する現象を鎖骨下動脈盗血現象（subclavian steal phenomenon：SSP）と称する．頻度としては左鎖骨下動脈病変が多く，次いで右鎖骨下動脈，腕頭動脈病変の順である（図 2-50）．左鎖骨下動脈閉塞時の側副血行路は，代表的な左右の椎骨動脈間の他に，患側外頸動脈 – 椎骨動脈（後頭動脈），患側外頸動脈 – 甲状頸動脈（上行頸動脈），患側外頸動脈 – 肋頸動脈（深頸動脈），左右の下甲状腺動脈間，左右の内胸動脈間にもある．

1. SSSの病因[53, 54]

　SSS は男性に多く，病因で最も頻度が高いのは粥状硬化である．粥状硬化は鎖骨下動脈だけでなく他の動脈にも存在する場合が多い．大動脈炎症候群（高安病）や側頭動脈炎などの血管炎，先天性血管異常，血栓塞栓症，外傷，Fallot 四徴症などの際に施行される Blalock-Taussig shunt 術後に起こるとされている．

　SSP 時の症状出現は，左右の頸動脈や健側の椎骨動脈が，Willis の動脈輪を介し頭蓋内への血流減少を代償できるかに依存すると考えられ，SSP であるにもかかわらず無症状の場合が 64 〜 85％ と報告されており，症状を有する SSS の頻度は高くはない．

2. SSPの診断[55]

　SSS の診断基準として，Patel らは以下の徴候をあげている．①上肢運動によって誘発される一過性の脳幹部虚血発作，②患側橈骨動脈の脈拍の微弱化，さらに脈拍が上肢運動で減弱，③患側鎖骨下動脈または椎骨動脈近傍の収縮期血管雑音，さらに同血管雑音が上肢運動で増強，④上肢収縮期血圧の 20mmHg 以上の左右差，である．

　SSP の確定診断は血管造影であるが，最近は血管エコーに MRA や CTA などを組み合わせ確定診断に至る場合もある．また，SSP の診断を進める際の第一選択検査として血管エコーが有用である．SSP の血管エコーの診断では，患側の椎骨動脈を逆行する血流をドプラ法で検出する．この血流変化は，反対側の椎骨動脈から脳底動脈を介して逆行性に椎骨動脈に血流が流入する現象をとらえている．また，補助診断として，患側上腕動脈あるいは鎖骨下動脈遠位部の血流波形

第2章 頸動脈

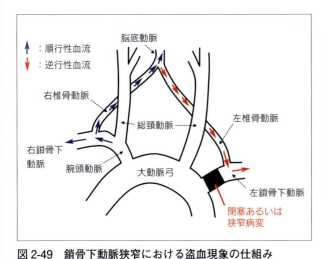

図2-49 鎖骨下動脈狭窄における盗血現象の仕組み

表2-7 鎖骨下動脈盗血症候群の症状と頻度[54]

症状	頻度(%)	症状	頻度(%)
めまい	52	精神症状	15
上肢麻痺	34	間欠性跛行	13
しびれ感	33	構音障害	12.5
両側視力異常	31	嚥下障害	10
運動失調	26	耳鳴り	4
複視	19	痙攣	4
失神	18	頭痛	3
片側視力異常	16	上肢の壊疽	0.6

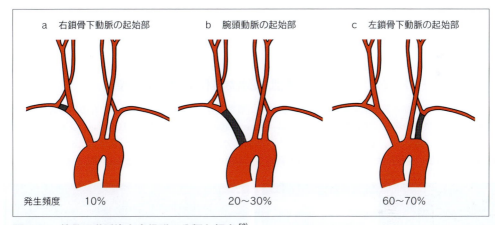

図2-50 鎖骨下動脈盗血症候群の分類と頻度[53]

の異常を確認する．さらに，鎖骨下動脈の中枢側，あるいは腕頭動脈の閉塞や狭窄を確認することでSSPの原因を特定できる．

3. エコーにおけるSSPの診断手順

椎骨動脈の血流に逆行性血流や収縮期の切れ込みが存在する場合はSSPを疑い，同側の鎖骨下動脈あるいは腕頭動脈の中枢部の閉塞や狭窄の有無を調べる．鎖骨下動脈の狭窄の程度が強くなるにしたがい，患側椎骨動脈の収縮期血流のみの逆行性血流波形（to and fro pattern）から全時相の逆行性血流波形へと移行する（図2-51）[56]．

次に上腕動脈の血流を評価する．上腕のやや内側で上腕動脈の横断面（短軸断面）を描出し走行を確認した後，探触子を時計方向に90°回転させ縦断面（長軸断面）を描出，パルスドプラ波形を記録する．その際，健側の血流波形と比較するとその違いがわかりやすい．患側の上腕動脈波形は健側のそれと比較し，acceleration timeの延長や収縮期最大血流速度の低下を認めることを観察する．上腕動脈以外に，鎖骨下動脈遠位部の血流波形で評価することもできる．

椎骨動脈や上腕動脈の血流波形異常を検出したら，原因となる狭窄病変の検索に移る．左側であれば左鎖骨下動脈起始部を，右側であれば腕頭動脈または右鎖骨下動脈起始部を検索する．病変の検索は主に胸骨上窩からセクタ型探触子を用いて行う．大動脈弓部三枝の起始部を描出す

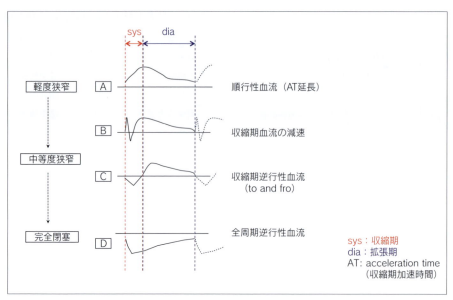

図 2-51 鎖骨下動脈盗血現象における患側椎骨動脈の波形変化

> **ワンポイントアドバイス**　SSP と鑑別が必要な椎骨動脈起始部狭窄
>
> 　SSP ではなく椎骨動脈起始部に狭窄のある場合にも，収縮期逆行性血流のない図 2-51A の狭窄後波形となる．椎骨動脈起始部狭窄の場合，収縮期加速血流時間（acceleration time）の延長（100msec 以上）や収縮期の notch を認める（図 2-52）．したがって，パルスドプラ波形で収縮期の立ち上がりが鈍で血流速度の低下した順行性血流を記録した場合には，椎骨動脈起始部を観察し，同部の病変を除外することが必要である．
>
>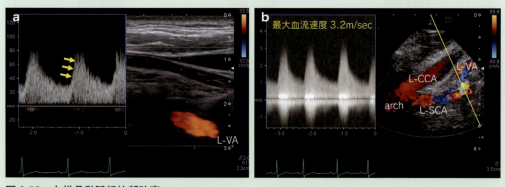
>
> 図 2-52 左椎骨動脈起始部狭窄
> 　a：左椎骨動脈パルスドプラ波形は収縮期加速血流時間（acceleration time）が 132msec と遅延を認める（黄色矢印）．
> 　b：左椎骨動脈起始部にモザイク血流を認め，同部位の最大血流速度は 3.2m/sec と亢進，狭窄が疑われた．
> 　L-VA：左椎骨動脈起始部，arch：大動脈弓部，L-CCA：左総頸動脈起始部，L-SCA：左鎖骨下動脈起始部．

るには，探触子を胸骨上窩に胸腔内をのぞき込むように縦断面において，時計回転方向に 30 〜 45°回転させると，大動脈弓部から起始する左鎖骨下動脈，左総頸動脈を描出することができる．カラードプラ法でモザイク血流の有無を観察すれば狭窄病変の検出が容易となる．血管が完全に閉塞した状態では，閉塞病変の末梢で血流が消失するため，カラーシグナルは検出できない．

（小谷敦志）

⑬ 頸動脈解離，椎骨動脈解離

1. 頸動脈解離のエコー画像診断

頸動脈解離は，大動脈から解離が波及する場合と，外傷性や特発性に発症する頸動脈原発性解離の場合がある[58]．大多数が大動脈からの波及であり，右側優位に解離する．頸動脈解離の観察は，大動脈解離同様[59]，真腔および偽腔（中膜層で解離して新たに生じた腔）の2層構造，flapの存在，偽腔内血流の有無，壁在血栓，entry・re-entryの評価などが重要となる（図2-53）．頸動脈解離を疑った場合は，積極的に腕頭動脈や鎖骨下動脈，大動脈まで観察する．一方，頸動脈原発の動脈解離は，分岐部の1～2cm末梢の内頸動脈で発症することが多い．動脈硬化性変化に乏しいにもかかわらず，頭蓋内外内頸動脈の高度狭窄や閉塞を認め，塞栓性機序が否定された場合は動脈解離の可能性が高い．

2. 頭蓋外椎骨動脈解離のエコー画像診断

椎骨動脈解離は，明らかな動脈硬化性病変を認めない症例において，めまいや頭痛・頸部痛の訴えがあり，横突起間の椎骨動脈に限局性拡張や壁内血腫をみつけた場合，または，らせん状の血流がみられた場合などに疑う．横断走査にてダブルルーメン像がみられる場合もある（図2-54）[60, 61]．解離を疑った場合は，椎骨動脈の横突起への入孔部（特にC6，C5）前後を念入りに観察する．超音波検査は，偽腔の血流閉塞までの病態変化が観察できるため，積極的に経過を追う必要がある．頭蓋内椎骨動脈解離の場合は，椎骨動脈遠位部の狭窄・閉塞パターンを呈するため，超音波検査のみでは評価が困難だが，経過にて血流波形の改善および正常化を観察することで判断可能である．

3. 鑑別すべき病態

1）動脈硬化病変

頸動脈解離の場合，flapにより真腔と偽腔に分かれ，偽腔にも血液の流入を認めるが，慢性化すると偽腔閉鎖型となる場合がある．この場合は，IMT（intima-media thickness，内中膜厚）肥厚やプラークと間違わないようにする必要がある．中外膜で解離するため，IMC（intima-media complex，内中膜複合体）の2層が内腔面で描出されている（図2-55）．一方で，頭蓋外椎骨動脈解離については，基本的に偽腔内血流を認めないことが多く，限局性に壁内血腫を認める．他の部位にプラークが存在しないことや経時的変化を認めることなどから鑑別可能である．

2）潰瘍病変

プラークが破綻した後の潰瘍病変のなかには，fibrous cap（線維被膜）が残存し，一見潰瘍病変にみえることがある（図2-56）．詳細に観察すると，entryが明らかでなく，周囲のIMCと連続性を呈していることや，可動性がないことから，flapとは区別できる．内膜剥離術後の残存プラークについても潰瘍病変のようにみえる場合があるため，動脈解離と鑑別が必要である．

3）膜様虚像エコー[62]

総頸動脈球部やプラークの末梢側を詳細に観察すると，血流にひらひらとはためくように動く膜様の構造物を確認することがある（図2-57）．一部ははがれた血管内膜の可能性もあるが，大部分は虚像と考えられる．特に，①細く線状に描出され，厚みのない薄膜様エコー，②頸動脈球部やプラークの下流側など，血流プロファイルが大きく変化する部位に検出され，カラードプラ上，順流と逆流あるいは高速血流と低速血流の境界面に検出，③プローブの当て方で長さが変わる，④経時的な消失と出現，数の変化を観察する，などが特徴的な所見であり，flapのような震える動きと異なる．

4. 描出のコツ[63]

①頸動脈解離におけるエコー検査では，flapの存在とentry，re-entryの確認が重要である．

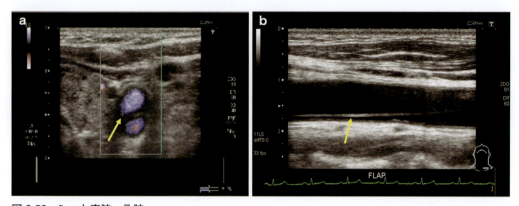

図 2-53　flap と真腔，偽腔
　　　　総頸動脈内に線状の flap（矢印）を認めている．

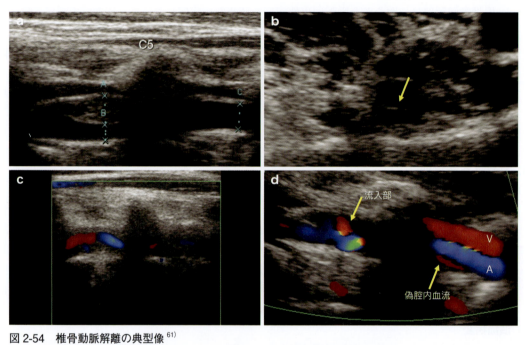

図 2-54　椎骨動脈解離の典型像[61)]
　　　　a：血管径拡張，壁内血腫．b：ダブルルーメン像．c：らせん状血流．d：偽腔内血流．すべて別症例．
　　　　V：椎骨静脈，A：椎骨動脈．

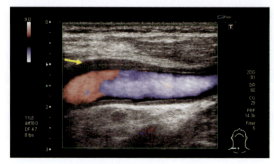

図 2-55　偽腔閉鎖型頸動脈解離（矢印）

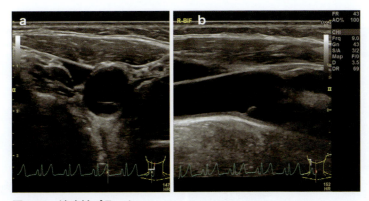

図 2-56　潰瘍性プラーク
　a：横断像，b：縦断像．
　横断像のみだと頸動脈解離と間違える可能性があるため，縦断像とあわせて評価する必要がある．

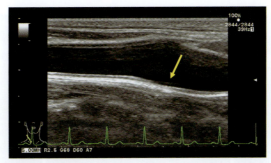

図 2-57　膜様エコー
　薄い線状の構造物が描出されている．

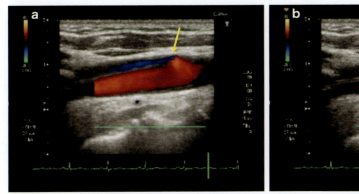

図 2-58　re-entry の観察
　時相により偽腔内血流が逆流していることが観察できる（矢印）．

　解離腔は，横断走査ではらせん状を呈していることが観察される．entry は大動脈で認めることが多いが，re-entry は総頸動脈球部から内頸動脈で描出される場合がある．その場合は，逆流しているかどうかで真腔と偽腔がわかる（図 2-58）．
　頸動脈解離の真腔と偽腔を鑑別する方法に，血流波形の評価がある．真腔は基本的に順行性，偽腔は逆流成分も観察される（図 2-59）．ただし，re-entry が大きい場合には真腔と偽腔の血流波形はほとんど変わらない．

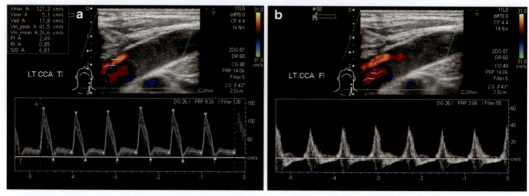

図 2-59 真腔血流と偽腔血流
a：真腔血流，b：偽腔血流．
74歳，女性．真腔血流は順行性血流として描出されるが，偽腔血流が逆流成分を認める．

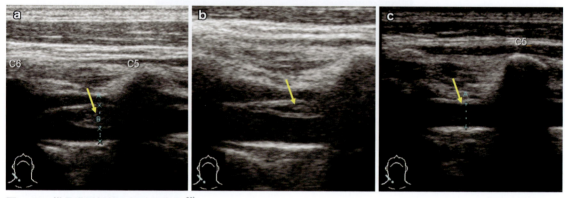

図 2-60 椎骨動脈解離の経時的変化[60]
a：発症時，b：2カ月後，c：6カ月後．
発症時に認めた壁内血腫（a）が2カ月後には縮小し，輝度変化を生じている．また，血管の拡張も改善している（b）．6カ月後には正常化している（c）．

②椎骨動脈解離の場合，大部分は経時的変化で改善を確認することができる．計測は検査者の主観によるところが大きいため，経過観察の際にはできるだけ一定の条件で画像を残しておくことが望ましい（図 2-60）．

（濱口浩敏）

■参考文献
1) 日本脳神経超音波学会・栓子検出と治療学会ガイドライン作成委員会：頸部血管超音波ガイドライン. *Neurosonology*, **19**(2)：49〜67, 2006.
2) 日本超音波医学会　日本超音波医学用語・診断基準委員会：超音波による頸動脈病変の標準的評価法. *Jpn. J. Med. Ultrasonics*, **36**(4)：502〜518, 2009.
3) Gray, H.：Anatomy of the Human Body. 29th American Edition, ed Goss, C.M., Lea and Febiger, Philadelphia, 1973.
4) 松尾　汎：頸動脈エコー. 動脈硬化診療マニュアル（斎藤康，山田信博編）. 南江堂, 2006.
5) Greenland, P., Alpert, J. S., Beller, G.A., Benjamin, E.J., Budoff, M.J., Fayad, Z.A., Foster, E., Hlatky, M.A., Hodgson, J.M., Kushner, F.G., Lauer, M.S., Shaw, L.J., Smith, S.C., Jr., Taylor, A.J., Weintraub, W.S., Wenger, N.K., Jacobs, A.K.：2010 ACCF/AHA guideline for assessment of cardiovascular risk in asymptomatic adults：a report of the American College of Cardiology Foundation/American Heart Association Task Force on Practice Guidelines. *Circulation*, **122**：e584〜636, 2010.

6) Allan, P.L., Mowbray, P.I., Lee, A. J., et al.：Relationship between carotid intima-media thickenss and symptom and asymptomatic peripheral arterial disease：the Edinburgh Artery Study. *Stroke*, **28**(2)：348～353, 1997.
7) Yamasaki, Y., Kawamori, R., Matsushita, H., et al.：Atherosclerosis in carotid artery of young IDDM patients monitored by ultrasound high-resolution B-mode imaging. *Diabetes*, **43**(5)：634～639, 1994.
8) Poli, A., Tremoli, E., Colombo, A., et al.：Ultrasonographic measurement of the common carotid artery wall thickness in hypercholesterolemiac patients：a new model for the quantitation and follow-up of preclinical atherosclerosis in living human subjects. *Atherosclerosis*, **70**(3)：253～261, 1988.
9) Arnett, D.K., Tyroler, H.A., Burke, G., et al.：The Atherosclerosis Risk in Communities Study. Aric Investigators：Hypertention and subclinical carotid artery atherosclerosis in blacks and whites. *Arch. Intern. Med.*, **156**(17)：1983～1989, 1996.
10) Howard, G., Burke, G.L., Szklo, M., et al.：Active and passive smoking are associated with increased carotid wall thickness：The Atherosclerosis Risk in Comemunities Study. *Arch. Intern. Med.*, **154**(11)：1277～1282, 1994.
11) O'leary, D.H., Polak, J.F., Kronmal, R.A., et al.：Carotid-artery intima and media thickness as a risk factor for myocardial infarction and stroke in older adults. *N. Engl. J. Med.*, **340**：14～22, 1999.
12) 厚生労働省HP．二次健康診断等給付の請求手続．
http://www.mhlw.go.jp/
13) 小谷敦志：頸動脈．これから始める血管エコー．種村　正，小谷敦志編，メジカルビュー社，2014．
14) 日本脳神経超音波学会：超音波による頸動脈病変の標準的評価法2014（仮）．
15) 小谷敦志：頸動脈．コンパクト超音波αシリーズ血管エコー．寺島　茂編，ベクトル・コア，2014．
16) 伊藤正範，他：頸動脈エコー．ビギナーズガイド血管エコー撮像必携．ヌンク，2014．
17) 小谷敦志：血管〈頸動脈，腎動脈〉．エコーの撮り方完全マスター．種村　正編，医学書院，2014．
18) 山本哲也：頸動脈エコー．血管エコー職人．中外医学社，2013．
19) 早期動脈硬化研究会HP．
http//www.jmt-ca.com.
20) 佐藤　洋：装置の基本（条件，設定など）．血管エコーABC．松尾　汎編，メジカルビュー社，2006．
21) 甲子乃人：コンパクト超音波シリーズ　超音波の基礎と装置．三訂版，ベクトル・コア，2008．
22) 日本超音波検査学会：超音波基礎技術テキスト．超音波検査技術，**37**（7）特別号：2012．
23) 久保田義則：椎骨動脈の描出．臨床のための頸動脈エコー測定法．山崎義光，松尾　汎，矢坂正弘，尾崎俊也編，日本医事新報社，2006．
24) 長束一行：頸動脈病変と脳虚血－頸動脈エコーと脳梗塞－．*Cardiovascular Med-Surg.*, **6**：471～476, 2004．
25) 久米伸治：第5回マルチモダリティーシンポジウム"Versus"テーマ　血管を診る．シンポジウム2　プラークを診る　超音波部門．アールティ，**40**：59～66, 2008．
26) Kolodgie, F.D., et al.：Intraplaque hemorrhage and progression of coronary atheroma. *N. Engl. J. Med.*, **349**(24)：2316～2325, 2003.
27) Narumi, S., et al.：Prediction of Carotid Plaque Characteristics Using Non-Gated MR Imaging：Correlation with Endarterectomy Specimens. *Am. J. Neuroradiology*, 1～7, 2013.
28) Kume, S., et al.：Vulnerable carotid arterial plaque causing repeated ischemic stroke can be detected with B-mode ultrasonography as a mobile component：Jellyfish sign. *Neurosurgical Review*, **33**(4)：419～430, 2010.
29) 久米伸治，他：新しいアプローチB-flowによる頸動脈微小floating plaqueの検出．*Neurosonology*, **18**(2・3)：74～78, 2005．
30) 久米伸治：誰でもわかるプラークの基礎知識 -CT, MR, USによるプラークの性状診断．*INNERVISION*, **23**(11)：55～58, 2008．
31) 藤代健太郎：Stiffness parameter βについて．超音波検査テクニックマスター．*Vascular Lab*, **9**（増刊）：141～146, 2012．
32) Hayashi, K., Handa, H., Nagasawa, S., et al.：Stiffness and elastic behavior of human intracranial and extracranial arteries. *J. Biomech.*, **13**(2)：175～184, 1980.
33) 渡邊哲夫，岡田　孝，原田烈光：eTRACKING機能の紹介．*MEDIX*, **56**：47～52, 2012．
34) 循環器病の診断と治療に関するガイドライン（2011-2012年度合同研究班報告）．血管機能の非侵襲的評価法に関するガイドライン．循環器病の診断と治療に関するガイドライン，2014．
35) Miki, K., Sugawara, M., Chang.D., et al.：A new noninvasive measurement system for wave intensity：evaluation of carotid arterial wave intensity and reproducibility. *Heart Vessels*, **17**(1)：12～21, 2002.
36) 和田髙士，古平国泰，藤代健太郎，他：超音波法による総頸動脈硬化度とその病理学的所見．脈管学，**31**（7）：601～606, 1991．
37) Koga, M., Kimura, K., Minematsu, K., Yamaguchi, T.：Diagnosis of internal carotid artery stenosis greater than70% with power Doppler duplex sonography. *AJNR Am. J. Neuroradiol.*, **22**：413～417, 2001.

38) Kimura, K., Yonemura, K., Terasaki, T., Hashimoto, Y., Uchino, M.：Duplex carotid sonography in distinguishing acute unilateral atherothrombotic from cardioembolic carotid arteryocclusion. *AJNR Am. J. Neuroradiol.*, **18**：1447〜1452, 1997.
39) Yasaka, M., Omae, T., Tsuchiya, T., Yamaguchi, T.：Ultrasonic evaluation of the site of carotid axis occlusion in patients with acute cardioembolic stroke. *Stroke*, **23**：420〜422, 1992.
40) 山上　宏：CEA・CASの際に頸動脈エコーで注意するポイント．超音波検査テクニックマスター．*Vascular Lab*, **9**（増刊）：159〜165, 2012.
41) 宮田　悠, 中原一郎, 永田　泉：頭頸部外科的血行再建術のフォロー．血管診療図解テキスト．*Vascular Lab*（別冊）, 342〜350, 2015.
42) Setacci, C., et al.：Grading carotid intrastent restenosis：a 6-year follow-up study. *Stroke*, **39**(4)：1189〜1196, 2008.
43) Saito, K., Kimura, K., Nagatsuka, K., Nagano, K., Minematsu, K., Ueno, S., et al.：Vertebral artery occlusion in duplex color-coded ultrasonography. *Stroke*, **35**：1068〜1072, 2004.
44) 循環器病の診断と治療に関するガイドライン（2006-2007年度合同研究班報告）．血管炎症候群の診療ガイドライン．*Circulation Journal*, **72**：1253〜1318, 2008.
45) Jennette, J.C., Falk, R.J., Bacon, P.A., et al.：2012 revised International Chapel Hill Consensus Conference Nomenclature of Vasculitides. *Arthritis Rheum.*, **65**(1)：1〜11, 2013.
46) Maeda, H., Handa, N., Matsumoto, M., et al.：Carotid lesions detected by B-mode ultrasonography in Takayasu's arteritis："macaroni sign" as an indicator of the disease. *Ultrasound in Medicine and Biology*, **17**：695〜701, 1991.
47) 濱口浩敏：高安動脈炎．超音波検査テクニックマスター．*Vascular Lab*, **9**（増刊）：297〜302, 2009.
48) 高坂仁美, 濱口浩敏, 他：血管炎症候群における椎骨動脈病変に対するエコーを用いた検討．*Neurosonology*, **28**(2)：1〜4, 2015.
49) 沖都　麦, 濱口浩敏, 他：エコー上総頸動脈にmacaroni signを呈した側頭動脈炎の2例．脈管学, **52**：259〜263, 2012.
50) 福住典子, 濱口浩敏：高安動脈炎（大動脈炎症候群）．画像を読み解け　血管エコー典型画像集．*Vascular Lab*（別冊）, 148〜152, 2014.
51) Reivich, M., et al.：Reversal of blood flow through the vertebral artery and its effect on cerebral circulation. *N. Engl. J. Med.*, **265**：878〜885, 1961.
52) Editorial, A new vascular syndrome, -the subclavian steal-. *N. Engl. J. Med.*, **265**：878〜885, 1961.
53) Hennerici, M., et al.：The subclavian steal phenomenon：a common vascular disorder with rare neurologic deficits. *Neurology*, **38**：669〜673, 1988.
54) Fields, W.S., et al.：Joint Study of extracranial arterial occlusion. VII. Subclavian steal--a review of 168 cases. *JAMA*, **222**：1139〜1143, 1972.
55) Patel, A., et al.：Subclavian steal syndrome-reversal of cephalic blood flow. *Medicine*, **44**：289〜303, 1965.
56) 小谷敦志：第Ⅴ章．血管「頸動脈・腎動脈」．疾患と異常像がわかる！エコーの撮り方完全マスター．種村正編, 131〜172, 医学書院, 2015.
57) North, R.R., et al.：Brachial-basilar insufficiency syndrome. *Neurology*, **12**：810〜820, 1962.
58) 循環器病の診断と治療に関するガイドライン（2004-2005年度合同研究班報告）．大動脈瘤・大動脈解離診療ガイドライン（2006年改訂版）．*Circulation Journal*, **70**：1569〜1646, 2006.
59) 日本超音波医学会大動脈・末梢動脈超音波診断ガイドライン小委員会．超音波による大動脈・末梢動脈病変の標準的評価法．*Jpn. J. Med. Ultrasonic*, **41**(3)：405〜414, 2014.
60) 福住典子, 濱口浩敏, 高坂仁美, 他：頭蓋外椎骨動脈解離5症例のエコー所見についての検討．*Neurosonology*, **26**(1)：12〜15, 2013.
61) 福住典子, 濱口浩敏：椎骨動脈解離．超音波検査テクニックマスター．*Vascular Lab*, **9**（増刊）：315〜320, 2012.
62) 寺澤史明：椎骨動脈解離．超音波検査テクニックマスター．*Vascular Lab*, **9**（増刊）：308〜314, 2012.
63) 工藤陽子, 椿森省二：プラーク計測と分類．超音波検査テクニックマスター．*Vascular Lab*, **9**（増刊）：112〜121, 2012.

第3章 経頭蓋超音波検査

① 要旨

1. 対象となる代表的疾患
　①頭蓋内動脈狭窄・閉塞
　②脳梗塞，一過性脳虚血発作
　③くも膜下出血
　④もやもや病，脳動静脈奇形
　⑤その他（パーキンソン病，脳出血，脳腫瘍，他）

2. 重要なガイドライン
　①頭蓋内超音波検査ガイドライン（日本脳神経超音波学会・栓子検出と治療学会合同ガイドライン作成委員会）
　②頭蓋内超音波検査ガイドライン（補遺）（日本脳神経超音波学会・栓子検出と治療学会合同ガイドライン作成委員会）

3. 対象となる患者
　①頭蓋内動脈狭窄・閉塞が疑われる患者
　②頸動脈エコー検査にて末梢病変（狭窄・閉塞など）が疑われる患者
　③内頸動脈狭窄（閉塞）症における術前後（CEA，CAS，バイパスなど）の評価
　④くも膜下出血後の脳血管攣縮の予知予測
　⑤他のモダリティにて異常が指摘され，TC-CFI 精査が必要と考えられる症例

4. 探触子
　①中心周波数 2〜3MHz セクタ型探触子（成人用）．骨を通過すると減衰の割合が大きくなるため，影響が少ない低周波数探触子を使用．
　②中心周波数 5MHz セクタ型探触子（乳幼児用）．大泉門からスキャン可能な場合は，通常より高周波のセクタ型探触子で観察．

5. 評価項目
　各主幹脳動脈（中大脳動脈，前大脳動脈，内頸動脈，後大脳動脈，椎骨脳底動脈など）において，血流速度を計測する．
　頸動脈エコーと同様，収縮期最高血流速度，拡張末期血流速度，平均血流速度を測定し，必要に応じて PI 値を算出する．

6. 診断基準

狭窄部位（%）	PSV
中大脳動脈（50%以上）	180cm/sec 以上
前大脳動脈，後大脳動脈（50%以上）	200cm/sec 以上
脳底動脈（50%以上）	140cm/sec 以上

閉塞や血管萎縮などの診断基準は各論にて解説する．

（鮎川宏之）

❷ 解剖・生理

1．脳動脈の解剖
①脳を栄養する動脈は，大きく分けて前方循環（内頸動脈系）と後方循環（椎骨脳底動脈系）がある（図3-1）．
- 内 頸 動 脈 系：内頸動脈，中大脳動脈，前大脳動脈
- 椎骨脳底動脈系：椎骨動脈，脳底動脈，後大脳動脈

②内頸動脈系，椎骨脳底動脈系は前交通動脈と後交通動脈で交通し，Willis動脈輪（大脳動脈輪）を形成する（図3-2）．
③前交通動脈は両側の前大脳動脈を連絡し，後交通動脈は後大脳動脈と中大脳動脈を連絡する．
④脳主幹動脈からは穿通枝と皮質枝が出る．
⑤脳主幹動脈が閉塞あるいは高度狭窄をきたしている場合，交通動脈が側副血行路としての機能をもつ．
⑥側副血行路には，交通動脈の他に，皮質枝からの栄養供給もある．
⑦Willis動脈輪を形成する動脈の分岐部は，動脈壁が周囲の動脈より弱く，動脈瘤の好発部位となる．とくに，前交通動脈，後交通動脈，中大脳動脈にしばしば起こる．

2．脳静脈の解剖
①脳静脈については，各静脈から脳静脈洞に流入する．脳静脈洞は硬膜と硬膜の間にあるスペースであり，静脈の役割を果たす．
②大脳鎌の上端と下端を結ぶ静脈洞に上矢状静脈洞と下矢状静脈洞があり，トルコ鞍近傍に海綿静脈洞がある．
③最終的には後頭骨にある横静脈洞，S状静脈洞を経て内頸静脈へとつながっていく．

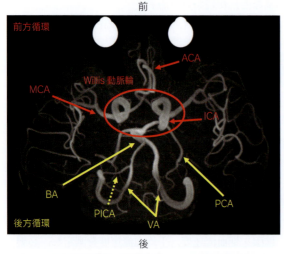

図3-1　Willis動脈輪（MRA像）
ACA：前大脳動脈，BA：脳底動脈，ICA：内頸動脈，MCA：中大脳動脈，PCA：後大脳動脈，PICA：後下小脳動脈，VA：椎骨動脈．

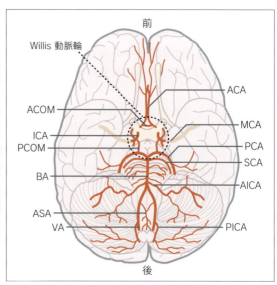

図3-2　脳動脈の解剖図[3]
ACA：前大脳動脈，ACOM：前交通動脈，AICA：前下小脳動脈，ASA：前脊髄動脈，BA：脳底動脈，ICA：内頸動脈，MCA：中大脳動脈，PCA：後大脳動脈，PCOM：後交通動脈，PICA：後下小脳動脈，SCA：上小脳動脈，VA：椎骨動脈．

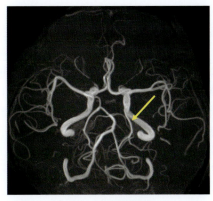

図3-3　MRA像（後交通動脈 fetal type）
左中大脳動脈から左後大脳動脈が栄養されている（矢印）．

3. 脳血管の生理

①左右1本ずつの内頸動脈と椎骨動脈により全身の血液量の15％が脳を循環する．成人の脳血流量は750mL/分である．

②主な脳動脈はすべてWillis動脈輪を介して脳全体へ血液を均等に分配するといわれているが，正常では左右の血圧が等しいため，左右で血液の交換は行われない．

③前大脳動脈は前頭葉，頭頂葉に，中大脳動脈は前頭葉，頭頂葉，側頭葉に血流を供給する．椎骨動脈，脳底動脈，後大脳動脈は脳幹，小脳，後頭葉を栄養する．

④脳血管には自動調節能があり，脳全体の血流量はほぼ一定に保たれている．

⑤脳の酸素消費量は全身の20～25％であり，45～50mL/100g/分程度である．

⑥脳の栄養源はブドウ糖のみであり，全身の25％を消費する．脳はブドウ糖を利用するのにインスリンを必要としない．

⑦血液脳関門により異物の侵入を防いでいる．ただし，酸素，アルコール，一酸化炭素，二酸化炭素は血液脳関門を自由に通過できる．

⑧脳は頭蓋骨により囲まれており，外傷から防備されているが，脳卒中などで頭蓋内圧が亢進すると，脳血流の低下を招いたり，脳ヘルニアを引き起こす．

　　ポイント1：経頭蓋エコーで観察できる血管
　　　・側頭骨窓アプローチ：中大脳動脈，前大脳動脈，内頸動脈，後大脳動脈
　　　・大後頭孔アプローチ：椎骨動脈，脳底動脈，後下小脳動脈
　　ポイント2：後下小脳動脈（posterior inferior cerebellar artery：PICA）は椎骨動脈の主な分枝血管であり，小脳半球を栄養する．エコーで椎骨動脈を評価する際，閉塞病変が後下小脳動脈前後のどちらに存在するかで血流波形パターンが異なる．
　　ポイント3：後交通動脈が発達している場合，後大脳動脈への血流が内頸動脈から流れる場合がある．これをfetal type（胎児型）という（図3-3）．

（濱口浩敏）

❸ 検査対象となる患者

①頭蓋外の内頸動脈狭窄（閉塞）症や椎骨動脈狭窄（閉塞）症を呈している患者において，頭蓋内血流の状態や，側副血行路の存在などを確認するために経頭蓋カラードプラ検査（TC-CFI：transcranial color flow imaging）が有用である．

②くも膜下出血後では，第4～14病日にWillis動脈輪を中心とした脳主幹動脈に脳血管攣縮を起こし脳梗塞へ進展することもあり，くも膜下出血の予後を左右する．TC-CFIはベッドサイドで繰り返し行えるため，脳血管攣縮の早期発見，予後予測のための重要な検査法である．

③内頸動脈狭窄症患者において，頸動脈内膜剥離術（CEA）や頸動脈ステント留置術（CAS）後，重篤な術後合併症として過灌流症候群が知られている．発生頻度はまれではあるが，生じた時の予後は不良である．TC-CFIはその予測が可能であるが，術前・術後の比較が重要となるため必ず術前（できるかぎり直前）に精査を行うよう心がけるとよい．

④TC-CFI検査が日常臨床で多く用いられているのはおおむね上記①～③であるが，脳梗塞が疑われTC-CFIを行った際，偶然脳動静脈奇形やもやもや病といった血管走行異常（奇形）を発見することがある．また，他の臨床所見と組み合わせて考えることで，側副路の存在とその経路を推定することも可能である．さらに，MRAで脳主幹動脈に狭窄や蛇行が疑われた場合においても，TC-CFIで同部位の血流確認および血流速度を計測することにより，MRAにおける偽陽性を証明できる．

⑤その他，パーキンソン病患者では中脳黒質の輝度が上昇することが確認できる．また，脳出血や脳腫瘍においても，Bモード画像で腫瘤影を確認することで推測が可能である．

（鮎川宏之）

❹ 検査の流れ・描出法（側頭骨窓アプローチ）

1．検査の流れ
1）検査時の体位
仰臥位を基本体位とし，枕をした状態で頭部を検査側と対側に回旋してもらう（図3-4a）．側臥位や坐位でも検査可能であり，操作パネルを扱いやすいよう，超音波機器と椅子の位置を設定すると，スムーズに検査を行うことができる（図3-4b）．

2）画像調整
頭蓋内血管は，Bモードでは血管そのものを描出できないため，基本的にカラードプラやパワードプラ表示で主要血管の走行を確認する．側頭骨窓アプローチでは，中大脳動脈（middle cerebral artery：MCA；M1，M2），前大脳動脈（anterior cerebral artery：ACA；A1），内頸動脈終末部（internal carotid artery：ICA），後大脳動脈（posterior cerebral artery：PCA；P1，P2）などが描出できる．ただし，これらのすべてを一断面では描出できないことが多い．また，条件によっては，前交通動脈（anterior communicating artery：AcomA），後交通動脈（posterior communicating artery：PcomA），脳底動脈終末部（basilar artery：BA）などが描出できる場合もある．カラードプラ表示のポイントとしては，最初に流速レンジを10～20cm/sec程度の低めに設定し，徐々に調整していくと，わずかな血流も検出しやすくなる．また，探触子は大きく動かさず，少しずつチルトスキャンし微調整を行う．

3）血流速度計測（図3-5）
目標血管の血流シグナルを描出し，その部位にパルスドプラのサンプルボリューム（幅2mm程度）を設定する．基本的に最も明瞭に描出できている部位での計測でよいが，全体的に描出できている場合，中大脳動脈は水平部（M1）で計測する．この際，血流シグナルとドプラビームのなす角度（補正角度）が60°以内になるように注意する．

血流速度の指標として，収縮期最高血流速度，拡張末期血流速度，平均血流速度を計測する．この際，左右の血流波形および血流速度を比較できるように条件をそろえる．

第3章　経頭蓋超音波検査

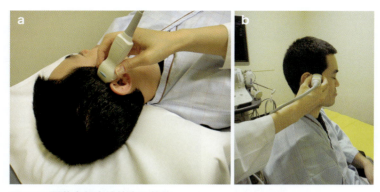

図3-4　頭蓋内超音波検査の体位
　a：小指などで固定すると安定する．b：坐位での検査の実際．

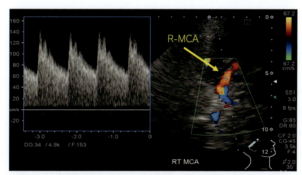

図3-5　血流速度計測（中大脳動脈側頭骨窓アプローチ）
　R-MCA：右中大脳動脈．

> **ワンポイントアドバイス　　左右の描出方法**
>
> 　左右をそれぞれ描出する時は，蝶形骨縁の位置や中脳の向きを変えておくと，見直しの際わかりやすい（図3-6）．我々の施設では，中脳を目印にして，中脳が"く"の字型にみえる方を右側頭骨窓アプローチ，逆"く"の字型にみえる方を左側頭骨窓アプローチとしている．こうすることで，常にどちら側を計測しているか判断できる．
>
>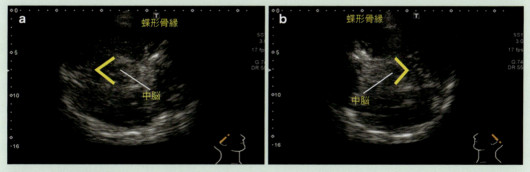
>
> 図3-6　左右の描出方法
> 　a：右側頭骨窓アプローチ．中脳が"く"の字に描出される．
> 　b：左側頭骨窓アプローチ．中脳が逆"く"の字に描出される．

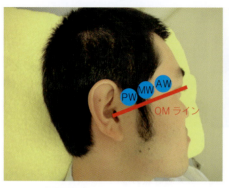

図 3-7　側頭骨窓
　OMライン上で最も明瞭に描出できる部位で計測する.
　PW：posterior window, MW：middle window, AW：anterior window

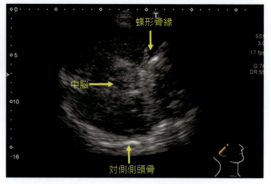

図 3-8　メルクマールの確認（側頭骨窓アプローチ）
　Bモード上で対側の側頭骨，中脳，蝶形骨縁を確認する.

2. 描出方法

1) 描出部位

　側頭骨厚は頭頂骨などと比べ2〜3mmと薄く，周波数の低い探触子を用いることによりある程度の頭蓋内断層像と主幹動脈の血流を描出することが可能である．側頭骨窓は，眼窩耳孔線（orbitomeatal line：OMライン）の約1cm上方でこめかみ（側頭窩）から耳介前方付近を広範囲に探す（図3-7）．側頭骨窓には，AW（anterior window），MW（middle window），PW（posterior window）の3つの窓がある．検出しやすい部位はPWであり，走査はPWからゆっくりと眼窩方向へ（PW→MW→AW）移動して，最も明瞭に描出できる部位で計測する．この際，チルトスキャンを活用する．毛髪部にかかると描出不良になるため，探触子と毛髪の間に十分量のエコーゼリーを使用し，少し押しつけるようにして走査する．

2) 描出手順

　まず，深度15cm前後に設定し，Bモード上でメルクマールとなる対側の側頭骨，中脳，蝶形骨縁の構造を確認する．中脳は蝶々型（ハート型）で低輝度陰影として，蝶形骨縁は高輝度線状構造として描出される（図3-8）．これらが描出されなければ，時間をかけても血管が描出できないことが多いが，一度は必ずカラードプラもしくはパワードプラを用いて観察する．対側側頭骨，中脳，蝶形骨縁が描出された後，深度10〜12cm前後に再設定し，カラードプラまたはパワードプラ表示にすると，中央付近に血流が描出される（Willis動脈輪）．蝶形骨縁に沿って探触子に向かって立ち上がる血管が，同側の中大脳動脈（M1）である．中大脳動脈の遠位部で屈曲した走行はM2を描出している．前大脳動脈は中大脳動脈から前下方に，探触子から遠ざかるように描出される．明瞭な画像では，反対側の前大脳動脈と中大脳動脈も連続して描出されることがある（図3-9）．後大脳動脈は中大脳動脈の後方で中脳を取り囲むように描出され，中脳との位置関係よりP1，P2近位部，P2遠位部と区別される（図3-10）．中脳のくぼみ位置が脳底動脈にあたり，そこから後交通動脈が分岐するまでが後大脳動脈（P1），分岐後探触子に向かって立ち上がり，その後遠ざかる血流が後大脳動脈（P2近位部，遠位部）である．

　血流速度を計測するためには，まずは流速レンジを10〜20cm/sec程度に設定し，徐々にレンジを上げていく．同時にカラーゲインも調整し，モザイク血流ではなく，一方向性の血流として描出する．血流速度の評価については別項を参照のこと．

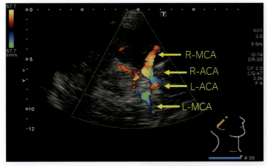

図3-9 中大脳動脈，前大脳動脈の描出（側頭骨窓アプローチ）

右中大脳動脈（R-MCA）の前下方に右前大脳動脈（R-ACA）が描出される．連続して左前大脳動脈（L-ACA），左中大脳動脈（L-MCA）が描出されることがある．

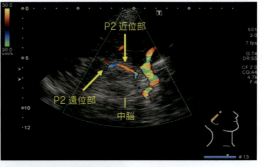

図3-10 後大脳動脈の描出（側頭骨窓アプローチ）

後大脳動脈は中脳を取り囲むように描出される．中脳との位置関係で区別される．

> **ひとくちメモ　側頭骨窓アプローチによる中大脳動脈の描出率**
>
> 側頭骨窓アプローチにおける中大脳動脈の描出率は，性別，年齢，骨厚，骨密度などが影響するとされている．若年者では側頭骨窓が広く，描出が容易であるが，日本人の高齢者，特に閉経後女性では描出率が急激に低下し，中大脳動脈の描出率は40％前後である．描出率の改善に超音波造影剤が用いられることがある（現在は保険適用外）．男性は年齢に関係なく70％程度の描出率がある．

（深谷仁美・濱口浩敏）

❺ 中大脳動脈血流評価

　経頭蓋カラードプラ検査（TC-CFI）は，カラードプラ画像で血管の走行や血流方向を観察し，そのドプラ血流波形をリアルタイムに検出できる．経頭蓋ドプラ検査（transcranial Doppler：TCD）とは異なり，TC-CFIでは超音波入射角の調整が可能であることから，より正確な血流速度を求めることができるという利点がある．

　頭蓋内動脈の血流波形は，拡張期血流の早い内頸動脈系パターンを呈する．血流速度は，収縮期最高血流速度（peak systolic velocity：PSV），拡張末期血流速度（end diastolic velocity：EDV），平均血流速度を測定し，さらに中大脳動脈の閉塞病変診断には左右の拡張末期血流比（ED ratio）を算出する．

　計測時の超音波ビームの目標血管への入射角は60°以内になるように注意するが，角度は小さければ小さいほどよい．計測部位は，中大脳動脈水平部（M1）で行うことを基本とする．中大脳動脈M1では大きな分枝血管がなく，探触子への血流方向が60°以内で描出されることが多いため，どの部分で計測しても安定した測定値が得られる．そのなかで，より条件のよい，血流が一定した部位を選択して計測することが大切である．

　狭窄病変の診断には，血流速度の局所的変化が重要である．Bモードでは狭窄部位の確認はできないため，カラードプラおよびパルスドプラを用いて評価する．カラードプラでは，モザイク状の血流を観察することで狭窄部位の推定ができる．パルスドプラでは，血流波形をモニタリングしながら，サンプルボリュームを血管の走行に沿って，モザイク血流部位を中心に近位部から遠位部にゆっくりと移動させる．狭窄部では血流速度が速くなり，遠位部ではpost-stenotic patternを呈していることを確認する．中大脳動脈遠位部閉塞がある場合，閉塞部より中枢側では末梢血管抵抗が高くなるため，EDVが低下する．それに伴いED ratioが上昇する．

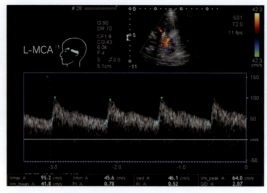

図 3-11　正常例（側頭骨窓アプローチ）
　左中大脳動脈（L-MCA）のTC-CFIである．PSV 95.2cm/sec，EDV46.1cm/sec，平均血流速度64.0cm/secであった．

表 3-1　中大脳動脈の血流速度正常値[1]

		血流速度（cm/sec）				
		20～39歳		40～59歳		＞60歳
Martin (1994)	収縮期 平均 拡張期	113（109～116） 74　（71～76） 51　（49～53）		106（101～111） 72　（69～76） 47　（45～50）		92（88～96） 58（55～61） 35（33～37）
		20～29歳	30～39歳	40～49歳	50～59歳	60～69歳
古平 (1990)	収縮期 平均	136.2±24.6 90.2±19.9	116.7±15.8 78.1±13.7	107.9±16.3 73.6±14.3	99.9±25.8 71.4±19.1	74.6±17.3 52.8±11.1
Kimura (1998)	収縮期					59±11歳 116.0±31.5
Ogata (2004)	拡張期					64±13歳 40.5±11.5

表 3-2　TC-CFIと脳血管造影検査における狭窄率の比較

	TC-CFI		血管造影	
	PSVカットオフ値（cm/sec）	症例数	平均狭窄率（%）	
中大脳動脈（≧50%狭窄の有無）	≧220	11	67±11（50～80）	
中大脳動脈（＜50%狭窄の有無）	≧155	18	36±8（22～48）	

1. 正常（図3-11）

　TC-CFIで計測される中大脳動脈の血流速度に明確な基準範囲はないが，年齢によって変化し，加齢とともに低下する傾向がある．表3-1にガイドラインで提示されている正常値を記載する．

2. 中大脳動脈狭窄の評価方法

　中大脳動脈狭窄部の診断は，カラードプラでのモザイク血流と，パルスドプラでのPSVの上昇を検出することで行う．TC-CFIで計測した中大脳動脈のPSVが造影剤未使用で180cm/sec以上の場合，50%以上の狭窄があると報告されている[1,7]．造影剤を使用した場合，PSV170cm/sec以上で狭窄があると判断される[8]．欧米の報告では，造影剤未使用でPSV220cm/sec以上の場合，50%以上の狭窄があると判断されている[9]（**表3-2**）．

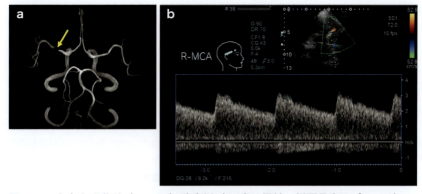

図 3-12　右中大脳動脈（R-MCA）狭窄例（44 歳，男性．側頭骨窓アプローチ）
a：頭部 MRA では，右中大脳動脈水平部に狭窄が認められる（矢印）．
b：TC-CFI においても右中大脳動脈水平部にモザイク血流を認め，PSV は約 300cm/sec に達していた．

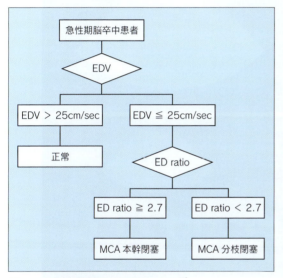

図 3-13　閉塞診断フローチャート [10]

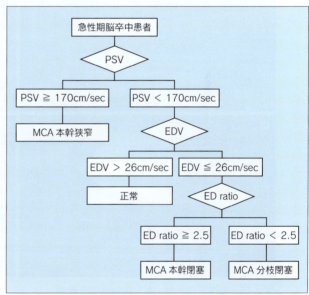

図 3-14　狭窄・閉塞診断フローチャート（造影剤使用時）[8]

3．中大脳動脈閉塞の評価方法

　中大脳動脈閉塞は，カラードプラで中大脳動脈のドプラシグナルが同定できず，かつ同側の前大脳動脈，または後大脳動脈（もしくはその両方）が明瞭に描出できた場合に疑うことができる．しかし，同一画面ですべての血管が描出できるわけではないため，診断には注意が必要である．また，カラードプラの特異度は高いものの，感度は低いという問題もある．
　パルスドプラによる血流計測では，急性期脳卒中患者において EDV が 25cm/sec 以下に低下し，ED ratio が 2.7 以上に上昇している場合に，中大脳動脈 M1 閉塞と診断される [10]（図 3-13）．分枝閉塞を鑑別する場合には，カラードプラとパルスドプラの両者を併用すべきである．

4．超音波造影剤を用いた評価

　TC-CFI での脳動脈の描出率は，特に高齢者や女性で低いという弱点があるが，超音波造影剤を使用すると描出率が向上し，脳動脈の狭窄や閉塞がより正確に診断できるようになる（現在は保険適用外）．ただし，血流評価の際には，造影剤使用の有無で判断基準が変わるため，注意が必要である．造影剤を使用した場合，PSV170cm/sec 以上で中大脳動脈 M1 狭窄と診断される．

また，PSV170cm/sec 未満かつ EDV26cm/sec 以下であり，ED ratio 2.5 以上の場合，中大脳動脈 M1 閉塞と診断される[8]（図 3-14）．

> **ひとくちメモ**　　浅側頭動脈 - 中大脳動脈吻合術における血流評価
>
> 内頸動脈遠位部から中大脳動脈起始部における高度狭窄や閉塞例において，側副血行が乏しい場合，脳血流低下による虚血性脳血管障害が高率に発生する．脳血流量を増やし，脳循環を改善する外科的治療として浅側頭動脈–中大脳動脈吻合術（STA-MCA bypass 術）が知られている．吻合術後の評価には，浅側頭動脈の頭蓋内への流入および中大脳動脈の逆流波形を観察することで，バイパスの開存を確認できる．浅側頭動脈の平均血流速度がおよそ 65cm/sec 以上あれば，中大脳動脈領域の局所脳血流量は豊富とされる[11]．

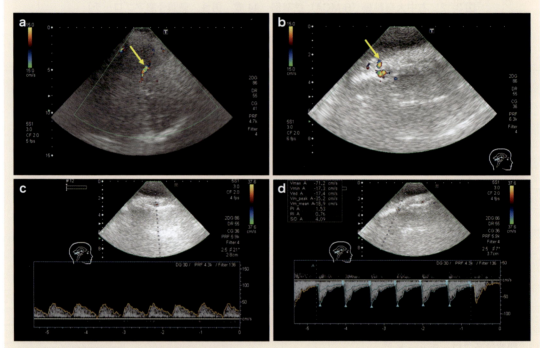

図 3-15　右浅側頭動脈 - 中大脳動脈吻合術例
　右中大脳動脈起始部の血流は順行性である（a，c）が，EDV が低下しており遠位部閉塞を示唆する．遠位部では浅側頭動脈から吻合部に向けて流入するため，血流は逆行性に認められる（b，d）．

> **ひとくちメモ**　　くも膜下出血の spasm 評価
>
> くも膜下出血後の重篤な合併症として，脳血管攣縮（spasm）が知られている．くも膜下出血後 7 日目をピークとして，4 〜 14 日の間に発生しやすい．TCD や TC-CFI による spasm の診断は，血流速度や血流波形の変化により行うことができる．中大脳動脈の spasm 診断としては，平均血流速度 120cm/sec 以上かつ中大脳動脈平均血流速度／内頸動脈平均血流速度（MCA/ICA MFV ratio）4 〜 6 で中等度攣縮，平均血流速度 200cm/sec 以上かつ MCA/ICA MFV ratio 6 以上で高度攣縮と診断する[12]．ただし，実際には著明な spasm が起きていない症例でも血流速度の上昇がみられることがあるため，spasm が起きていない時から血流速度の評価を行い，変化を確認することが望ましい．

> **ひとくちメモ　CEA，CAS 時の過灌流予測**
>
> 過灌流症候群は，頸動脈狭窄に対する内膜剥離術（CEA），ステント留置術（CAS）後の重篤な合併症として知られている．発症頻度は低いものの，頭蓋内出血合併例においては高い死亡率を呈する．TC-CFI による術後過灌流症候群のモニタリングは有用であり，中大脳動脈平均血流速度の術後/術前比（MFV ratio）で評価する．術後 4 日目までの最大 MFV ratio 1.5 以上を閾値とすると，感度 100％，特異度 87％である[13]．

（福住典子・濱口浩敏）

❻ 検査の流れ・描出法（大後頭孔窓アプローチ）

1．検査の流れ

1）検査時の体位を知る

　検査は臥位でも坐位でも可能である．筆者はまず，仰臥位〜側臥位（図 3-16b）で行い，精査が不十分であった場合に坐位が可能であれば体位変換している．また，被検者が検査を受ける時の状態によっては工夫が必要となる．たとえば，被検者が車椅子で検査室にこられ移動が大変な場合はそのまま（図 3-16a）坐位にて行ったり，脳梗塞急性期などでストレッチャーで精査をする場合は仰臥位に工夫を加えて（図 3-16c）行っている．特に坐位（車椅子含む）で精査を行う場合は，超音波機器のパネル操作が十分に行える位置関係を整える必要がある．

2）血流描出後にカラードプラを調整する

　血流の描出方法に関しては，次項を参照のこと．

　ここでは血流描出後のカラードプラ調整に関して解説する．まず，図 3-17a のように血流が描出される．B モード単独で血管そのものを描出することはできないので，カラードプラの条件をよくするため，流速レンジを低めに，カラーゲインを高めに設定している．しかし，モザイク血流となるため，血流の方向性や狭窄診断，血管径の左右差などはカラードプラにて評価ができないことが多い．したがって，図 3-17b のように速度レンジを徐々に上げ，さらにカラーゲインを少しずつ下げ，折り返し現象（aliasing）が起こらないように，血流像が不明瞭にならないように適切に調整する必要がある．

3）両側頭蓋内椎骨動脈と脳底動脈起始部の血流速計測

　頭蓋内椎骨動脈とは，椎骨動脈が大後頭孔レベルで硬膜を貫いた後，脳底動脈移行部までをいい，V4 とよぶ．頭蓋内の椎骨動脈血流速計測は V4 レベルにて行い，後下小脳動脈の検出が可

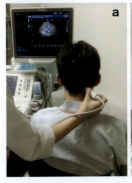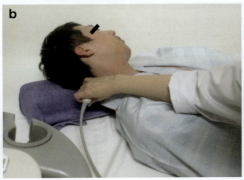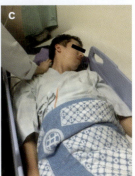

図 3-16　状況に応じた検査時の体位
　a：坐位にて実施，b：ベッド上で仰臥位〜側臥位，c：ストレッチャーにて実施．

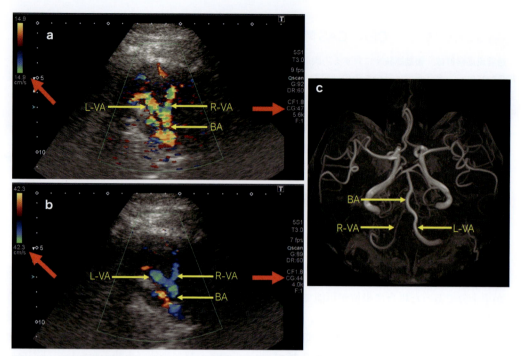

図 3-17　椎骨脳底動脈のカラードプラの調整（大後頭孔窓アプローチ）
　a：カラードプラ調整前，b：カラードプラ調整後．
　カラードプラを適正に調整すると，右椎骨動脈径は細く血流速度も低く，c の MRA で確認するとそれが明瞭にわかる．
　BA：脳底動脈，VA：椎骨動脈，L：左側，R：右側．
　注：エコー画像と MRA 画像は前後と左右が逆表示となる．

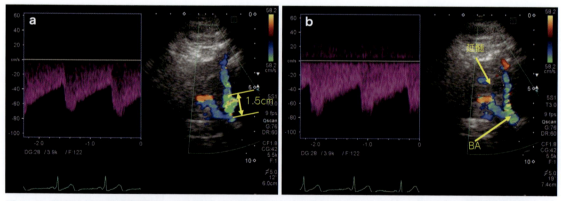

図 3-18　頭蓋内椎骨脳底動脈の血流速計測（大後頭孔窓アプローチ）
　a：頭蓋内椎骨動脈の計測部位．後下小脳動脈が同定できないため，椎骨動脈合流部より約 1.5cm 手前にて計測している．
　b：脳底動脈（BA）の計測部位．左右の椎骨動脈の合流がはっきりとわかる場合は，合流部より若干遠位部にて計測する．
　BA：脳底動脈．

能な場合とカラードプラで異常血流がなければ後下小脳動脈分岐レベルにて血流速を計測する（**図 3-18a**）．後下小脳動脈が同定できない場合は脳底動脈移行部より約 1.5cm 手前あたりで血流速を計測する（**図 3-18a**）．両側の椎骨動脈を計測後，最後に脳底動脈起始部を計測して終了とする（**図 3-18b**）．

> **ひとくちメモ**　　**椎骨動脈の区分の定義**
>
> 椎骨動脈は，鎖骨下動脈より分岐し最初の横突孔（第6頸椎が多い）までをV1，第2頸椎下縁までをV2，大後頭孔レベルで硬膜を貫く部位までをV3，脳底動脈移行部までをV4とよぶ．V4からは，後下小脳動脈の他に前脊髄動脈の分岐もあるが，MRAでの指摘はほとんど困難であることからもエコーでもまず検出されていないと考える（図3-19）．

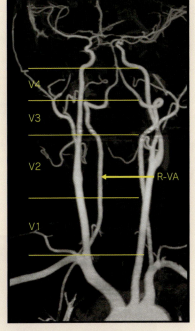

図3-19　椎骨動脈の区分の定義
　右椎骨動脈（R-VA）を対象に水平ラインを引いている．通常はV1からV3までを頸部血管エコー検査として行い，V4に関してはTC-CFI検査として行う．頸部血管エコー検査における椎骨動脈血流測定は，V2で行うことが勧められている．

2．描出法

1）脳底動脈の描出率と探触子の選択

　頭蓋骨底部にある各血管や脊髄の通り道である大後頭孔（直径約3cm）を通して頭蓋内の椎骨動脈 – 脳底動脈（とくに近位部）を描出でき，側頭骨とは違い骨の影響を受けないため描出率はよい．自験例TC-CFI連続300例（男：女混合185：115，18〜96歳，平均年齢65歳）の検討における各血管描出率は，頭蓋内椎骨動脈100%，脳底動脈99.7%であり，年齢や性差の影響は受けない[4]．若干の個人差はあるが，一般的に脳底動脈までは約8cmと距離があるため[1]，探触子は心エコー検査で使用する低周波セクタ型探触子で周波数は2.5MHz以下が望ましい．

2）大後頭孔窓アプローチ部位を知る

　大後頭孔窓の第一アプローチとしては，被検者の首を前傾させ，外後頭隆起（後頭部の骨の凸部）（図3-20）と，頸椎棘突起（後頭部の骨の凸部）との中点付近．探触子は中央ではなく，左右どちらかに寄せて，頭頂部を狙うようにスキャンする（図3-21）．

　筆者らは，右側外後頭隆起部分に探触子を当て（アプローチ上，右がやりやすいため），中央方向（図3-20矢印）へスライドしてターゲット（大後頭孔）を探している．

3）椎骨脳底動脈の血流描出におけるメルクマールと探触子走査を知る

　脳底動脈は，延髄 – 橋移行部レベルで左右の椎骨動脈が合流して形成される．大後頭孔がきれいに描出されたら，次に探すメルクマールは延髄である．大後頭孔の中央部で，低輝度で円形にみえているのが延髄である（図3-22）．この延髄の外側に両側椎骨動脈がプローブから遠ざかる方向に描出され，その末梢で合流し脳底動脈の起始部（図3-18b）となる．プローブが後頭部の中心に向かうほど延髄が死角となり，合流部（Y字状）が上手く描出できない場合があるので，前項でも記載したように左右どちらかにずらした方がきれいに合流部をとらえることが多い．また，探触子走査テクニックとしては，ゆっくりとチルトスキャンをし，できるだけ椎骨脳底動脈

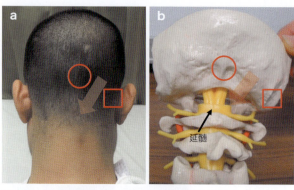
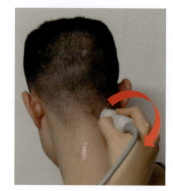

図 3-20 外後頭隆起（○印）と乳様突起（□印）
　a：外後頭隆起と乳様突起の間に探触子をおき，中央方向へ探触子を滑らせていき（⇩），きれいに大後頭孔窓が丸く描出されるようにする．
　b：後頭部より観察した模型．

図 3-21 チルトスキャン（傾斜スキャン）
　探触子をチルトスキャンしながら，大後頭孔が丸くなるように描出する．

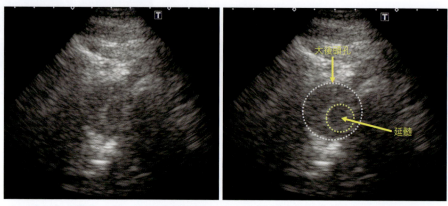

図 3-22 大後頭孔と延髄（大後頭孔窓アプローチ）

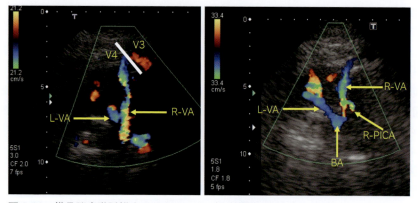

図 3-23 椎骨脳底動脈描出のテクニック（大後頭孔窓アプローチ）
　L-VA：左椎骨動脈，R-VA：右椎骨動脈，BA：脳底動脈，R-PICA：右後下小脳動脈．

を長く連続して描出する（図 3-23）．

（鮎川宏之）

7 椎骨脳底動脈評価方法

本項では，平衡機能に関連の深い，頭蓋内椎骨脳底動脈系の狭窄性病変や，閉塞病変の評価について述べる．

1. 頭蓋内椎骨動脈病変

椎骨動脈は椎体内を上行するため，頚部の屈曲，伸展や回旋運動に際し，変形した骨棘や靭帯などで外部から圧迫を受けて内腔が狭窄または閉塞し，特に対側の椎骨動脈の形成不全や閉塞が存在する場合には一過性脳虚血を生じやすい．

頭蓋外椎骨動脈の血流速度を測定することで，後下小脳動脈前閉塞や，後下小脳動脈後閉塞など，頭蓋内椎骨動脈の閉塞を推測することができるが，実際に頭蓋内椎骨動脈血流や脳底動脈血流を測定することにより，閉塞や狭窄の詳細な情報や，血流方向などの情報が得られる．めまいや運動失調をきたした場合や，脳梗塞急性期の診断において非常に重要である．

1）頭蓋内椎骨動脈狭窄の評価方法

椎骨動脈の動脈硬化性病変は，起始部と後下小脳動脈後から脳底動脈合流手前が好発部位といわれており，狭窄部の診断は，最高血流速度の上昇をもって行う（**図3-24**）．確立された診断基準がないのが現状であるが，TC-CFIと血管造影検査の比較（**表3-3**）による狭窄診断のカットオフ値が示されている[9]．

2）頭蓋内椎骨動脈閉塞の評価方法

頭蓋内椎骨動脈閉塞の場合，閉塞近位部における椎骨動脈血流速度は低下する．特に後下小脳動脈より近位で閉塞した場合，椎骨動脈血流速度の低下は著しい[14]．また，対側椎骨動脈から流入する逆行性の血流が観察されることからも，閉塞と診断することができる．

まれではあるが，両側椎骨動脈が閉塞した場合は，上記所見に加えて脳底動脈近位部閉塞と同

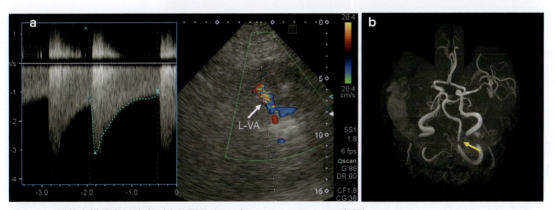

図 3-24 頭蓋内椎骨動脈狭窄（大後頭孔窓アプローチ，p.79〜80 参照）
　頭蓋内左椎骨動脈血流速度は 300cm/sec 以上と高速血流を呈しており，狭窄が疑われる（a）．同部位はMRAにても狭窄所見を示している（b，矢印）．L-VA：左椎骨動脈．
　注：エコー画像とMRA画像は，前後と左右が逆表示となる．

表 3-3　TC-CFI と脳血管造影の比較[9]

	TC-CFI		血管造影
	PSVカットオフ値	N数	平均狭窄率（％）
椎骨動脈（≧50％狭窄の有無）	≧120cm/sec	3	69 ± 14（55〜84）
椎骨動脈（＜50％狭窄の有無）	≧90cm/sec	5	32 ± 6（25〜39）

表 3-4　TC-CFI と脳血管造影の比較[9]

	TC-CFI		血管造影
	PSV カットオフ値	N 数	平均狭窄率（%）
脳底動脈（≧ 50％狭窄の有無）	≧ 140cm/sec	3	67 ± 14（53 〜 85）
脳底動脈（＜ 50％狭窄の有無）	≧ 100cm/sec	4	33 ± 4（29 〜 37）

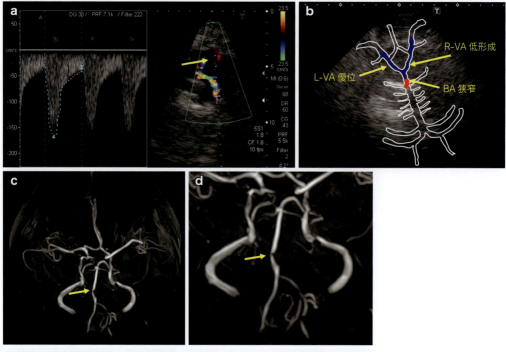

図 3-25　脳底動脈病変（大後頭孔窓アプローチ，p.13 〜 14 参照）
　脳底動脈近位部の血流速度は 170cm/sec 程度と上昇している（a）．同部位は MRA（c, d）にて狭窄所見を示している（矢印）．
　BA：脳底動脈，VA：椎骨動脈，L：左側，R：右側．
　注：エコー画像と MRA 画像は，前後と左右が逆表示となる．

様に脳底動脈の逆流がみられたり，前脊椎動脈を介する側副血行路がみられることがある[15]．

2. 脳底動脈病変

1）狭窄の評価方法

　椎骨動脈狭窄の評価と同様に確立された診断基準がないのが現状であるが，TC-CFI による脳底動脈≧ 50％狭窄の診断基準を収縮期血流速度（PSV）≧ 140cm/sec，＜ 50％狭窄を PSV ≧ 100cm/sec とした場合，それぞれを検出する感度，特異度，陽性的中率，陰性検出率はすべて 100％であったという報告がある．しかしながら，造影剤なしの TC-CFI 検査での脳底動脈検出率は十分とはいえず，造影剤を併用した場合を含めさらなる検討が必要である[1]と明記されている（表 3-4，図 3-25）．

2）閉塞の評価方法

　脳底動脈全長にわたる閉塞例では，脳底動脈の血流信号が検出されない．脳底動脈近位部閉塞では，内頸動脈から後大脳動脈を介する側副血行路が発達し，閉塞遠位部で逆行性血流がみられる．脳底動脈遠位部閉塞例では，閉塞より近位部で順行性低血流信号を認めるが，低流速である[15]（図 3-26）．

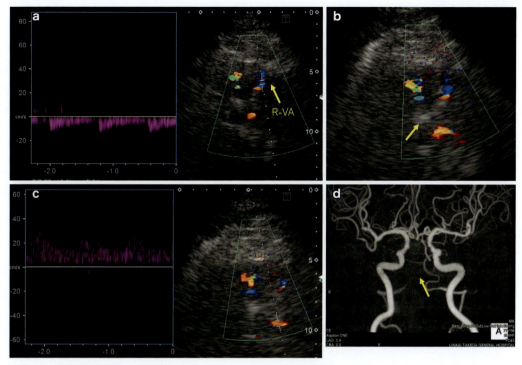

図 3-26　脳底動脈閉塞（大後頭孔窓アプローチ，p.13〜14 参照）
　a：右椎骨動脈（R-VA）は遠位部で閉塞のため，最高血流速度 15cm/sec 程度と低流速となっている．
　b，c：脳底動脈は近位部閉塞のため，遠位部で逆行性血流あり．
　d：CTA にて同様の所見を呈していた（b，d の矢印は脳底動脈の閉塞部位）．

 ワンポイントアドバイス　　Bow hunter 症候群

　Bow hunter 症候群では，頸部の回旋方向と圧迫血管が同側の症例や，両側性に圧迫が出現する症例があることが知られている．頸部回旋方向と同側椎骨動脈の血流変化を頸部血管エコーで評価することは困難であるが，TC-CFI では頸部回旋動作の影響を受けずに血管信号が描出できる．また，角度補正もできるため，目的血管の血流の変化が絶対値として評価できる[16]．

 ひとくちメモ　　鎖骨下動脈盗血症候群（subclavian steal syndrome）

　鎖骨下動脈の椎骨動脈分岐より近位部に高度狭窄または閉塞があって，健側の椎骨動脈からの血流で脳底動脈循環と患側椎骨動脈から患側の上肢の血流を補っている状態の時に，患側上肢の運動時，患側上肢への血流が増えるために脳底動脈循環への血流が減り，脳底動脈循環不全症状が生ずる場合を鎖骨下動脈盗血症候群という．鎖骨下動脈閉塞の原因は，ほとんど動脈硬化である[17]．

ひとくちメモ　　椎骨脳底動脈系の側副血行路

　椎骨脳底動脈系は側副血行路が豊富であることが特徴である．椎骨動脈は左右 2 本あるため片方が閉塞しても対側から血流を補うことができる．脳底動脈が閉塞した場合は，上小脳動脈や前下小脳動脈あるいは後下小脳動脈の回旋枝を介する経路が側副血行路として働いたり，後交通動脈から後大脳動脈へ血流が流入し逆行性に脳底動脈や上小脳動脈へ灌流される[18]．TC-CFI を用いて椎骨脳底動脈の狭窄や閉塞の診断に加え，血流方向や血流速度の評価をすることによって，側副血行路の発達が豊富であるかなどの予測もすることができる．

（清水　舞・鮎川宏之）

8 微小栓子シグナル（HITS/MES）の検出

1. 微小栓子シグナル（HITS/MES）とは

1990年Spencerらが，経頭蓋ドプラ（TCD）を用いて初めて固形物よりなる微小栓子の検出を報告した[22]．微小栓子シグナルは microembolic signals（MES），audiovisual（聴覚視覚的）な特徴から high intensity transient signals（HITS）と略されることが多く，以下HITS/MESと表記する．

2. 重要なガイドライン

検査条件に関してConcensus Meetingが開かれ[19]，その後International Consensus Group[20]から指針が示された．国内では日本脳神経超音波学会から，微小栓子シグナル（HITS/MES）検出のガイドライン（案）[21]が発表された．

3. 解剖

超音波が頭蓋内へと入りやすいwindowとよばれるルートがあり，経側頭骨窓ルート（transtemporal window）からは，同側内頸動脈遠位端および中大脳動脈，前大脳動脈，後大脳動脈からのHITS/MESを検出可能である．

4. 検査対象となる患者

脳梗塞・一過性脳虚血発作，内頸動脈狭窄，深部静脈血栓が確認され奇異性脳塞栓症が疑われるも経食道心エコーがためらわれる場合の右左シャント検索，頸動脈内膜切除術・頸動脈ステント留置術などの術中モニタリング．

5. 使用する探触子，検査の流れ，正常値，装置条件設定

通常の超音波診断装置とは異なる専用のTCD装置の2 MHz探触子を使用する．HITS/MESの検出では，temporal windowから中大脳動脈をモニタリングするのが一般的だが，他の血管からも検出可能である．できれば両側中大脳動脈を30分間モニタリングする．あらかじめ被検者に，頭を大きく動かさないこと，しゃべらないことなどを説明しておく．正常者ではHITS/MESは検出されない．

超音波ビームで血管を十分カバーするため，サンプルボリュームを大きくした方がよさそうだが，サンプルボリュームが大きくなると血流からの信号も大きくなり，HITS/MESが逆に検出しづらくなる．血流波形を探索する際は，サンプルボリュームを大きくしても構わないが，モニタリングを開始する前に，サンプルボリュームは小さく，ゲインを下げて，血流波形がかろうじてみえる程度に調整する．

6. 評価項目

モニタリングの深度，モニタリング中の血流波形記録の安定性，HITS/MESの有無・時刻，

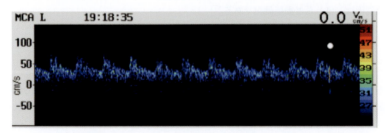

図3-27　左内頸動脈狭窄を伴う症例の左中大脳動脈から検出された典型的なHITS/MES（白点）

ドプラ血流速波形では，バックグラウンドの血流波形が青色主体の弱い信号として表示されている．血流波形と同じく探触子に近づく向きである基線上側に一方向性で短時間持続する赤色主体の高輝度信号を認める．

体動・嚥下・発声・いびきなどによるアーチファクトの有無および時刻，モニタリングの開始および終了時刻．

7. 診断基準

典型的な HITS/MES の特徴は，①ドプラ血流速波形上一方向性の（ドプラ血流速波形上速度0を表す基線の上側あるいは下側に限局した），短時間（100msec 以下）持続する，狭帯域の（信号が存在する周波数域＜速度域＞が狭い）高輝度信号（図 3-27），②「ぴゅっ」というような特徴的な可聴音である Chirp 音を伴うこと，③高速フーリエ変換（FFT）をする前の raw Doppler display（time domain display）では，周波数および振幅が緩やかに変化する正弦波に近い波形として表れること（図 3-28），④モニタリングしている血管に 2 つのサンプルボリュームを設定する dual gate approach を用いれば，2 つのサンプルボリューム間で時間差をおいて出現すること，である．

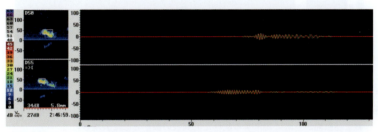

図 3-28 ファントム装置へ注入した微小気泡より検出された HITS/MES
dual gate approach が用いられており，左のコラムは高時間分解能のドプラ血流速波形，右のコラムは raw Doppler display で各々 150 msec を拡大表現している．下側は近位のチャンネル，上側は遠位のチャンネルを示している．raw Doppler display 上 HITS/MES は，周波数および振幅が緩やかに変化する正弦波に近い波形として表現されている．raw Doppler display 上 HITS/MES は，はじめ近位のチャンネル，続いて遠位のチャンネルに出現している．

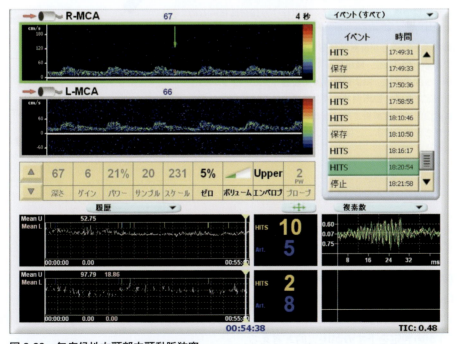

図 3-29 無症候性右頸部内頸動脈狭窄
右中大脳動脈（R-MCA）から検出された HITS/MES．

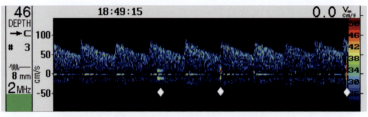

図 3-30　典型的なアーチファクトからの信号（白四角）
　　両方向性に出現する，最強点が基線近くの低速度域にある信号が 3 つ出現している．1 つ目は話し声，残りは体動により生じたものである．

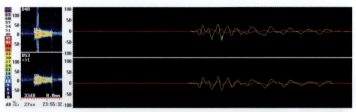

図 3-31　プローブを軽くたたくことにより生じさせたアーチファクトからの信号
　　dual gate approach が用いられており，左コラムの高時間分解能のドプラスペクトラム上，両方向性に出現する，最強点が基線近くの低速度域にある，持続時間が長い信号であり，右コラムの raw Doppler display では，周波数および振幅が急激に変化する乱れた低周波の波形として表現されている．

ひとくちメモ　　HITS/MES 検出の原理

ドプラ血流速波形には，速度情報のみでなく反射した超音波の強度に関する情報も含まれている．流血中の微小栓子が周囲の赤血球より十分大きく，かつ周囲の血液と異なる音響インピーダンスをもつ物質で構成されていれば，微小栓子が超音波ビームのサンプルボリュームを通過する短時間のみ，血流からの信号よりもきわめて大きな信号が反射されるというのが HITS/MES 検出の原理である（図 3-32）．微小栓子から反射される超音波は，その大きさ，表面の性状，および血液との音響インピーダンスの差によって決定される．臨床例では微小栓子には不確定要素が多く，原理的には信号の強度解析または周波数解析から塞栓の構成物質および大きさを決定することはできない．

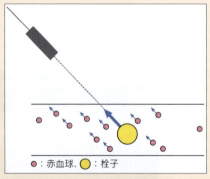

図 3-32　HITS/MES 検出の原理
　　赤血球より十分大きく，血液と異なる音響インピーダンスからなる栓子が，超音波ビームのサンプルボリュームを通過する短時間のみ，きわめて大きな信号が反射され，HITS/MES として検出される．

　真の HITS/MES をアーチファクトから鑑別することはしばしば困難である．HITS/MES 検出のゴールドスタンダードは，熟練者による判定であるとされており，検査法普及の妨げにもなっている．自動検出装置によりスクリーニングし，その後ドプラ血流波形を再生し，HITS/MES かどうかの判定を下すのが現実的と考える．

> **ワンポイントアドバイス　　HITS/MES 検出のコツ**
>
> 日本人では頬骨弓上方で耳介のすぐ前方の狭い範囲にしか temporal window が存在しないことが多い（図3-33 ①）．そのため，ここから垂直に探触子を当てると，後大脳動脈を誤って中大脳動脈と検出してしまうことがある．中大脳動脈を検出するには，探触子を被検者の前上方に向ける必要がある（図3-34）．
>
> 　一般に，脳梗塞例における HITS/MES の出現頻度は少なく，また人工弁置換術後に検出される cavitation bubble（気泡）からなる HITS/MES と比較して信号強度は小さく，しばしば検出が困難である．出現頻度が高い人工弁置換術後例で HITS/MES の特徴を把握してから，脳梗塞例の検出に移るのがよい．あるいは，右左シャントがすでに経食道心エコーで確認された例においてコントラストエコー法の施行直後，あるいは頸動脈ステント留置術中には，多数の気泡による HITS/MES を中大脳動脈から検出可能であり，これらにより検査法に習熟することも可能である．
>
>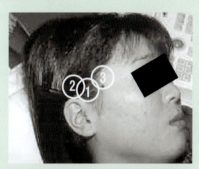
> **図3-33　temporal window の位置**
> 　日本人では，頬骨弓上方で耳介のすぐ前方（①）の狭い範囲にしか temporal window が存在しないことが多い．①で検出できない場合は，次にやや上方（②）で試み，最後に①のやや前方で行うとよい（③）．
>
>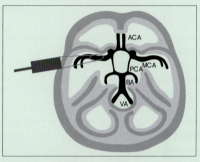
> **図3-34　頭蓋内主幹動脈と temporal window の関係**
> 　頬骨弓上方で耳介のすぐ前方から中大脳動脈（MCA）を検出するには，探触子を被検者の前上方に向ける必要がある．
> 　ACA：前大脳動脈，PCA：後大脳動脈，BA：脳底動脈，VA：椎骨動脈．

8. 代表的疾患

　無症候性右頸部内頸動脈狭窄の右中大脳動脈から検出された HITS/MES を示す（図3-29）．

9. アーチファクトの特徴

　典型的なアーチファクトの特徴は，①両方向性の出現（ドプラ血流波形上速度0を表す基線の上側と下側両方に同時に広がる），②最強点が基線近くの低速度域にある持続時間が長い信号（図3-30），③raw Doppler display 上周波数および振幅が急激に変化する部分を含み正弦波と比較すると乱れた低周波の波形，などである（図3-31）．

（古井英介）

■参考文献

1) 日本脳神経超音波学会・栓子検出と治療学会合同ガイドライン作成委員会：頭蓋内超音波検査ガイドライン．*Neurosonology*，19（3）：113〜131，2006．
2) 濱口浩敏：頭蓋内椎骨動脈，脳底動脈．画像を読み解け　血管エコー典型画像集（松尾　汎監修）．*Vascular Lab*別冊，メディカ出版，24〜28，2014．
3) 濱口浩敏，西上和宏編集：超音波検査テクニックマスター〜頭部，頸部，胸部，上肢編〜（松尾　汎監修）．*Vascular Lab*増刊，2012．
4) 鮎川宏之：経頭蓋カラードプラ法（TCCD）の基本手順とコツ（側頭骨窓アプローチ）．超音波検査テクニックマスター〜頭部・頸部・胸部・上肢編〜（松尾　汎監修）．*Vascular Lab*増刊，14〜21，2012．
5) 濱口浩敏：中大脳動脈，前大脳動脈，後大脳動脈．画像を読み解け　血管エコー典型画像集（松尾　汎監修）．*Vascular Lab*別冊，18〜23，2014．
6) 塩貝敏之：経頭蓋カラードプラ法．脳神経超音波マニュアル．*Neurosonology*，48〜53，2006．

7) Kimura, K., Yasaka, M., Wada, K., et al. : Diagnosis of Middle Cerebral Artery Stenosis by Transcranial Color-Coded Real-Time Sonography. *Am. J. Neuroradiol.*, 19：1893〜1896, 1998.
8) Ogata, T., Kimura, K., Nakajima, M., et al. : Diagnosis of middle cerebral artery occlusive lesions with contrast-enhanced transcranial color-coded real-time sonography in acute stroke. *Neuroradiology,* 47：256〜262, 2005.
9) Baumgartner, R.W., Mattle, H.P., Schroth, G. : Assessment of ≧50% and ＜50% Intracranial Stenosis by Transcranial Color-Coded Duplex Sonography. *Stroke,* 30：87〜92, 1999.
10) Ogata, T., Kimura, K., Nakajima, M., et al. : Transcranial Color-Coded Real-Time Sonographic Criteria for Occlusion of the Middle Cerebral Artery in Acute Ischemic Stroke. *Am. J. Neuroradiol.*, 25：1680〜1684, 2004.
11) 藤本　茂, 平井優子, 井上　亨, 他：浅側頭動脈duplex超音波検査を用いた浅側頭動脈-中大脳動脈吻合術後早期の脳血流回復の評価. 脳神経外科ジャーナル, 13 (7)：501〜507, 2004.
12) 日本脳神経超音波学会・栓子検出と治療学会合同ガイドライン作成委員会. 頭蓋内超音波ガイドライン（補遺）. *Neurosonology,* 20 (1)：11〜12, 2007.
13) 藤本　茂, 井上　亨, 豊田一則, 他：経頭蓋カラードプラによる過灌流症候群の早期診断. *Neurosonology,* 17 (2)：72〜75, 2004.
14) Kimura, K., et al. : Ultrasonic evaluation of vertebral artery to detect vertebrobasilar axis occlusion. *Stroke,* 25：1006〜1009, 1994.
15) Cantu, C., et al. : Evaluation of the basilar artery flow by transcranial Doppler ultrasonography. *Cerebrovasc. Dis.*, 2：372〜377, 1992.
16) 永沢　光, 他：大後頭窓からの経頭蓋カラードプラが診断に有用であったbow hunter症候群の1例. *Neurosonology,* 24 (1)：7〜11, 2011.
17) Guidelines for management of peripheral arterial occlusive diseases (JCS 2009). 1552〜1553, 2009.
18) 髙嶋修太郎：椎骨脳底動脈循環不全症. 神経内科, 72 (6)：603〜607, 2010.
19) Consensus Committee of the Ninth International Cerebral Hemodynamic Symposium : Basic identification criteria of Doppler microembolic signals. *Stroke,* 26：1123, 1995.
20) Consensus on microembolus detection by TCD. International Consensus Group on Microembolus Detection. *Stroke,* 29：725〜729, 1998.
21) 日本脳神経超音波学会, 日本栓子検出と治療研究会合同微小栓子シグナル共有化標準委員会. 微小栓子シグナル（HITS/MES）検出ガイドライン（案）2003. *Neurosonology,* 16：168〜170, 2003.
22) Spencer, M.P., et al. : Detection of middle cerebral artery emboli during carotid endarterectomy using transcranial Doppler ultrasonography. *Stroke,* 21：415〜423, 1990.

第4章 上肢動脈

① 要旨

1. 対象となる代表的疾患
①閉塞性動脈硬化症，急性動脈閉塞症などの閉塞性疾患
②高安動脈炎やBuerger病などの血管炎症候群
③胸郭出口症候群，大動脈解離などの中枢側病変
④仮性動脈瘤や動静脈瘻などの医原性疾患

2. 重要なガイドライン
①超音波による大動脈・末梢動脈病変の標準的評価法（日本超音波医学会編）
②血管炎症候群の診療ガイドライン（日本循環器学会編）
③末梢動脈疾患ガイドライン（日本循環器学会編）

3. 対象となる患者
①上肢末梢の冷感やレイノー症状，指先の潰瘍や脈拍減弱
②上腕血圧に左右差がある症例
③運動や特定の体位による上肢のしびれや冷感などを訴える症例
④拍動性腫瘤を認める症例（動脈瘤や血管蛇行の鑑別）
⑤カテーテル治療前の血管性状や走行の評価，カテーテル治療後に発生する医原性疾患の評価
⑥仮性動脈瘤における治療目的（圧迫による交通血流の途絶評価や血栓化）

4. 探触子
①上肢動脈の検索：中心周波数7.5～10MHzリニア型探触子
②鎖骨下動脈から腋窩動脈の検索：中心周波数7.5～10MHzリニア型探触子，中心周波数3～5MHzマイクロコンベックス型探触子，中心周波数2.5～5MHzセクタ型探触子．

5. 評価項目
①断層法：血管径や血管壁および血管内腔の性状，瘤形成の有無など
②カラードプラ法：折り返し現象や異常血流の有無，血流の途絶など
③血流速度波形：計測項目として，収縮期最高血流速度（peak systolic velocity：PSV），拡張末期血流速度（end-diastolic velocity：EDV），PSV/EDV比（SD ratio），抵抗係数（resistance index：RI），拍動係数（pulsatility index：PI），収縮期加速時間（acceleration time：AT），狭窄前と狭窄直後のPSVの比（peak systolic velocity ratio：PSVR）
他に，血流波形パターン（p.176, 図8-1を参照）．

6. 診断基準
①PSVは150cm/sec以上を有意狭窄とする．
②PSVRは2.0以上を有意狭窄とする．
③ATが100msec以上の場合は，計測部よりも中枢側に有意狭窄の存在を疑う．

（寺澤史明）

❷ 解剖・生理

　通常，大動脈弓から腕頭動脈，左総頚動脈，左鎖骨下動脈が分枝する．上肢動脈の走行を**図4-1**に示す．

（1）腕頭動脈（brachiocephalic trunk）
　大動脈弓から最初に分枝する最も大きい血管で，右総頚動脈と右鎖骨下動脈に分岐する．

（2）左総頚動脈（left common carotid artery）
　大動脈弓から2番目に分枝する血管．腕頭動脈左側やや後方で起こる．

（3）鎖骨下動脈（subclavian artery）
　右鎖骨下動脈は腕頭動脈から，左鎖骨下動脈は左総頚動脈の遠位側で直接大動脈弓部から分枝する．左右の鎖骨下動脈は異なった起始をもつが，その後の走行は同じで，左右ともに第1肋骨外側縁までをいう．

（4）腋窩動脈（axillary artery）
　鎖骨下動脈から連続する動脈幹で，第1肋骨外側縁から始まり，小胸筋の背側を通って大円筋の下縁で終わる．

（5）上腕動脈（brachial artery）
　腋窩動脈から連続する動脈で，上腕へ分布する動脈の本幹．大円筋の下縁から肘窩の橈骨頸の高さまでをいい，二頭筋腱膜下で，橈骨動脈と尺骨動脈に分かれる．

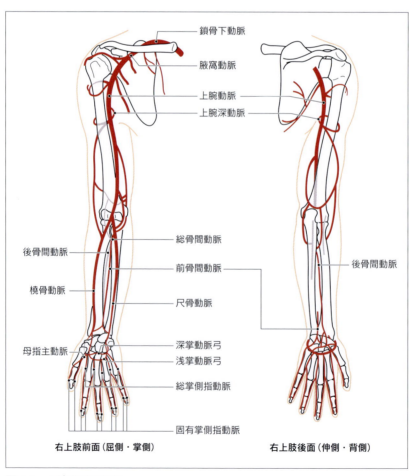

図4-1　上肢動脈の解剖

(6) 上腕深動脈 (deep brachial artery)

上腕動脈から分枝する最大の枝で，最上位で分枝する．大円筋の下縁で上腕動脈の後内側から分枝し，橈骨神経に伴走しながら上腕骨体の後ろに回り込み，上腕三頭筋内側頭と外側頭の間を通る．

(7) 橈骨動脈 (radial artery)

橈骨動脈は，肘窩の正中と橈骨茎状突起のすぐ内側を結ぶ位置を走行し，手掌で深掌動脈弓と浅掌枝とに分岐する．

(8) 尺骨動脈 (ulnar artery)

尺骨動脈は肘窩と尺骨茎状突起とを結ぶ緩い弓状線に一致して走行し，手掌で浅掌動脈弓と深掌枝とに分岐する．

(9) 総骨間動脈 (common interosseous artery)

肘窩の下部で尺骨動脈から分枝し，前骨間動脈と後骨間動脈に分岐する．

(10) 手掌の動脈

①深掌動脈弓 (deep palmar arch)

橈骨動脈の終枝と尺骨動脈の深掌枝で形成される．深掌動脈弓はほぼ橈骨動脈によって形成され，2本の掌側中手動脈と1本の母指主動脈を送る．

②浅掌動脈弓 (superficial palmar arch)

尺骨動脈の終枝と橈骨動脈の浅掌枝で形成される．浅掌動脈弓からは3本の総掌側指動脈が分枝し，一対の固有掌側指動脈に分かれ，第2〜第4指の両側に沿って走行する．

(中森理江)

❸ 検査対象

上肢動脈超音波検査の目的は，大きく3つに分けられる．血管疾患，バスキュラーアクセス (vascular access：VA)，そして医原性合併症の評価である (VAに関してはp.207参照)．

上肢動脈の主な閉塞性疾患とその特徴を**表4-1**に示す．多くが下肢でもみられる疾患だが，上肢特有の疾患に胸郭出口症候群 (thoracic outlet syndrome：TOS) がある．TOSは胸郭出口による圧迫障害部位により，神経性，静脈性，動脈性の3型に分けられ，神経性が最も多く動脈性は少ない．上肢動脈は，狭窄や閉塞を生じても側副血行路が豊富に発達するので症状が出る

表4-1 主な上肢動脈の閉塞性疾患とその特徴 [2〜5]

疾患名	好発年齢，性別	好発部位	危険因子，予後規定因子	臨床症状
急性動脈閉塞症	50歳以上の高齢	上腕動脈	高齢，心房細動，心内血栓	脈の消失や減弱，冷感，疼痛
閉塞性動脈硬化症	50歳以上の高齢男性	鎖骨下動脈	喫煙，糖尿病，高血圧，脂質異常症など	めまいや失神発作，上肢の疼痛，疲労感，しびれや冷感，血圧左右差
閉塞性血栓血管炎 (Buerger病)	50歳以下の喫煙歴のある男性	肘関節より末梢	喫煙	冷感，しびれ感，レイノー現象，疼痛，潰瘍，壊疽，血圧左右差
高安動脈炎	若年の女性	鎖骨下動脈	高血圧，異型大動脈狭窄，大動脈閉鎖不全症，腎動脈病変など	脈の欠損，血圧左右差，易疲労感，冷感，しびれ感
Behçet病 (動脈病変)	20〜40歳の男性	中〜小動脈	動脈瘤の合併	冷感，疼痛，チアノーゼ
胸郭出口症候群 (動脈性)	特になし	鎖骨下動脈	頸肋，第1肋骨異常，なで肩の女性，重い荷物をもつ職種 過外転肢位をとることが多い職種	上肢痛，レイノー現象

ことが少ないといわれており，血圧の左右差をきっかけに検査依頼されることが多い．

　医原性合併症の評価にも超音波検査はきわめて有用である．心血管カテーテル検査は橈骨動脈や上腕動脈のアプローチが多い．穿刺部の合併症には皮下血腫，拍動性腫瘤を形成する仮性動脈瘤，連続性雑音が聴取される動静脈瘻や穿刺部以下の動脈拍動の消失や減弱，冷感や疼痛が出現する急性動脈閉塞などがある[6]．また，合併症を未然に防ぐために，橈骨動脈や上腕動脈の血管径，狭窄，蛇行などを事前に評価することも重要である．

（横山典子）

❹ 検査の流れ・描出法

1. 使用する探触子

　通常，中心周波数が7.5〜10MHz程度のリニア型探触子を用いる．大動脈弓部から分岐する腕頭動脈や鎖骨下動脈起始部の描出には，3〜5MHz程度のマイクロコンベックス型探触子や，2.5〜5MHz程度のセクタ型探触子を用いるのも有用である（表1-2, p.12）．

2. 描出方法

　動脈拍動を触知できる肘部の上腕動脈もしくは手関節部の橈骨動脈および尺骨動脈からリニア型探触子で横断走査にてアプローチすると，動脈とそれに伴走する2本の静脈が描出される（図4-2）．画面の表示方法に決まりはないが，本項では日本超音波医学会ガイドライン[7]が推奨する表示方法で行う（ひとくちメモ）．上腕動脈および橈骨動脈，尺骨動脈の横断像は，画面の右が被検者の左，つまり足側から見上げた画像となるように表示し，縦断像は画面の右が末梢側となるように表示する（図4-3〜4-5）．鎖骨下動脈や腋窩動脈は，鎖骨上部または下部からアプロー

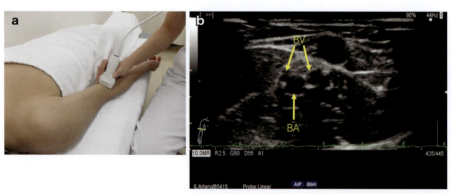

図4-2　上腕動脈のアプローチ
　肘部の動脈拍動を触知できる場所をリニア型探触子で横断走査すると，上腕動脈（BA）とそれに伴走する2本の静脈（BV）が描出される．手関節部の橈骨動脈および尺骨動脈も同様である．
　a：上腕動脈アプローチ．
　b：上腕動脈横断像（ダイナミックレンジ55，フレームレート44）．

> **ひとくちメモ　　画像の表示方法**
>
> 　日本超音波医学会のガイドラインの推奨する表示方法を，上腕動脈を例に示す．断層像は被検者の右側，および尾側（足側）から眺めた像で表示する．カラードプラ法は原則的には探触子に向かう血流を赤色，遠ざかる血流を青色とする．パルスドプラ法の血流波形表示は探触子に向かう血流を基線より上向き，遠ざかる血流を下向きに表示する．ただし，いずれも画面に表示していればそのかぎりではない．

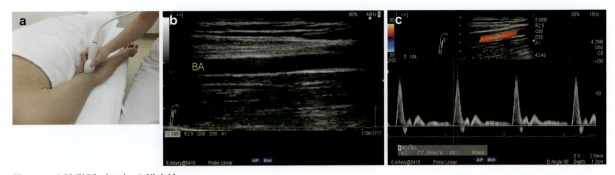

図 4-3　上腕動脈（BA）の描出法
　a：上腕動脈アプローチ，b：上腕動脈縦断像，c：上腕動脈血流波形．

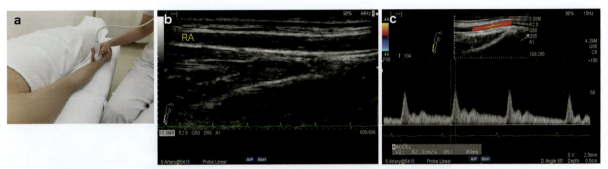

図 4-4　橈骨動脈（RA）の描出法
　a：橈骨動脈アプローチ，b：橈骨動脈縦断像，c：橈骨動脈血流波形．

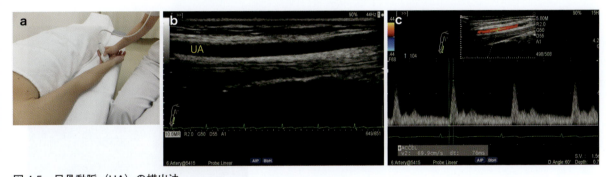

図 4-5　尺骨動脈（UA）の描出法
　a：尺骨動脈アプローチ，b：尺骨動脈縦断像，c：尺骨動脈血流波形．

チすると，動脈とそれに伴走する静脈が描出される．横断像は画面の右が患者の足側となるように表示し，縦断像は画面の右が患者の左，つまり足側から見上げた画像となるように表示する（図 4-6，4-7）．大動脈弓部から分岐する腕頭動脈や鎖骨下動脈起始部の描出は，マイクロコンベックス型探触子やセクタ型探触子を用いて，鎖骨上部もしくは胸骨上窩からアプローチすると描出可能である（図 4-8）．

3. 検査の流れ

　四肢の末梢動脈血流は，環境や体位により血行動態が大きく変化する場合がある．そのため，検査時は無駄な肌の露出は避け，患者とのコミュニケーションを図り，室温の調整などにも気を配る必要がある．上肢の血管超音波検査は，疑われる疾患や検査目的によって検査手順が異なるため，ここでは閉塞性疾患の検査手順について述べる．

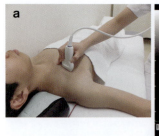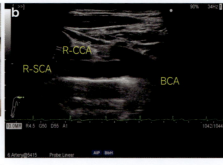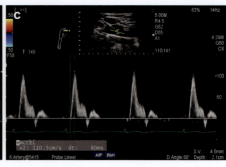

図 4-6　右鎖骨下動脈の描出法
　a：鎖骨下動脈アプローチ，b：鎖骨下動脈縦断像，c：鎖骨下動脈血流波形．
　BCA：腕頭動脈，R-CCA：右総頸動脈，R-SCA：右鎖骨下動脈．

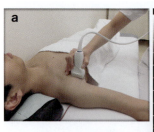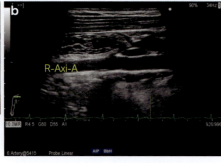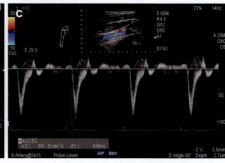

図 4-7　右腋窩動脈の描出法
　a：腋窩動脈アプローチ，b：腋窩動脈縦断像，c：腋窩動脈血流波形．
　R-Axi-A：右腋窩動脈．

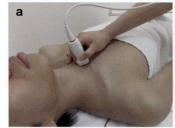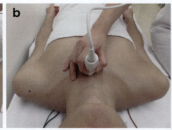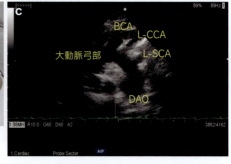

図 4-8　大動脈弓部から分岐する腕頭動脈（BCA），左総頸動脈（L-CCA），左鎖骨下動脈（L-SCA）の描出法
　大動脈弓部は胸骨上窩からアプローチし，bのように探触子をやや回転させると分岐血管を含めた全体像が描出できる．
　a：大動脈弓部アプローチ（側面から），b：大動脈弓部アプローチ（頭側から），c：大動脈弓部縦断像，DAO：下行大動脈．

　検査は基本的に仰臥位で行い，上腕動脈の血流波形をパルスドプラにて観察する．通常，血流波形は2〜3相性で，正常の収縮期最高血流速度（PSV）は 60〜80cm/sec，収縮期加速時間（AT）は 100msec 未満である[8]．上腕動脈血流が正常であれば，橈骨動脈および尺骨動脈の血流波形を観察する．橈骨動脈および尺骨動脈の血流波形は通常2〜3相性で，正常 PSV は 50〜60cm/sec，AT は 100msec 未満である．橈骨動脈もしくは尺骨動脈に血流低下や AT の延長を認めた場合は，上腕動脈までの前腕部を観察し，病変部を特定する．一方，上腕動脈に血流低下や AT の延長を認めた場合は中枢側の狭窄性病変が疑われるため，腋窩動脈や鎖骨下動脈の血流波形を観察し，病変部を特定する．狭窄病変であれば，加速血流を測定する．鎖骨下動脈狭窄は

第4章 上肢動脈

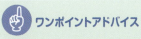
ワンポイントアドバイス　腕頭動脈および鎖骨下動脈起始部描出時の探触子選択

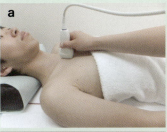
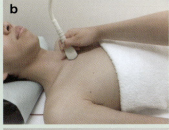
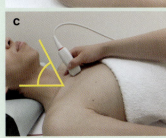
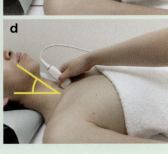

図 4-9　探触子選択
a：リニア型探触子では深部の描出が困難なことがある．b：マイクロコンベックス型探触子はカラードプラ感度がよく，狭窄部の描出に優れている．c：セクタ型探触子は深部の血管描出が可能．d：セクタ型探触子を傾けることにより，連続波ドプラでの加速血流測定が可能．

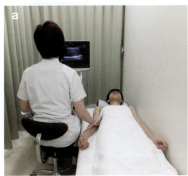
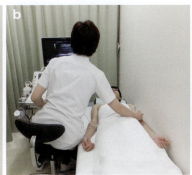
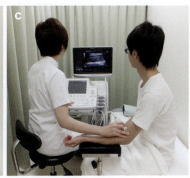

図 4-10　体位の工夫
a：仰臥位での右上肢のアプローチ．b：仰臥位での左上肢のアプローチは，安定した姿勢での検査が困難な場合がある．c：坐位で行うと検者の負担が少ない．

起始部に発生する場合が多いため，マイクロコンベックス型探触子やセクタ型探触子での観察が有用である[9]（ワンポイントアドバイス）．

日常臨床では，上肢収縮期血圧の左右差があるために超音波検査が依頼されることをしばしば経験する．左上肢に関しては，仰臥位で検査を行う際，患者の体幹部を乗り越えて検査を行わなければならず，安定した姿勢での検査が困難な場合がある．そのような時は，注射台を用いて坐位で検査を行うと，検者の負担が少なく簡便である[10]（図 4-10）．また，ベッドへの移動が困難な車椅子患者に対しても，坐位での検査は有用である．ただし，左右差を比べる時には同じ体位で行うのが基本である．

（須甲正章）

❺ 胸郭出口症候群

　1956 年，Peet らは斜角筋症候群，前斜角筋症候群，肋鎖圧迫症候群，鎖骨下筋症候群，第一肋骨症候群を包括し，胸郭出口症候群（thoracic outlet syndrome：TOS）と命名した[11]．胸郭出口症候群は，腕神経叢，鎖骨下動静脈または腋窩動静脈が周辺の骨や筋肉により圧迫や牽引されることで神経障害や血流障害が起こり，上肢のしびれや痛み，頸肩腕痛，血流障害や血栓症などを引き起こす疾患と定義される．

1. 解剖（図4-11）

　上肢の神経（腕神経叢）と鎖骨下動静脈は，胸郭から上肢へと走行する際，骨・筋肉・靱帯などにより形成される以下の隙間を走行している[12]．
　①斜角筋間三角（第一肋骨を底辺とし前斜角筋と中斜角筋がつくる三角部位）
　②肋骨鎖骨間隙（鎖骨および鎖骨下筋と第一肋骨との間隙：通常 8 〜 15mm の幅）
　③小胸筋背側（小胸筋の肩甲骨烏口突起停止部の後方）
　胸郭出口症候群は，上肢挙上，肩関節の外旋，頸椎伸展，上肢の過外転により上記部位が狭小となり発症する．

2. 検査対象となる患者

　胸郭出口症候群の発症年齢は 20 〜 30 歳代が多く，3 ないし 2：1 の割合で女性に多く認められ，特になで肩の女性や筋肉質な方がその構造上，本症候群を発症しやすいといわれている[13]．症状は痛み，しびれ，だるさが 3 大症候で，肩こり・肩甲部痛が多く，ときにチアノーゼ，蒼白が少数みられ，発汗異常やめまい，吐き気など自律神経症状を呈する例もみられる．また，静脈性胸郭出口症候群は上肢の静脈怒張や腫脹，しびれや疼痛，疲労感，チアノーゼなどにより発症し，代表的な疾患に Paget-Schroetter syndrome（原発性鎖骨下静脈血栓症）がある[13]．

3. 描出方法，検査の流れ

　通常は中心周波数 7.5 〜 10MHz リニア型探触子を用いるが，必要に応じて 6MHz 程度のコンベックス型探触子を用いる．また，鎖骨上からのアプローチでは，2.5 〜 5MHz セクタ型探触子を用いてもよい．
　①仰臥位
　・患側の鎖骨下動脈・静脈を描出し，内腔の狭小化や走行異常，血栓の有無を検索する．

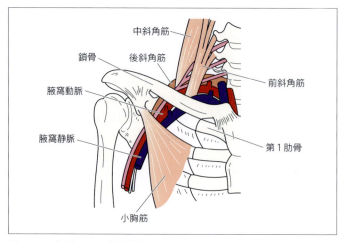

図 4-11　胸郭出口の解剖図

第4章 上肢動脈

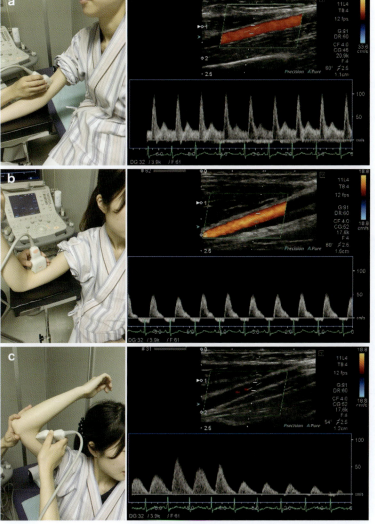

図4-12 胸郭出口症候群を疑う場合の上腕動脈血流評価
　被検者は，右上肢の挙上により右手指のしびれを感じ当院を受診した25歳女性．
　a：右上肢を下垂し安静状態の上腕動脈血流を観察し，三相性正常波を確認し最高血流速（PSV 101cm/sec）と収縮期加速時間（AT 75msec）を計測．
　b：ライトテストの姿勢（肩関節を外転外旋90°，肘関節を90°屈曲し，顔は健側を向く）で最高血流速の減弱を確認（PSV 52cm/sec）．
　c：さらに右上肢を挙上させると，上腕動脈血流は単相化し最高血流速は著しく減弱した．また，ATは安静時75msecから115msecへと延長を呈した．
　上肢の挙上や過外転によるストレスで，上腕動脈の血流パターンの変化および最高血流速減弱を確認したことから，胸郭出口症候群を疑った．

・鎖骨下動脈および上腕動脈の血流波形をパルスドプラにて観察，いずれも三相性の正常血流パターンを確認する．
　②坐位
・上肢をやや下垂し，負荷のない姿勢にて上腕動脈の血流波形をパルスドプラにて観察．
・症状の出現する姿勢またはライト・テスト（ひとくちメモ）の姿勢，さらに挙上した状態で上腕動脈の血流波形をパルスドプラにて観察，二相化や単相化など血流パターンの変化や最高血流速の減弱および収縮期加速時間（AT）の延長などを安静姿勢と対比して評価する（図4-12）．
　胸郭出口症候群は腕や頭部の体位変換により誘発されることが多く，本疾患に対する血管超音波検査は体位変換に応じてリアルタイムに血行動態を追跡できる点において有用であるが，偽陽性や血流の変化に乏しいケースもみられることから，個々の症例に応じた評価が必要である．

ひとくちメモ　胸郭出口症候群の各種診断テスト[12]

モーリー・テスト（Morley test） （図4-13）	鎖骨上窩で腕神経叢を指で圧迫すると，圧痛，前胸部への放散痛が生じる．斜角筋症候群で陽性．
アドソン・テスト（Adson test） （図4-14）	前斜角筋が緊張する頸椎の姿勢（疼痛側に頭部を頸椎伸展位で回旋）で深呼吸を行わせると鎖骨下動脈が圧迫され，橈骨動脈の脈拍が減弱あるいは停止する．
ライト・テスト（Wright test） （図4-15）	坐位で両肩関節を外転・外旋90°，肘90°屈曲位をとらせると橈骨動脈の脈拍が減弱する．肋骨鎖骨間隙での圧迫を疑う．
エデン・テスト（Eden test） （図4-16）	胸を張り，両肩を後下方に引くと橈骨動脈の脈拍が減弱あるいは停止すれば肋骨鎖骨間隙での圧迫を考える．
ルース・テスト（Roos test 3分間挙上負荷テスト）	ライト・テストの姿勢で両手指の屈伸を3分間行う．手指のしびれ，前腕のだるさのため持続ができず途中で上肢を降ろしてしまう．

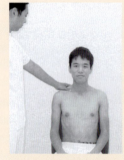
図4-13　モーリー・テスト

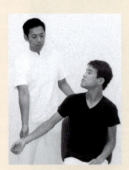
図4-14　アドソン・テスト

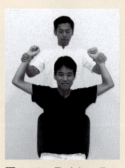
図4-15　ライト・テスト

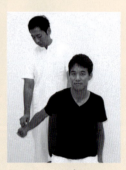
図4-16　エデン・テスト

（岡田豊治）

参考文献

1) 重松　宏，他：末梢閉塞性動脈疾患の治療ガイドライン．*Circulation Journal*, **73**（suppl Ⅲ）：1507～1569, 2009.
2) 尾崎承一，他：血管炎症候群の診断ガイドライン．*Circulation Journal*, **72**（suppl Ⅳ）：1253～1318, 2008.
3) 新見正則：血管ベーチェット病．脈管学，**49**：391～398, 2009.
4) 笹嶋唯博：胸郭出口症候群．呼吸，**29**（2）：167～171, 2010.
5) 佐藤　洋：カテーテル検査合併症に対するエコー法の有用性．心エコー，**5**（2）：154～161, 2004.
6) 日本超音波医学会用語・診断基準委員会，大動脈・末梢動脈超音波診断ガイドライン小委員会：超音波による大動脈・末梢動脈病変の標準的評価法．*Jpn. J. Med. Ultrasonics*, **41**（3）：405～414, 2014.
7) 佐藤　洋：上肢血管．診断につながる血管検査の基本テクニック．*Vascular Lab*, **8**（増刊）：33～41, 2011.
8) 三木　俊：上肢の動静脈のみかた．超音波検査テクニックマスター　頭部・頸部・胸部・上肢編．*Vascular Lab*, **9**（増刊）：252～257, 2012.
9) 髙橋亜希，他：上肢動脈（正常編）．*Vascular Lab*, **6**（6）：67～71, 2009.
10) Peet, R. M., et al.：Thoracic outlet syndrome：evaluation of a therapeutic exercise program. *Proc. Mayo Clin.*, **31**：281～287, 1956.
11) 坪田貞子：臨床ハンドセラピィ Our Hand Therapy Protocol．131～135, 文光堂, 2011.
12) 小谷敦志：胸郭出口症候群疑いでの検査依頼では，何をみたらよいのか．*Medical Technology*, **41**（13）：1505～1507, 2013.

第5章 血管内皮機能検査

❶ 要旨

1. **対象となる代表的疾患**
   ①脳梗塞，心筋梗塞，閉塞性動脈硬化症などの閉塞性動脈疾患
   ②高血圧症，脂質異常症，糖尿病，喫煙，肥満，膠原病，塩分過剰摂取などの生活習慣に関連する疾患

2. **重要なガイドライン**
   ①血管機能の非侵襲的評価法に関するガイドライン（日本循環器学会他）
   ②高血圧治療ガイドライン（日本高血圧治療ガイドライン作成委員会）

3. **対象となる患者**
   血管病変や動脈硬化性病変が疑われる患者．
   ①高血圧症，②冠動脈疾患，③脳血管疾患，④末梢血管疾患，⑤糖尿病，⑥脂質異常症，⑦慢性腎臓病，⑧肥満症，⑨心不全，⑩メタボリック・シンドローム．

4. **探触子**
   10〜13MHzの高周波リニア型探触子を使用した超音波診断装置，または血管内皮機能検査用専用装置を使用．

5. **評価項目**
   動脈硬化の初期病変としての血管内皮機能低下を評価するために，血流依存性血管拡張反応検査（FMD：flow mediated dilation）と，RH-PAT index（EndoPAT™）が用いられる．
   ・％FMD｛（最大拡張血管径－安静時血管径）／安静時血管径×100｝
   ・RH-PAT index（reactive hyperemia-peripheral arterial tonometry index）

6. **診断基準**
   ①％FMD：各種ガイドラインでは明確な基準値を規定していないが，6％以上を正常の目安とする報告がある．
   ②PAT index：症例数を増やして基準範囲を設定する必要があるが，1.67以下を要注意，2.10以上を正常の目安とする報告がある．

（久保田義則）

❷ 解剖・生理

1. **血管壁の構造**
   血管は，動脈・静脈とも内膜・中膜・外膜の3層で構成される（**図5-1**）．動脈は中膜が厚いことが特徴で，拍動性の血流と血圧に耐えられるよう厚く弾力がある．
   内膜：隙間なく並ぶ1層の内皮細胞層と，その外側の内弾性板と結合組織の層から構成される．
   中膜：弾力性のある弾性線維と平滑筋から構成されている．大動脈など心臓に近い太い動脈に

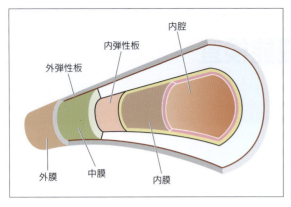

図 5-1 血管壁（動脈）の構造
内膜と中膜は内弾性板，中膜と外膜は外弾性板により隔てられ，内膜，中膜，外膜の3層構造を形成する．

表 5-1 血管内皮細胞が産生・媒介する多様な因子

役割・機能	血管制御因子
血管平滑筋の調節	一酸化炭素：NO（弛緩） プロスタサイクリンI_2：PGI_2（弛緩） エンドセリン：ET（収縮） アンギオテンシンⅡ：ANGⅡ（収縮）　など
抗凝固・線溶作用	トロンボモジュリン：TM 組織プラスミノゲン活性化因子：t-PA 一酸化炭素：NO（弛緩） プロスタサイクリンI_2：PGI_2（弛緩）　など
凝固・抗線溶作用	von Willebrand factor：VWF プラスミノゲン活性化抑制因子：PAI-1 組織因子：TF 血小板活性化因子：PAF　など
白血球の内皮付着	intercellular adhesion molecule-1：ICAM-1 vascular cell adhesion molecule-1：VCAM-1 セクレチン　など
酸化ストレスによる酸化	スーパーオキサイド 過酸化水素　など

　　は弾性線維が多く，弾性動脈とよばれ，末梢に向かい徐々に平滑筋細胞の比率が増え，筋性動脈と呼称が変わる．

　外膜：膠原線維，弾性線維および各種の線維細胞，末梢神経，血管（vasa vasorum）から構成される．

2. 血管壁の機能

　以前は内膜にある平滑筋の研究が重要視されていたのに対し，近年は，内膜を構成する血管内皮細胞から血管を弛緩させる物質が放出されていることが分かり，大きな注目を集めている（1998年にノーベル医学・生理学賞を受賞した画期的な発見である）．

　内皮細胞：血管を弛緩させる物質（内皮依存性血管弛緩因子）をはじめ，血管壁の機能・病変形成に大きく関与する多様な生理活性分子を産生する重要な構成細胞である．この細胞の機能変化は，動脈硬化などの引き金になる．

　平滑筋細胞：交感神経や血管作動物質の作用により，収縮と弛緩を引き起こす．この細胞は，血管収縮因子，増殖因子，サイトカインなどのさまざまな刺激により増殖する性質をもち，血管壁の肥厚や動脈硬化の病態形成に深くかかわる．

　弾性線維・膠原線維：エラスチンやコラーゲンなどは血管壁に与える力学的強度に関与し，血管を保護する役割をもつ．これらの生産および物理学的性質は，動脈壁に硬さを与える要因となる．

3. 血管内皮の生理と役割

　血管内皮は物理的に血管の内面を隙間なく覆っており，血小板機能，血液凝固系を制御し，血管内での血栓の形成を阻止するなどの血管の恒常性を保つ重要な役割を果たし，その際多岐にわたる物質を産生・遊離する（表5-1）．一酸化炭素（NO），プロスタサイクリンI_2（PGI_2），内皮由来過分極因子（EDHF）などの内皮由来弛緩因子（EDRFs）は血管弛緩を優位に保ち，動脈硬化の発生・進展を抑制する．また，組織プラスミノゲン活性化因子（t-PA），トロンボモジュリン（TM）などの抗血栓性物質も産生・遊離し，血液線溶系を制御することも分かっている．ただし，同時に，血管内皮が活性化するとスーパーオキサイド，エンドセリン，プラスミノゲン活性化抑制因子（PAI-1）などの血管収縮物質や血栓形成促進物質も分泌するという反対の一面もある．

　内皮細胞が障害されることによりこれらの巧妙なバランスが崩壊し，血管内皮機能の低下として現れる．内皮機能障害は，血管の器質的変化に先行して発現し，動脈硬化の第一段階の病変として扱われる．また，内皮機能障害の進行は，循環器病の進展・発症に関与していることが知られている．特に，高血圧，糖尿病，脂質代謝異常，肥満などの危険因子存在下では，形質変化や機能変化をきたし，NOの産生や生理活性を低下させる．病変の進行に伴い，血管の萎縮や炎症，血栓形成を引き起こす要因ともなる．血管内皮機能障害は不可逆的なものではなく，動脈硬化の予防や進展の予測，抑制に有用な指標となる．そのため，血管内皮機能の経過観察は，動脈硬化の機序解明，治療法開発などに重要な情報を提供してくれることが期待されている．

（寺野雅美）

❸ 検査対象

　冠動脈疾患，末梢動脈疾患，心不全症例など．

　血管内皮依存性血管拡張反応を評価するFMD（血流介在血管拡張反応または血流依存性血管拡張反応）は，形態的な変化が生じる前の機能的障害を評価する指標である．古典的な心血管疾患危険因子を有する群においてFMDの低下，すなわち血管内皮機能障害がすでに観察されることが知られており，FMDの測定によって動脈硬化の初期変化を機能の異常として評価することが可能である．

　冠動脈疾患，心不全，末梢動脈疾患，高血圧，メタボリックシンドローム，透析症例などにおいては，FMDは独立した予後予測指標であることが示されている．さらに，冠動脈形成術や薬物，生活習慣の改善によるFMDの改善は，予後の改善と関連することも報告されている．とりわけ冠動脈疾患治療後の患者においては，通常の治療によってFMDの改善が得られない場合に治療の強化を検討するなど，治療効果の評価として有用である可能性が指摘されている．

　しかしながら，現時点においては診療指標としてFMDを応用する妥当性は確立されておらず，日常診療で推奨される症例や測定間隔は明確ではない[6]．Framinghamリスクスコアの低リスク症例において，FMDと心血管イベントとの関連が認められたことから，低リスク症例における評価の有用性が指摘され，また，危険因子の存在のみが血管内皮機能を規定するものではないことが報告されている[7]が，FMDが古典的心血管疾患危険因子によるリスク評価を凌駕して有用であるかは十分な結論が得られていない．

（赤坂和美）

❹ 検査の流れ・描出法

　FMD 測定は各施設によって方法が異なり統一されていなかったが，2002 年にアメリカ JACC よりガイドラインが作成され[8]，わが国でも 2013 年に血管機能の非侵襲的評価法に関するガイドラインが提唱された[3]．

1．測定準備
　FMD はさまざまな要因によって影響を受けるため（表 5-2），条件を統一して検査を行うことが重要である．飲食制限や検査室の温度，音，光などの環境も一定にする必要がある．また，検査前に 15 分以上の安静臥床を行い，検査を行う時間帯にも制限がある．女性では月経周期も検討する必要がある．

2．測定機器
・超音波装置(断層像，カラードプラ，心電図同期が可能な 7MHz 以上の高周波リニア型探触子)
・圧保持が可能な血圧計
・ストップウォッチやタイマー

3．測定条件
　外的刺激による影響を排除して測定条件を整える必要がある[12〜16]．
①閑静で温度が一定（22〜26℃）な部屋で測定する．
②30 分程度の安静の後に測定する．
③内皮機能には日内変動があるため，異なる日に反復測定する際は同じ時間帯に測定する．
④原則，朝食前の空腹時に測定する（可能なかぎり食後 8〜12 時間あける）．運動，たばこ，ビタミン類，カフェイン，アルコール飲料は 6〜12 時間以上休止して測定する．
⑤測定中は会話や睡眠は避ける．
⑥被検者の緊張を取り除くことが望ましい．
⑦閉経以前の女性の場合には，月経周期第 1〜7 日に測定することが望ましい．
⑧薬剤は四半減期，あるいは 1〜3 日の服薬休止とするガイドラインもある．
なお，②と④は明確な時間制限の規定はない．

4．測定方法
　測定条件を整え被検者を臥位にし，安静にした後検査を開始する．上腕もしくは前腕に駆血用カフを装着し，上腕動脈を描出する．測定部位を決定し，阻血前後の血管径を測定する．

表 5-2　FMD による血管内皮機能評価に影響を与える因子[9]

温度	内服薬	ストレス	ヘマトクリット	性別
食事	音	月経周期	収縮期血圧	BMI
カフェイン	時間	前腕容量	心拍数	など
アルコール	喫煙	上腕動脈血管径	年齢	

> **ワンポイントアドバイス　　前腕駆血と上腕駆血**
>
> 　前腕駆血では上腕駆血に比べて FMD 値が小さいといわれているが，再現性の高いデータが得られやすい．前腕駆血の方がより NO 依存性拡張反応を表しているという報告もあるが，予後予測能は同等であると報告されている[8]．
> 　今後，FMD 検査が診療指標として一般臨床で使用されるには，手技的に簡便で NO 依存性も高いことから，前腕駆血が適当と考えられる．

1）阻血方法

（1）阻血部位

　　FMD 測定では利き腕，非利き腕や，右腕，左腕のいずれかの規定はないが，右腕での測定を用いる施設が多い．阻血用の駆血カフは前腕もしくは上腕に装着する．上腕駆血の場合は，カフ解放時の血管像のズレなどの問題を有するため，小児用の細めのカフを使用するなどの工夫も必要である．

（2）阻血条件

　　駆血のカフ圧は収縮期血圧に＋30〜50mmHg とし，阻血時間は 5 分間とする[8, 16]．この時，動脈血流が完全に遮断されていることが必要であり，カラードプラにて確認することが望ましい．

2）血管の評価

（1）血管の描出方法

　　肘部より 2 〜 5cm 頭側で上腕動脈を描出する．描出断面は縦断像とし，可能なかぎり長い範

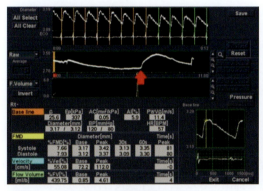

図 5-2　e-Tracking（日立製作所）
　自動トラッキングシステムにより血管壁の動きが追尾され，駆血前から駆血解除後まで血管径を連続して計測することが可能である．駆血解除後（矢印）に最大に拡張した血管径を簡便に測定し，自動的に FMD が測定される．

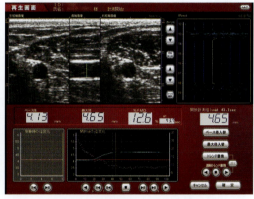

図 5-3　FMD 測定専用装置（ユネクス社）
　縦断画像と横断画像を同時に描出し，血管のずれを自動調整しながら FMD を測定することが可能である．血管径の計測は，A モード信号より行うことで高い再現性を実現することが可能である．

 ワンポイントアドバイス　　血管内皮機能測定サポートシステム（サラヤ株式会社）

　駆血圧の保持が可能な血圧計とプローブ保持器がセットになった MIST システム（図 5-4）を用いることで，初心者でも測定値のバラツキをおさえることができ，検者の熟練度による影響を小さくすることができる[18]．

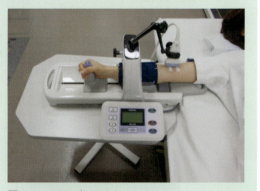

図 5-4　MIST システム
　FMD 用血圧計：MIST-1000，プローブ保持器：MIST-100H．

> ### ワンポイントアドバイス　　皮膚面へのマーキング
>
> 探触子の位置が動かないようにマジックなどでマーキングを行い（図5-5），探触子の圧迫を避けるために皮膚面にエコーゼリーを多めにつけ，探触子を浮かし気味にする工夫が必要である．また，計測部位の位置決めのガイドとなるように，皮膚面にマーキングテープを貼り，エコー像に音響陰影が出るようにすると計測部の位置情報の目安となる（図5-6）．
>
>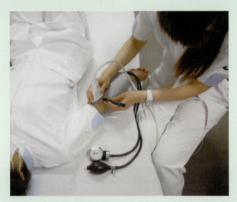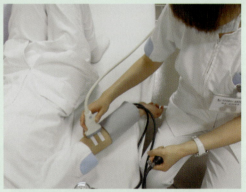
>
> 図5-5　走査時の工夫
> 　プローブの位置を確認後にマーキングを行うことでズレを最小限におさえることができる．
>
> 図5-6　位置決めの際の工夫
> 　皮膚にマーキングテープを貼ることでエコー像に音響陰影が出現し，血管径計測部位の位置決めのガイドとなる．

囲で描出できるように心がける．また，血管径を正確に計測するために，縦断像は探触子と直行して描出されることが望ましい．最大径で血管が描出できると，内中膜複合体が近位および遠位に認められる．

(2) 測定部位の選択

阻血前後の血管径を同部位で計測することが必要なため，血管外の筋肉像など位置決めの参考となるものをみつける必要がある．また，側枝近傍はできるだけ避けることが望ましい．

(3) 探触子保持の工夫

駆血開始直前から検査終了まで，約10分程度は測定部位を描出し続ける必要がある．また，血管径の微細な変化率をみるため，探触子で血管を圧迫してはいけない．そのために，探触子固定が最重要といっても過言ではない．現在，探触子保持器や，駆血圧の保持が可能な血圧計と探

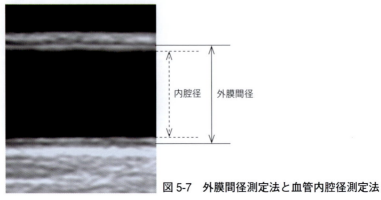

図5-7　外膜間径測定法と血管内腔径測定法

触子保持器がセットになったものなどが販売されている（ワンポイントアドバイス）．また，FMD 専用に開発された FMD 測定装置も販売されている（図 5-3）．

(4) 血管径の計測

血管径測定には，外膜間径測定法と血管内腔径測定法がある（図 5-7）．外膜間径測定法は，探触子近位部の内膜が描出困難な症例でも血管径計測が可能であり，技術的にも容易である．しかし，解剖学的血管径とズレが生じ，FMD 値も小さくなる．近年，超音波診断装置の解像度が向上したため，探触子近位部でも内膜描出が可能となり，解剖学的血管径と近似の血管径評価が可能となった．今後は，可能なかぎり血管内腔計測法を用いた FMD 測定が推奨される．安静時血管径の決定については，10 心拍以上の測定での平均値を使用する[8]．

(5) FMD 値

阻血解放後は速やかに血管径の測定を開始する．カフ解放により測定部位がずれることがあるので注意が必要である．ズレが生じた際には速やかに探触子の位置調整を行い，画像修正する必要がある．一般的に，最大拡張血管径は駆血解除後 45〜60 秒で最大となることが多いが，高齢者では最大拡張までの時間が遅く，120 秒以上後になることも報告されている[17]．

計測は 10〜15 秒ごとに行い，カフ解放後最低 3 分間は記録する必要がある．

3）FMD の測定値における問題点

FMD の問題点として，再現性と施設間でのばらつきがある．先に述べた 2002 年のアメリカ JACC のガイドライン[8]では，検者は 6 カ月 100 回以上の経験を積んではじめて安定した計測値が得られるとされている．検査機器や検査条件・手技などの統一がなされていないため，施設間でばらつきが出てしまう．また，合併症として抗凝固・抗血小板薬を内服している被検者に検査を行う場合は，皮下出血などが生じる場合があるので注意が必要である．

（川﨑俊博）

⑤ 結果の解釈

1. 評価項目

FMD は，安静時血管径に対する最大拡張血管径（通常，阻血解放後おおむね 60 秒前後，もしくは反応性充血による最大血流到達後 45〜60 秒）の増加率を評価する[6, 8]．

FMD（%）＝{（最大拡張血管径−安静時血管径）／安静時血管径}×100

カフによる圧迫中，血管収縮により上腕動脈の径が小さくなることがあり，検査中の血管径変化の全記録は付加的情報を与えてくれる[10]．高齢者において最大拡張到達時間が 120 秒以上後など遅くなることも報告されており，血管径の経時的記録が望まれる．図 5-8，5-9 に検査結果を示す．

％FMD 以外の指標としては，60 秒での FMD，血管拡張反応曲線の面積，最大反応までの時間なども指標となるが，％FMD が最も再現性がよく，疾患の有無に最も関連したことが報告されており[11]，日本循環器学会のガイドラインにおいても％FMD についてのみ記載されている[6]．

内皮非依存性の血管拡張は，ニトログリセリンにより血管平滑筋を拡張させることにより得られるため，FMD とニトログリセリン誘発性内皮非依存性血管拡張反応（NMD）の比（FMD/NMD）も評価される．FMD と NMD の両者を評価することで，血管機能障害が内皮障害に由来するものか，血管平滑筋機能異常や血管構造の変化に由来するものかを判断することが可能である．NMD 自体は異常を示さない報告も多く，血管機能検査としての意義の乏しさ，手技の煩雑さから，臨床指標としては必須とはされていないが，臨床研究などでは必要とされる[6]．

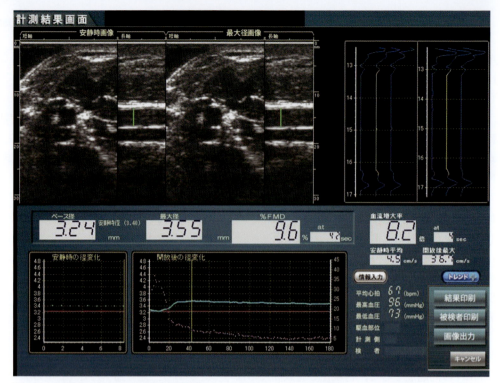

図 5-8　健常人における FMD 測定記録（ユーネクスイーエフ 18G）
　左上の B モードで血管が探触子と直交して描出されていること，右上の A モード波形でノイズ信号をとらえていないことを確認する．下段左の安静時血管径が変動しておらず，下段中央の血管径トレンドグラフにおいて血管径の変化が連続していることを確認する．安静時血管径 3.24 mm（中段左端）に対して，最大拡張血管径 3.55 mm（中段左から 2 番目）であるので，% FMD は 9.6%（中段左から 3 番目）と計算される．

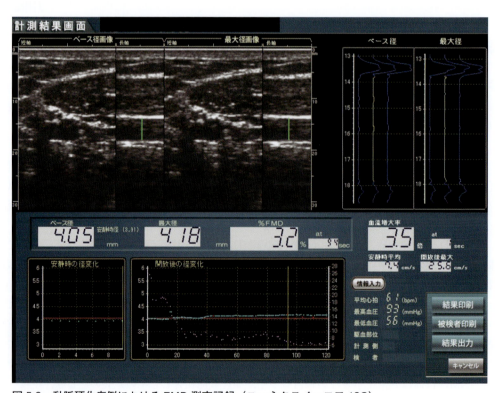

図 5-9　動脈硬化症例における FMD 測定記録（ユーネクスイーエフ 18G）
　図 5-8 に比して，血管の拡張反応が乏しいことが血管径トレンドグラフ（下段中央）において確認できる．% FMD は 3.2%（中段左から 3 番目）である．

2. 診断基準

2016年までのところ，明確な基準値は存在しない[6]．測定方法（血管径測定方法および阻血部位による反応），年齢，性差などによる違いがあることが報告されている．高齢者でFMDは低下し，閉経前であれば女性は男性に比してFMDはよい．

3. ピットフォール

FMDでは血管径3〜4mmの上腕動脈を描出し，変化率3〜10％程度の血管径の変化，すなわち変化量0.1〜0.4mmをとらえて評価する[6]．そのため，検査施行時に適切に血管を描出し，血管径測定部位を決定することに留意するが，評価の際にも記録状況を確認する必要がある．具体的には，測定結果を評価する前に，画像が鮮明であり，血管が探触子と直交して描出されていること，自動解析装置ではノイズ信号をとらえていないこと，安静時血管径が変動していないこと，最大拡張血管径の計測時は阻血カフの解放により安静時の計測部位と違う部位での計測となっていないこと，血管の描出が不良となっていないことを確認する．自動解析装置を用いていても，血管径トレンドグラフの血管径の変化が連続していることを確認する必要がある．自動解析装置を用いていない場合の最大拡張血管径の決定は，画像を連続して確認し，複数回の測定により行う．

FMDに影響を与える因子として，安静時の血管径，さらには駆血部位，径計測部位（外膜間径と血管内腔径），径計測方法（AモードとBモード）などがあげられ，安静時血管径については％FMDとのノモグラムも示されている[10]．拡張の絶対値は血管径によらないとする報告があり，分母である安静時の血管径は計算上FMDに影響を与える．また，安静時の血管径は血流依存性のずり応力に影響を与えることにより，血管拡張反応が変化することとなる．同一症例で経時的に実施する場合には，安静時血管径に差がないよう留意するとよい．血管内腔径測定のための内中膜複合体描出が困難な場合や，多施設共同研究などで用いられる外膜間径測定法は，中膜外膜境界にて血管径を測定する従来行われていた方法である．分母となる安静時血管径が大きくなるため，％FMDが血管内腔径による場合と比して1％程度小さくなることが報告されている．また，血管内腔径測定において，Aモードでは内膜中膜複合体のピークにて血管径を計測し，Bモードでは内腔縁で血管径を測定する違いもある．前腕駆血は上腕駆血に比してカフ解放時のずれが生じにくく，手技的に容易で再現性が良好であるが，FMDは小さくなる．他に血圧も，ずり応力を規定する因子の一つである．

（赤坂和美）

■参考文献

1) Sectional relations of digital vascular function to cardiovascular risk factors in the Framingham Heart Study. *Circulation*, 117：2467〜2474, 2008.
2) Celermajer, D.S., Sorensen, K.E., Gooch, V.M., et al.：Non-invasive detection of endothelial dysfunction in children and adults at risk of atherosclerosis. *Lancet*, 340：1111〜1115, 1992.
3) 血管機能の非侵襲的評価法に関するガイドライン（JCS2013）；循環器病の診断と治療に関するガイドライン．7〜24, 2013.
4) 高血圧治療ガイドライン2014．日本高血圧治療ガイドライン作成委員会, 28〜30, 2014.
5) Heitzer, T., Schlinzig, T., Krohn, K., et al.：Endothelial dysfunction, oxidative stress, and risk of cardiovascular events in patients with coronary artery disease. *Circulation*, 104：2673〜2678, 2001.
6) 山科 章, 他：循環器病の診断と治療に関するガイドライン2013．血管機能の非侵襲的評価法に関するガイドライン．http：//www.j-circ.or.jp/guideline/pdf/JCS2013_yamashina_d.pdf
7) Bonetti, P.O., Lerman, L.O., Lerman, A.：Endothelial dysfunction：a marker of atherosclerotic risk. *Arterioscler. Thromb. Vasc. Biol.*, 23：168〜175, 2003.
8) Corretti, M.C., Anderson, T.J., Benjamin, E.J., et al.：Guidelines for the ultrasound assessment of endothelial-dependent flow-mediated vasodilation of the brachial artery. *J. Am. Coll. Cardiol.*, 39：257〜265, 2002.

9) 麻植浩樹, 伊藤　浩：FMDの測定方法と冠動脈疾患との関連. 心エコー, **12** (4)：326〜334, 2011.
10) Charakida, M., Masi, S., Luscher, T.F., et al.：Assessment of atherosclerosis：the role of flow-mediated dilatation. *Eur. Heart J.*, **31**：2854〜2861, 2010.
11) Donald, A.E., Halcox, J.P., Charakida, M., et al.：Methodological approaches to optimize reproducibility and power in clinical studies of flow-mediated dilation. *J. Am. Coll. Cardiol.*, **51**：1959〜1964, 2008.
12) Panza, J.A., Quyyumi, A.A., Brush, J.E., et al.：Abnormal endotheliumdependent vascular relaxation in patients with essential hypertension. *N. Engl. J. Med.*, **323**：22〜27, 1990.
13) Linder, L., Kiowski, W., Buhler, F.R., et al.：Indirect evidence for release of endothelium-derived relaxing factor in human forearm circulation in vivo. Blunted response in essential hypertension. *Circulation*, **81**：1762〜1767, 1990.
14) Green, D.J., Jones, H., Thijssen, D., et al.：Flow-mediated dilation and cardiovascular event prediction：does nitric oxide matter? *Hypertension*, **57**：363〜369, 2011.
15) Wilkinson, I.B., Webb, D.J.：Venous occlusion plethysmography in cardiovascular research：methodology and clinical applications. *Br. J. Clin. Pharmacol.*, **52**：631〜646, 2001.
16) Harris, R.A., Nishiyama, S.K., Wray, D.W., et al.：Ultrasound assessment of flow-mediated dilation. *Hypertension*, **55**：1075〜1085, 2010.
17) Black, M.A., Cable, N.T., Thijssen, D.H., et al.：Importance of measuring the time course of flow-mediated dilatation in humans. *Hypertension*, **51**：203〜210, 2008.
18) 前田久美子, 川崎俊博, 他：FMD測定におけるMISTシステムの有用性. 医学検査, **61** (3)：615〜618, 2012.

第6章 大動脈

① 要旨

1. 対象となる代表的疾患
大動脈瘤，大動脈解離，大動脈炎，Marfan症候群，大動脈縮窄，Leriche症候群など

2. 重要なガイドライン
①超音波による大動脈・末梢動脈病変の標準的評価法[1]（日本超音波医学会）
②大動脈瘤・大動脈解離診療ガイドライン[2]（日本循環器学会）
③血管炎症候群の診療ガイドライン（日本循環器学会）
④2014年版先天性心疾患，心臓大血管の構造的疾患(structural heart disease)に対するカテーテル治療のガイドライン（日本循環器学会）
⑤胸部大動脈疾患の診断と治療ガイドライン[3]（米国心臓病学会他，10学会合同）
⑥大動脈疾患の診断と治療ガイドライン：成人における慢性および急性の胸腹部大動脈疾患[4]（欧州心臓病学会）

3. 対象となる患者
①胸部X線縦隔陰影拡大，②胸痛，③嗄声，④心雑音，⑤間歇跛行，⑥腹痛，⑦拍動性腫瘤，⑧レイノー現象，⑨四肢脱力感など

4. 探触子
大動脈は観察範囲が広いため，目的に応じて，セクタ型探触子，コンベックス型探触子，リニア型探触子を使い分ける．一般的に胸部大動脈ではセクタ型探触子，マイクロコンベックス型探触子を用い，腹部大動脈ではコンベックス型探触子を用いる．胸部大動脈では，経食道エコー探触子による観察も有用である．

探触子の周波数は，高い周波数ではより解像度の高い画像が得られるが，視野深度による減衰が大きい．そこで，浅い部位を描出する場合はより高い周波数を，深い位置を描出する場合は低い周波数を選択する．

5. 評価項目
①大動脈形態評価，②血管壁性状評価，③血流評価

6. 診断基準
①正常な血管径の目安：上行大動脈35mm，下行大動脈30mm，腹部大動脈25mm．
②瘤の定義：動脈の局所が拡張した状態．血管径拡大のない部位の1.5倍を目安とする．
③手術適応：胸部大動脈瘤＞60mm，腹部大動脈瘤＞50mm，局所的に拡大する囊状瘤や炎症性の大動脈瘤ではそのかぎりではない．

（水上尚子）

❷ 解剖・生理

1. 動脈の構造と機能

　血管壁は，1層の扁平な内皮細胞と少量の結合組織（基底膜）からなる内膜，輪走する平滑筋細胞からなる中膜，結合組織からなる外膜の3層構造を呈する．動脈は大きさや中膜の構造の違いから，弾性動脈，筋性動脈，細動脈に分類される．

　大動脈や，その分枝血管である腕頭動脈，鎖骨下動脈，総頸動脈などの心臓に近い太い動脈は弾性動脈であり，中膜の平滑筋層の中に板状の弾性線維からなる弾性板が何層にも含まれ，心周期にあわせて血管を伸展させることができる．すなわち，収縮期には血管を拡張させて心臓から駆出された血液を蓄え，拡張期に血管径を元に戻すことで蓄えた血液を末梢へ送るWindkessel作用により，心臓からの拍出が止まる拡張期でも臓器への血液灌流を維持することができる．一方，内頸動脈，椎骨動脈，上腕動脈，大腿動脈など中等大の動脈は筋性動脈に分類され，内膜と中膜，中膜と内膜の間に弾性板があり，平滑筋の収縮・弛緩により血管腔の広さを変えて血流量を調節する．

　これらの血管壁の構造の違いは，動脈硬化の種類や血管炎の炎症範囲などに違いを引き起こすといわれている．

2. 大動脈の走行（図6-1）

　大動脈は，第3肋間の高さで左心室から起始し，大動脈弁輪からバルサルバ洞を形成して上行大動脈となり上前方に走行する．上行大動脈は，第2胸肋関節の高さで気管の前方から左側後方に向かって大動脈弓を形成し，第4胸椎下縁の左側前面で下行大動脈に移行する．下行大動脈は後縦隔を椎体の左前方に沿って下行し，第12胸椎の高さで横隔膜の大動脈裂孔を貫いて腹部大動脈となり，腹腔内で脊柱の前面を走行する．すなわち，大動脈裂孔を貫くまでの大動脈は胸部大動脈といわれる．バルサルバ洞から上行大動脈への移行部はSTJ（sino-tubular

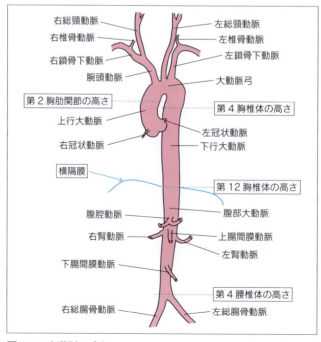

図6-1　大動脈の走行

junction）とよばれ，各疾患でのポイントとなる．また，上行大動脈の基部は，肺動脈幹とともに心膜に包まれる．

腹部大動脈は，第4腰椎の高さで左右に分岐して総腸骨動脈となる．

3. 大動脈の分枝血管と灌流域

大動脈に起こる主な疾患は，動脈硬化性疾患と炎症性疾患（血管炎）である．疾患の病変が分枝血管に及べば，その灌流域に障害をきたす．大動脈の分枝血管と灌流域，および障害による合併症について**表6-1**に示す．

表6-1 大動脈の分枝血管と灌流域，および障害による合併症[5]

血管	分枝血管	灌流域	合併症
上行大動脈	冠状動脈（coronary artery）	心臓	狭心症，心筋梗塞 房室ブロック
大動脈弓	腕頭動脈（brachiocephalic artery） 左総頸動脈（left common carotid artery） 左鎖骨下動脈（left subclavian artery）	頭頸部，上肢	脳虚血 上肢の血流障害
下行大動脈	気管支動脈（bronchial artery）	気管支，肺	
	食道動脈（esophageal artery）	食道	
	肋間動脈（intercostal artery）	脊椎，胸壁	対麻痺 （＊Adamkiewicz動脈の損傷）
腹部大動脈	腰動脈（lumbar artery）	脊椎，腰部	
	腹腔動脈（celiac artery）	腹部食道，胃・十二指腸 肝臓，膵臓，脾臓	
	上腸間膜動脈（superior mesenteric artery）	空腸，回腸，上行結腸 横行結腸	腸管虚血，イレウス
	下腸間膜動脈（inferior mesenteric artery）	下行結腸，S状結腸 直腸上部	
	腎動脈（renal artery）	腎臓	腎虚血，腎梗塞
	総腸骨動脈（common iliac artery）	下肢	下肢虚血

（古藤文香）

❸ 検査の流れ・描出法

1. 胸部大動脈描出方法（表6-2）
1）探触子の選択

胸部大動脈は肋骨・鎖骨などを避けて描出する必要があるため，探触子表面の小さいセクタ型探触子（またはマイクロコンベックス型探触子）を用いる．大動脈弓からの分枝血管検査時は，患者の枕を外し，軽く顎を上げると探触子の走査がより行いやすくなる．探触子・設定条件ともに心臓超音波検査のものを併用することができるため，心臓超音波検査時に胸部大動脈をチェックする習慣を身につけておくと，緊急時など検査時間に限りがある場合でも慌てず対応することができる．

2）アプローチの部位（表6-2）
（1）大動脈基部〜上行大動脈の描出（図6-2）

傍胸骨左縁（3〜4肋間）アプローチで大動脈基部が観察できる（**図6-2a**）．探触子を1肋間上げ，やや下向きに倒すと上位上行大動脈が描出される（**図6-2b**）．さらに探触子を時計方向へ回転させながら上へ向けると，より遠位の上行大動脈が観察可能となる（**図6-2c**）．拡大や瘤で

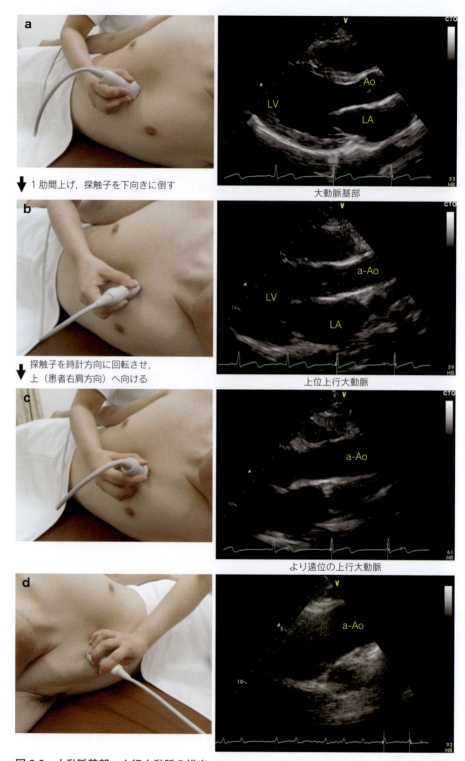

図 6-2 大動脈基部〜上行大動脈の描出
　a：傍胸骨左縁アプローチ．d：傍胸骨右縁アプローチ．Ao：大動脈，a-Ao：上行大動脈，LA：左房，LV：左室．

表6-2 アプローチ部位

	アプローチ部位
上行大動脈	傍胸骨左縁上位肋間（図6-2a〜c），傍胸骨右縁（図6-2d）
腕頭動脈起始部	右側胸鎖乳突筋胸骨頭（図6-3）
左総頸動脈と左鎖骨下動脈の起始部	左側胸鎖乳突筋鎖骨頭および胸骨頭（図6-4）
下行大動脈	胸骨上窩（図6-4），傍胸骨左縁（図6-5a），心尖部（図6-5b），背部傍椎骨左縁（図6-5c, d）

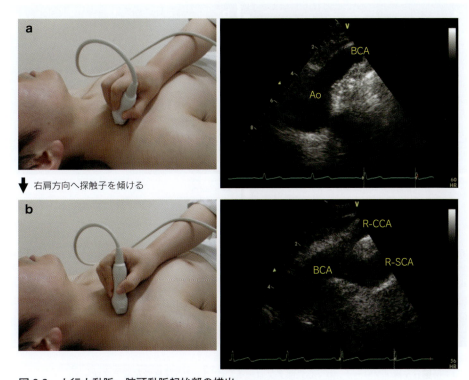

図6-3　上行大動脈〜腕頭動脈起始部の描出
a：右側胸鎖乳突筋胸骨頭アプローチ．Ao：大動脈，BCA：腕頭動脈，R-CCA：右総頸動脈，R-SCA：右鎖骨下動脈．

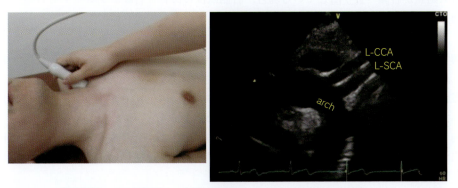

図6-4　大動脈弓部，左総頸動脈，左鎖骨下動脈，下行大動脈近位の描出
左側胸鎖乳突筋胸骨頭アプローチ．arch：大動脈弓部，L-CCA：左総頸動脈，L-SCA：左鎖骨下動脈．

> **ワンポイントアドバイス**　　身近な血管から目的の血管へ近づく
>
> 蛇行，拡大，他の臓器との絡みなど，さまざまな要因で血管の位置や角度には個人差が生じる．目的の血管描出に苦慮した場合，容易に描出できる血管を起点に，末梢（または中枢）へ追っていくと目的の血管までたどり着くことができる．たとえば，上行大動脈～腕頭動脈起始部の描出には，まず右頸動脈を描出し，中枢側へ追っていくと，右頸動脈起始部→腕頭動脈→上行大動脈分岐と順を追い描出することができる．

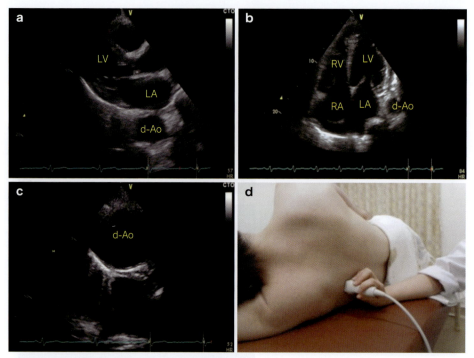

図6-5　下行大動脈の描出
a：傍胸骨左縁アプローチ，b：心尖部アプローチ，c, d：背部傍椎骨左縁アプローチ．
LA：左房，LV：左室，RA：右房，RV：右室，d-Ao：下行大動脈．

上行大動脈が右側へ張り出している場合，右側臥位の傍胸骨右縁アプローチも有効である（図6-2d）．

(2) 上行大動脈～腕頭動脈起始部の描出（図6-3）

　胸骨上窩右側（右側胸鎖乳突筋胸骨頭）アプローチで（心臓を意識し）胸骨側へ探触子を傾けると，上行大動脈～腕頭動脈起始部が描出できる（図6-3a）．腕頭動脈を末梢側へ追う（患者右肩方向へ傾ける）と，腕頭動脈～右総頸動脈，鎖骨下動脈の分岐が描出できる（図6-3b）．

(3) 大動脈弓部，左総頸動脈，左鎖骨下動脈の描出（図6-4）

　胸骨上窩左側（左側胸鎖乳突筋胸骨頭）アプローチで大動脈弓部，左総頸動脈，左鎖骨下動脈が描出できる（図6-4）．表示深度（depth）を深く調節すると，近位の下行大動脈まで描出できる．

(4) 下行大動脈の描出（図6-5）

　遠位の下行大動脈は，傍胸骨左縁からの左室長軸像や心尖部四腔像で左房の背後に描出される（図6-5a, b）．瘤がある場合など，背中（患者脊椎よりやや左）からのアプローチが有効である（図6-5c, d）．より遠位である横隔膜付近の下行大動脈の描出には，心窩部からのアプローチが有用である．

（森尾のぞみ）

2. 経食道エコー法による胸部大動脈の描出

　　経食道エコー法による胸部大動脈の描出は，胸部大動脈疾患の精査のみならず，その他の目的で，経食道心血管エコーを施行の際，あわせての大動脈の評価にも必要となる．

　　経食道エコー法の探触子周波数は，5MHz前後が用いられる．

　　画像で注意すべきは，経食道エコーの観察では頭側から，しかも食道から描出していることである．すなわち，通常の尾側からの画像とは左右が逆になるが，食道は背側に位置するので胸壁は下となり，たとえば上行大動脈を観察する際は，上下は逆になるものの，左右は経胸壁エコーと同様となる．

1) 大動脈各部位の描出（表6-3）

　　①上行大動脈中枢側の長軸像は120～150°，短軸像は30～60°が通常用いられる．上行大動脈の中間部までは探触子の引き抜きで観察可能であるが，上行大動脈遠位部は右主気管支が食道を横切るため，描出困難である．上行大動脈中間部付近では基部に比べて角度はやや小さくなり，長軸像は100～130°，短軸像は10～40°程度で描出される（図6-6，図6-7）．

　　②下行大動脈は食道を挟んで心臓とはおよそ対側に存在し，短軸像は0°で，長軸像は90°で

表6-3　大動脈各部位の描出

	断面角度	探触子の出し入れ	探触子の回転
上行大動脈	中枢側→短軸像（30～60°）；長軸像（100～130°） 中間部→短軸像（10～40°）；長軸像（100～130°）	中枢側へ→push 遠位側へ→pull	時計回転→右側へ 反時計回転→左側へ
大動脈弓部	短軸像（90°），長軸像（0°）	頭側へ→pull 尾側へ→pull	時計回転→中枢側へ 反時計回転→末梢側へ
下行大動脈	短軸像（0°），長軸像（90°） 蛇行により角度は修正	中枢側へ→pull 遠位側へ→push	時計回転→左側へ 反時計回転→右側へ

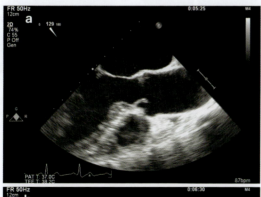

図6-6　上行大動脈
a：基部長軸像．
b：中枢側長軸像．

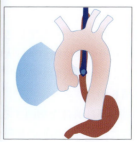

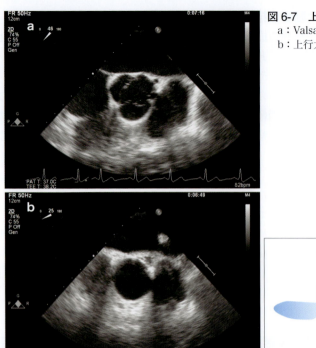

図6-7 上行大動脈
　a：Valsalva洞の短軸像．
　b：上行大動脈中枢側短軸像．

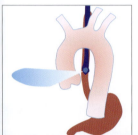

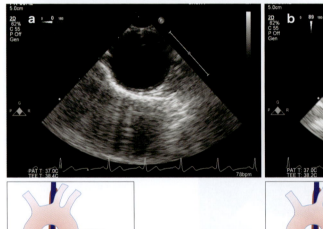

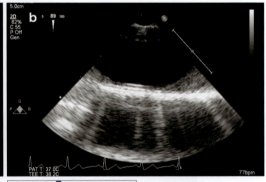

図6-8 下行大動脈
　a：短軸像．
　b：長軸像．

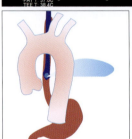

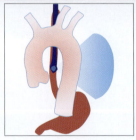

一般に描出される．蛇行している場合は角度の修正が必要となり，ときに描出が困難な場合もある．一般に食道の遠位側が下行大動脈の遠位部に相当するため，一度深く挿入して，遠位部より描出していくのが一般的である．下行大動脈近位側は蛇行により食道から離れて描出困難な症例もある（図6-8）．

③大動脈弓部は胸部を横断するように走行するため，短軸像は90°で，長軸像は0°で描出される．一般に，下行大動脈の短軸像（0°）を描出しながら探触子を引き抜いていくと，大動脈弓

第6章　大動脈

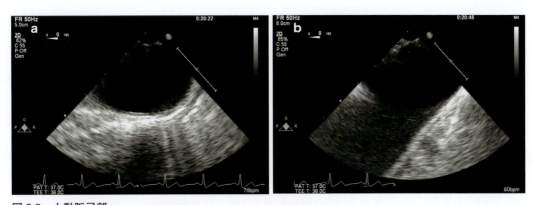

図 6-9　大動脈弓部
　a：遠位側長軸像．b：中間部長軸像．

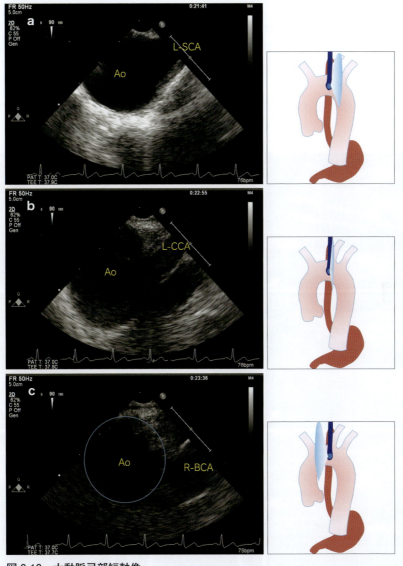

図 6-10　大動脈弓部短軸像
　a：左鎖骨下動脈分岐部．b：左総頸動脈分岐部．c：左腕頭動脈分岐部．
　Ao：大動脈，L-SCA：左鎖骨下動脈，L-CCA：左総頸動脈，R-BCA：右腕頭動脈．
　シェーマは，探触子に近いところが背面，遠いところが胸面，向かって左側が尾側，右側が頭側となる．

部の長軸像が描出される．大動脈弓部の中枢側は，時計方向に探触子を回転させると描出される．同様に，90°では下行大動脈の長軸像が描出された後，探触子を時計方向に回転させると大動脈弓部遠位側の短軸像が描出され，さらに時計回転させると左鎖骨下動脈分岐部，続いて左総頸動脈分岐部が描出される．右腕頭動脈分岐部付近は食道からやや離れているため，約半数症例の描出にとどまる（図6-9，図6-10）．

(西上和宏)

3. 腹部大動脈
1）被検者の体位
　仰臥位を基本とし，観察領域が広く得られるように工夫する．
2）アプローチ法
（1）使用探触子
　低周波（周波数帯域1～6MHz）や中周波（周波数帯域3～10MHz）のコンベックス型探触子や，周波数帯域3～11MHzの中周波リニア型探触子を用いるが，消化管ガスを排除するためにはコンベックス型探触子が有効な場合がある．
（2）観察断面の設定
　断層像による動脈の観察は，血管縦断像（長軸断面）と血管横断像（短軸断面）の2方向で行うが，

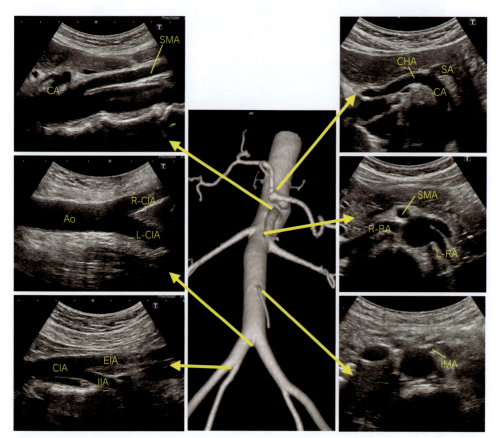

図6-11　腹部分枝血管
　超音波検査で認識しやすい分枝血管．
　CA：腹腔動脈，Ao：動脈，CIA：総腸骨動脈，EIA：外腸骨動脈，IIA：内腸骨動脈，SMA：上腸間膜動脈，SA：脾動脈，RA：腎動脈，IMA：下腸間膜動脈，CHA：総肝動脈．

病変の評価には横断像によるアプローチが有効である．ただし，横断走査は前方と側方（斜め方向）の2方向以上からアプローチし，互いに描出不良な領域を補うように観察する必要がある．

(3) 観察領域

腹部大動脈〜内外腸骨動脈分岐部および分枝血管（頭側から腹腔動脈，上腸間膜動脈，腎動脈，下腸間膜動脈）（図6-11）を観察する．

3) 評価項目の計測と記録

評価項目は，虚血の評価や動脈瘤の評価に用いる（表6-4）．

(1) 動脈径の計測

狭窄や瘤形成の判定に用いる血管径の計測は病変部で行う（瘤の計測については図6-26，6-27を参照のこと）．

スクリーニング検査では，動脈径の計測は，拍動する動脈の最小径時相または最大径時相のどちらかの断層像で行い，計測ポイントは外膜間距離か内膜間距離とし（ただし施設内での統一は必要），報告書には計測部位と計測値を記載する．正常径は腹部大動脈20mm，腸骨動脈7〜13mmとされている．

(2) 血流速の計測

カラードプラ法で血流部位の評価，パルスドプラ法または連続波ドプラ法で血流波形，最高血流速度を計測する．

表6-4 評価項目

検査項目	評価
血管径	狭窄，拡張，瘤径
血管壁の状態	プラーク，血栓，潰瘍形成など
狭窄率	面積狭窄率を基本とし，必要に応じて径狭窄率を求める
特殊な状態	有茎性の可動性プラーク（mobile plaque）が描出される場合がある．このプラークは血栓性プラークが疑われ，血流に伴う可動性を示し，塞栓症に注意が必要とされている

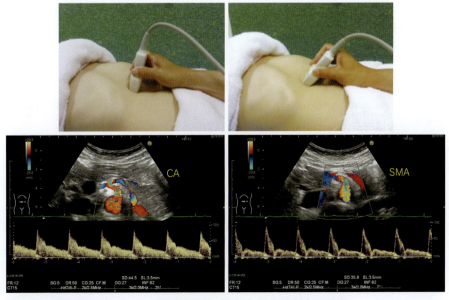

図6-12 腹腔動脈（CA）と上腸間膜動脈（SMA）の血流測定の実際

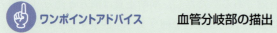

> **ワンポイントアドバイス**　　**血管分岐部の描出**
>
> 血管分岐部は，横断像で血管を描出し，体表と2本の血管の中心を通る角度を求め，体表と探触子がなす角度を同一とすると容易に描出できる．

　パルスドプラ法による血流検査において，血流のサンプルポイントは，狭窄部位では当該部位に設定する．狭窄のない場合は，良好な画像が得られる部位に自由に設定してよい．しかし，血管径が変化する部位，血管分岐部付近，さらに血管の蛇行部は流速が一定せず，血流の乱れが生じることがあり，計測部位としては適切ではない．

　ドプラ入射角は，計測誤差を考慮して60°以内での記録を条件とするが，可能な範囲で入射角を小さくし，角度補正を行い計測する．

　分枝血管の血流速は，横断像のBモードで血管性状を評価する時よりもやや尾側方向に探触子を傾け腹腔動脈起始部を描出し，その後探触子を1cm程度尾側に平行移動し，上腸間膜動脈起始部を描出する（図6-12）．

　腹腔動脈血流速波形は正常では2相性であり，上腸間膜動脈血流速波形は3相性を呈する．

　腹腔動脈ではPSV（peak systolic velocity）＞200cm/secで，上腸間膜動脈ではPSV＞275cm/secで＞70％の狭窄が疑われる．また，狭窄部の前後でも血流速度を測定し，血流速比で狭窄を判断するとより強力な診断根拠となる[13]．

（平賀真雄）

❹ 大動脈疾患の治療－ステントグラフトと人工血管置換術－

1. 人工血管の歴史

　1950年ごろから大動脈への同種血管（ホモグラフト）移植が試みられていたが[14]，その後各種合成繊維による人工血管が臨床応用され，1960年以降はポリエステル製（ダクロン製）人工血管が主流となった．1970年代に登場したePTFE（ゴアテックス）グラフトは，布製ではなく撥水性材料を筒状に引き伸ばしたもので，主に小口径の代用血管として用いられている．分枝血管の再建が必要な弓部大動脈や胸腹部大動脈手術のために分枝つき人工血管が登場し（図6-13），大動脈基部置換のためにはバルサルバ洞つき人工血管や人工弁つき人工血管が市販されている（図6-14）．

　1990年代に入り，金属製血管ステントと人工血管を組み合わせたステントグラフトが登場した[15]．カテーテルを用いて低侵襲で大動脈の治療が行えるようになったため，主に高齢者や合併症をもつ患者に対して多く使用されている（図6-15）．

2. 人工血管置換術

　大動脈瘤や大動脈解離に対する治療の第一選択は，長期成績が明らかである人工血管置換術となることが多い[1]．実際の手技としては，出血をコントロールしながら血管縫合を行うため，通常は病変の中枢側と末梢側で血流遮断を行う．遮断鉗子を使用する際は，解離や塞栓症を起こさないように，血管性状のよい部分で遮断するよう注意が必要である．腎動脈分岐下で遮断を行う腹部大動脈置換術では単純遮断で手術が可能であるが，遮断により重要な分枝の虚血が生じる胸部大動脈や胸腹部大動脈置換術では，体外循環を用いた臓器保護が必要となる．人工血管との吻合部には，出血と仮性瘤の予防のために帯状のフェルトを巻くことも多い．また，弓部大動脈置換の末梢側吻合部では，遠位の下行大動脈内に人工血管を吹き流しのように挿入して吻合する場

第6章 大動脈

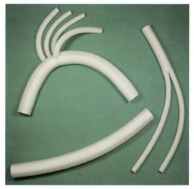

図 6-13　人工血管

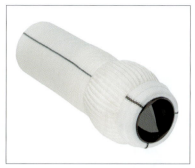

図 6-14　人工弁つき人工血管

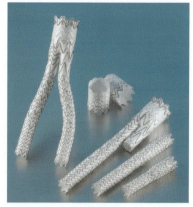

図 6-15　ステントグラフト

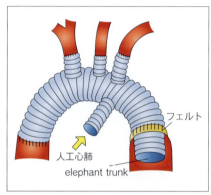

図 6-16　弓部大動脈置換術

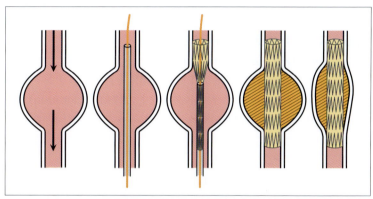

図 6-17　ステントグラフト内挿術

合もあり，elephant trunk 法とよばれる．これにより将来の下行大動脈手術を行いやすくする利点がある（図 6-16）．大動脈を人工血管で置換した後，切り開いた動脈瘤壁は取り除かず，人工血管をおおうように固定しておく．この目的は，人工血管が直接腸管と接することにより生じうる人工血管腸管瘻の予防などである．

3. ステントグラフト内挿術

金属製の血管ステントと人工血管とを組み合わせたステントグラフトを折り畳んで，カテーテルを用いて大動脈内に内挿し，動脈瘤壁へのストレスを減少させて拡大・破裂を予防する治療法である（図 6-17）．

低侵襲で治療が行える利点がある一方，遠隔期に追加治療を必要とすることがあり，定期的な経過観察が重要である．手術ハイリスク症例に対して行われることが多い[1]．

4. ステントグラフト内挿術の手技

鼠径部を小切開し，大腿動脈を露出して直径 5〜9mm 程度のシースを挿入する．血管造影にて留置位置を確認後，折り畳んだステントグラフトを挿入し，中枢および末梢側固定部（ネック）に 10〜20mm はかかるように留置する．腹部大動脈瘤の場合は多くの場合，両側腸骨動脈に向けて分岐型ステントグラフトを体内で組み立てる必要がある．ステントグラフト中枢または末梢端に固定力を強めるためのベアステントが付属している製品もある（図 6-18）．血管造影にて瘤内への血流遮断を確認して手術を終了する．

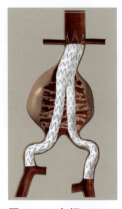

図6-18 中枢ベアステントつき腹部大動脈ステントグラフト

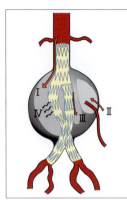

type Ⅰ：中枢側・末梢側のステントグラフトと血管との間で発生する漏れ
type Ⅱ：分枝血管からの逆流による漏れ
type Ⅲ：素材の破損や接合部など人工血管自身に関連する漏れ
type Ⅳ：人工血管素材からの血液漏出による漏れ

図6-19 エンドリークの種類[1]

5．ステントグラフト特有の合併症

1）マイグレーション（migration）

糸で縫合固定される人工血管置換術と違い，ステントグラフトはステントの拡張力のみにより固定されている．ステントグラフトの移動（migration）により動脈瘤への血流遮断が不十分となり，後述する血液の漏れ（エンドリーク）の原因となりうるため，追加治療が必要になる場合がある．

2）エンドリーク（endoleak）

ステントグラフトと血管との間に血液の漏れが生じ，動脈瘤内に血流が存在することをエンドリークとよぶ．発生原因により4種類に分類されている（図6-19）．typeⅡおよびtypeⅣは予後に大きな影響を及ぼさないとの報告が多く，瘤径拡大を伴わなければ基本的に経過観察でよい．しかし，typeⅠおよびtypeⅢは予後不良であり，適切な追加治療が必要である．

3）血流障害

腹部分岐型ステントグラフトにおいて，脚の折れ（キンク）や血栓形成により閉塞をきたすおそれがある．術後経過観察中に脚の閉塞を認めた場合は，血栓除去および屈曲部へのステント留置術，または大腿－大腿動脈バイパス手術を検討する．

〈三浦純男〉

⑤ 症例

1．大動脈瘤

1）胸部大動脈瘤

（1）形態

胸部大動脈の正常径は3cm前後とされており，大動脈壁の全周が拡大し直径が正常径の1.5倍をこえた場合，もしくは一部が局所的に拡張した状態を瘤という．瘤の形態を表現する場合には前者を紡錘状，後者を囊状と表現するが（図6-20），こぶ状に突出する囊状のほうが破裂のリスクが高い．

（2）動脈瘤の血管壁の性状

血管壁の構造が保たれたまま拡大する真性大動脈瘤，動脈壁が破綻し血管外へ漏出した血流がこぶ状に突出した形態を呈する仮性動脈瘤，動脈壁に亀裂を生じ，中膜レベルで2層に剝離し，

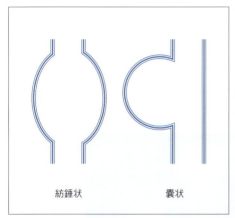

図6-20 動脈瘤の形態

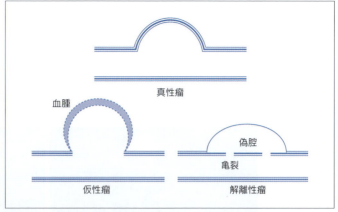

図6-21 動脈瘤の血管壁の性状
　真性瘤では瘤の血管壁の構造は保たれているが，解離性大動脈瘤では外膜のみ．仮性では瘤の血管壁の構造はなく，瘤周囲は血腫もしくは線維性組織である．

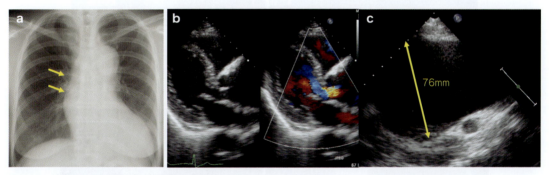

図6-22 真性上行大動脈瘤（56歳，女性）
　胸部X線写真では右第1弓の突出がみられる（a）．傍胸骨長軸断面（縦断面）では，バルサルバ洞の拡大はなく，STJ直上より上行大動脈の拡大がみられ，大動脈弁逆流の合併がみられた（b）．上行大動脈は右胸壁アプローチで良好に観察され，最大径は76mmであった（c）．

偽腔が瘤状に拡大する解離性大動脈瘤がある（図6-21）．仮性動脈瘤と嚢状瘤は，形態は類似しているが，仮性動脈瘤には動脈壁はなく，周囲は血腫もしくは線維性の組織であり，緊急性を要する病態である．胸部大動脈では，人工血管の吻合部の破綻など，術後の合併症として注意する必要がある．

(3) 症状

　下行大動脈瘤では，反回神経の圧排による嗄声が診断の発端となることもあるが，無症状の場合が多く，ほとんどが胸部X線写真の異常陰影をきっかけに発見される．

【上行大動脈瘤】

　紡錘状の形態が多く，胸部X線写真では縦隔陰影の拡大，右第1弓の拡大がみられる（図6-22a）．心エコー図検査時に診断されるが，STJ（sino tubular junction）より上位に拡大がある場合，通常の断面では見逃される場合もあり（図6-22b），胸部X線での異常陰影を意識して，上位肋間もしくは右胸壁アプローチで観察することが重要である（図6-22c）．特に嚢状瘤は横断像での観察が必須であり，全体が描出されるように画角を広くしたり，描出方向を工夫する．日本循環器学会のガイドラインでは，55mm以上または45mm以上で5mm/0.5年以上の拡大がある場合，手術適応が検討される（ひとくちメモ）．

> **ひとくちメモ**　　**大動脈弁二尖弁と上行大動脈瘤**
>
> 　大動脈二尖弁では，遺伝的に大動脈壁の組織を構成する fibrin -1 の欠損や平滑筋組織を破壊する蛋白分解酵素 MMP の亢進を認める例が多く，大動脈の結合組織が弱いため進行性に上行大動脈が拡大することが知られている[16]．そこで，大動脈弁に対し外科的手術を施行する場合には，三弁の大動脈弁では上行大動脈径 50mm 以上で上行大動脈の同時手術が検討されるのに対し，二尖弁では 45mm 以上で同時手術が検討される．

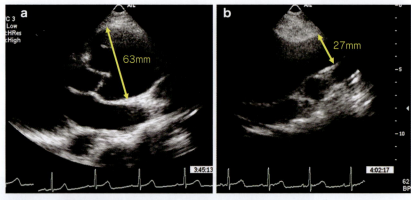

図 6-23　大動脈弁輪拡大症（56 歳，男性）
　傍胸骨左縁長軸像（縦断面）でバルサルバ洞から STJ にかけて洋梨状に拡大し，大動脈弁は著明な tethering を呈している（a）．傍胸骨右縁長軸像（縦断面）で同部位より上位の上行大動脈に拡大はみられなかった（b）．本症例は，後日精査にて Marfan 症候群であることが判明した．

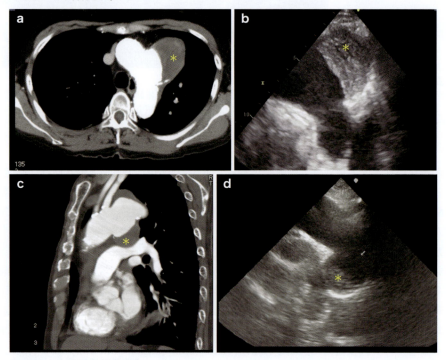

図 6-24　大動脈弓部嚢状瘤
　a，b：59 歳，女性．大動脈弓部左鎖骨下動脈分岐後，左上側へ突出する嚢状瘤を認め，大弯側に血栓（＊）がみられた．同部位は超音波では，左鎖骨下からのアプローチで縦断面像全体が観察できた．
　c，d：74 歳，男性．大動脈弓部左鎖骨下動脈分岐後，左下側へ突出する嚢状瘤を認め，小弯側に血栓（＊）がみられた．本例は超音波では左第 1 肋間からのアプローチで縦断面像全体が良好に描出された．同部位の瘤はエコーでは見逃しやすいため，注意が必要である．

＜大動脈弁輪拡大症（aortic annulus ectasia：AAE，図6-23）＞

　Marfan症候群などによるAAEでは，大動脈解離合併の危険性が高いため，基部径45mmで手術適応となる．またAAEでは，大動脈の交連部であるSTJ径が拡大し，高度の大動脈弁逆流を伴う例が多く，弁の器質的疾患がない例では，弁を温存した大動脈基部再建術が考慮される．弁の器質的疾患を伴う場合は，大動脈弁置換＋上行大動脈置換，もしくはBentall術が施行される．

【弓部大動脈瘤】

　囊状の形態が多く，超音波では胸骨上窩からのアプローチで観察するが，短軸像（横断面）の観察が困難な部位のため検出できない例も多い．胸部X線写真で疑わしい血管陰影の拡大がある場合は，超音波で瘤が描出されなくても，胸部CTによる精査を行うことが望ましい．特に，弓部の下部に突出する瘤は不鮮明で見落としやすいため，注意が必要である（図6-24）．

【下行大動脈瘤】

　近位側は胸骨上窩，その後は左房下の血管陰影を注意深く検索するが，下行大動脈瘤では，胸背方へと拡大する．そこで，背部よりアプローチするとより鮮明な画像が得られる場合がある（ワンポイントアドバイスp.133参照）．

（水上尚子）

2) 腹部大動脈瘤（abdominal aortic aneurysm：AAA）

　動脈瘤とは，大動脈の一部の壁が，全周性または局所性に内腔（径）の拡大または突出を示した状態である．腹部大動脈は，径が正常の1.5倍をこえた場合または30mm以上を動脈瘤とし，それ以下では瘤状拡張と称する．

　大動脈瘤の形態は胸部大動脈と同様に，紡錘状と囊状に大別されるが，明確に両者が鑑別できない場合は囊状として取り扱う．

　仮性AAAは，大動脈壁が破綻し血管外に出血し形成した血腫と，線維性被膜による瘤状構造物である．形態として大動脈壁からその線維性被膜へは突然の移行を示す．その他，腹部大動脈に限局したflapを認め径が拡大した場合は，解離性大動脈瘤の腹部限局型解離という．

　日本人では，腹部大動脈瘤は腎動脈分岐部以下に生じることが多い．瘤は紡錘状（9割）を呈することが多く，総腸骨動脈まで瘤状拡張が続き，太く短いという形態的特徴がある．総腸骨動脈は，15mm以上を拡張，20mm以上を瘤とする．なお，胸部大動脈瘤に12％，内腸骨動脈瘤に25％，末梢動脈瘤（大腿動脈，膝窩動脈）に3.5％の合併を有するとされ，これらの検索もあわせて行うことが大切である．

(1) 超音波による観察

　AAAは自覚症状に乏しいことも多く，腹部エコー検査や心エコー図検査時などに，腹部大動脈のスクリーニングをあわせて行うことが非常に有用である．大動脈瘤は長軸像および短軸像を描出し，瘤径，瘤の形状，壁在血栓の有無とその性状（ACサイン：anechoic crescent sign，図6-25），主要分枝である腎動脈，上腸間膜動脈，腹腔動脈との位置関係を観察する．その他，末梢動脈の塞栓原因となる可動性の動脈硬化巣，shaggy aortaを評価する必要がある．

　手術を考慮するケースは，非破裂AAAでは男性55mm以上，女性50mm以上，総腸骨動脈では30mm以上とされている[2]．

(2) 瘤径の計測

　瘤の血管径は，病変部の外膜間で計測し，横断像の最大短径で評価する．縦断像では，瘤が最大と推測される断面の長軸直交最大径を計測する．横断像による計測が推奨され，瘤が最大と推測される部位における長軸直交断面の直径（円形）あるいは短径（楕円形）を計測する（図6-26）．ただし，囊状動脈瘤では長径を計測する（図6-27）．

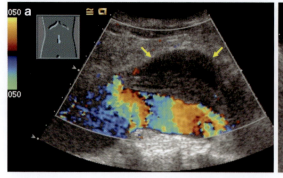
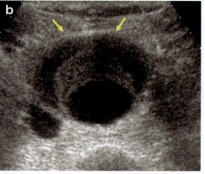

図 6-25　AC サインを伴う真性紡錘状腹部大動脈瘤
　81歳，男性．以前，狭心症で経皮的冠動脈形成術施行．今回，腹部の張った感じあり当院受診．AAA 最大短径 60mm．壁在血栓内に部分的な溶解を表す三日月状の無エコー域（矢印），いわゆる AC サインを認めた．無エコー域内にカラードプラで血流信号は得られなかった．
　a：腹部大動脈縦断像，b：腹部大動脈横断像．

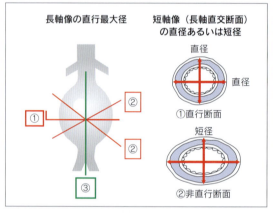
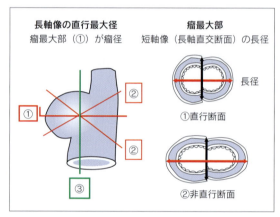

図 6-26　紡錘状動脈瘤径の計測
　短軸像（推奨）では，瘤が最大と推測される部位における長軸直交断面の直径（①円形）あるいは短径（②楕円形）を計測する．長軸像では，瘤が最大と推測される断面の長軸直交最大径（③）を計測する（大動脈は外膜間で計測）．

図 6-27　囊状動脈瘤の計測
　限局拡張例では長径を計測する．

(3) 破裂リスクの評価

　最大短径，拡張速度，瘤形状を考慮する．ただし，有症状の動脈瘤は破裂の危険があり，手術適応と考えられる．50mm あるいは 55mm をこえると破裂リスクが増大する．拡張速度は重要な所見であり，拡張率 5mm/6 カ月以上で手術適応が考慮されるため，定期的な経過観察が必要である（図 6-29）．
　なお，AAA がなく総腸骨動脈瘤が単独で存在する場合は，瘤径 3.0cm 未満では破裂することはないといわれている．

3）腹部大動脈破裂

　死亡率は 90% と高く，手術室にたどり着いたとしても 50 ～ 70% の例では死亡するといわれている．AAA の切迫破裂は，激しい腹痛や腰部痛を自覚し，前ショック状態で来院する．80%以上は後腹膜へ破裂するため，後腹膜内血腫により一時的に止血されるが，腹腔内への破裂では大量出血のためショック死する（図 6-30）．

ワンポイントアドバイス　　冠状断面（図6-28a）

腹部大動脈の長軸方向の観察は矢状断面で行うが，探触子を右腹側部（場合によっては左腹側部）におき超音波を入射し，冠状断面を描出することによって，S字状に蛇行する血管の走行や動脈瘤両サイドの拡大形態，左右横に並んだ両総腸骨動脈を同時に描出できるなど，解剖学的位置関係を容易に把握でき非常に有効である．

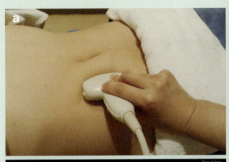
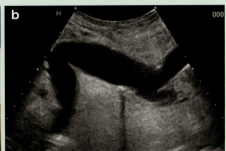
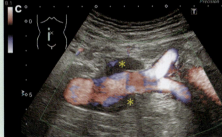

図6-28　腹部大動脈冠状断面
探触子を置き右腹側部（場合によっては左腹側部）より超音波を入射（a）し，冠状断面を描出することによって，蛇行する腹部大動脈（b）や動脈瘤と血栓，両総腸骨動脈との解剖学的位置関係の把握に有効である（c, 紡錘状動脈瘤）．
＊：血栓

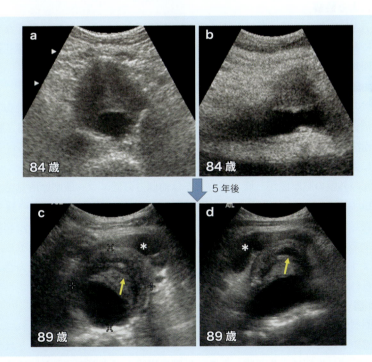

図6-29　囊状大動脈瘤の経年的変化
89歳，男性．5年前（84歳時）に腹部エコー検査にて腹部大動脈瘤（囊性，瘤径40mm）を指摘された（a, b）．今回，心窩部痛で来院．腹部に拍動性腫瘤を触知した．
超音波検査で52mm大の囊状腹部大動脈瘤とACサイン（c, d矢印），さらに腹側に血腫と思われる無エコー域（＊）を認めた．腹腔内出血は認めず，腹部大動脈瘤切迫破裂と診断した．

> **ひとくちメモ　　後腹膜線維症**
>
> 大動脈を中心とした後腹膜に炎症性細胞浸潤と強い線維化をきたす疾患で，基本的には良性疾患である．主に尿管閉塞による腎機能障害や無尿で発症する．血管系には下大静脈や腸骨静脈を圧迫，狭窄し血栓を形成し，下肢の浮腫などを呈する．IAAAと後腹膜線維症は，動脈周囲の組織学的な特徴が共通することから慢性大動脈周囲炎と総称され，ともに血管外膜の肥厚が描出される．また，IgG4関連疾患との関連性も報告されている．

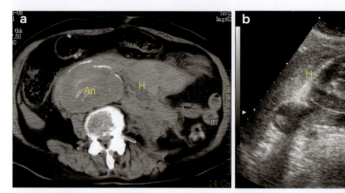

図6-30　腹部大動脈瘤破裂
85歳，男性．昼過ぎに左腰部痛，冷汗と腹痛あり，救急車にて来院．搬入中に心肺停止．到着後，心肺蘇生中に超音波検査施行，処置するも死亡．その後，CT検査施行した（a）．血腫により腎，腸管などの変異が確認された．破裂した動脈瘤（An），血腫（H）．超音波検査では，血栓がほぼ充満した動脈瘤と広範囲の境界不明瞭な周囲血腫が描出された（b）．

(1) 超音波による観察

拡大したAAAや血管周囲の血腫とその広がりを確認する．下大静脈や腸管など周囲臓器への穿破も念頭におく必要がある．下大静脈に穿破した場合，動脈瘤と連続する瘻孔部の高流速血流信号や収縮期雑音が診断に有効である．

4）炎症性大動脈瘤（inflammatory abdominal aortic aneurysm：IAAA）

腹部大動脈の瘤状の拡張に加え，壁の著明な肥厚，大動脈瘤周囲ならびに後腹膜の広範な線維化，そして周囲腹部臓器との癒着を特徴としたIAAAである．症状は，腹痛，腹部不快感，腰痛や微熱，赤沈亢進などの炎症所見を認める．

(1) 超音波による観察

腹部瘤周囲の外膜の肥厚像が，瘤の前方または前側方の低エコー域肥厚所見であるマントルサイン（mantle sign）として描出される（図6-31）．これは，炎症性細胞の浸潤を伴う著明な線維性肥厚を表している．瘤からの血液漏出と考え破裂と誤診したり，腫瘍の浸潤像と誤認しない注意が必要である．単純CTで低CT値の瘤周囲部が造影CTで造影効果を示し，周囲と明瞭に区別できるようになる．肥厚が高度な例では，尿管や消化管などの周囲臓器の巻き込みによる通過障害もみられることがあり，周囲臓器の観察も行う．

5）感染性大動脈瘤

感染性動脈瘤の特徴として，限局した囊状瘤を形成することが多いといわれているが，既存の紡錘状瘤に感染を起こしていることもあり，形態のみから感染を否定することはできない．動脈瘤周囲の液体貯留は炎症による浮腫，あるいは膿瘍形成を示すものであり，感染を強く疑わせる所見である．また，経時的に観察していて急速に拡大する場合は，感染性大動脈瘤の可能性を強く疑う．

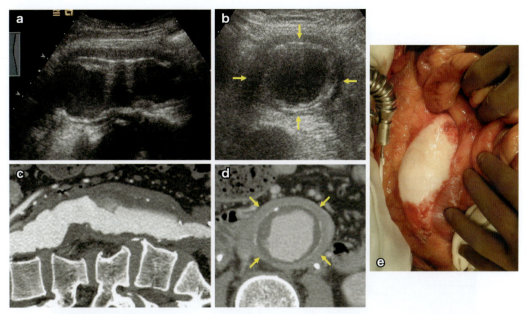

図 6-31 炎症性大動脈瘤
68歳，男性．エコー輝度の高い大動脈壁と，主に大動脈の前壁から側壁に至る低エコー域（マントルサイン，矢印）を認めた（a, b）．CT像（c, d）では，後期相で瘤表面が濃染するいわゆるマントルサイン（d, 矢印）が認められる．肉眼所見は，瘤壁が光沢のある白色陶器様に変色し，線維性に著明に肥厚していた（e）．

（倉重康彦）

2. 大動脈解離

1）胸部大動脈解離

①定義：大動脈解離とは，動脈壁が中膜レベルで2層に剥離し，真腔と偽腔を形成した状態を指し，解離した部位が瘤状に拡大した場合には，解離性大動脈瘤とよぶ．

②病型分類：上行大動脈に解離がある場合には予後悪く，緊急手術が検討されるため，病型分類では，上行大動脈に解離があるかないかで分類するStanfordの分類が臨床で広く用いられている．また，偽腔の血流状態では，偽腔開存型と偽腔閉塞型に分類され，偽腔開存型では進行性に血管径（偽腔）が拡大，瘤化し破裂のリスクが高まるため，慎重な経過観察が重要である．

③症状：胸部大動脈の解離では，強い胸痛が出現する．検査時にも痛みが持続している場合には，痛みによる血圧上昇により，解離部の破裂や解離の進行，解離による循環障害の進行など，重篤な合併症を引き起こしやすいため，薬物を投与し痛みがおさえられた状態で検査を施行することが望ましい．また，解離部位に関連した分枝血管の血流障害による虚血性の臓器障害の症状にも注意が必要である（表6-5）．

【Stanford A型大動脈解離】

上行大動脈に解離がある場合には，前述したように緊急手術が検討されるため，早期診断が求められる．右胸壁アプローチは上行大動脈の描出に優れており，大動脈解離の形態がわかりやすい．特に短軸像（横断像）で観察すると，偽腔と真腔の大きさや偽腔内の血流状態を把握しやすい（図6-32）．

＜解離の範囲＞

解離がどこまで波及しているか，偽腔内の血流状態も含めて観察する．偽腔と真腔の交通孔であるentryとre-entryは，胸部大動脈では分枝血管の直下にみられることが多い．解離が弓部まで波及している場合は，腕頭動脈や両側総頸動脈，鎖骨下動脈まで解離の波及の有無を検索す

表 6-5　大動脈解離部の分枝血管に関連した病態と症状

	血流障害をきたす分枝血管	病態，症状
上行	冠動脈	狭心症，心筋梗塞，房室ブロック
弓部	腕頭動脈，総頸動脈 鎖骨下動脈	脳虚血 上肢の血流障害
下行	肋間動脈（Adamkiewicz 動脈）	対麻痺
腹部	腹腔動脈，上下腸間膜動脈 腎動脈，腸骨動脈	腸管虚血，腎虚血 下肢の血流障害

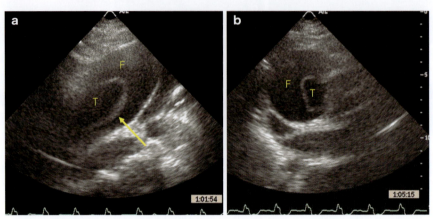

図 6-32　右胸壁アプローチで描出された上行大動脈の解離（72 歳，女性）
　胸部 X 線写真にて，右第 1 弓の突出がみられたため，患者は仰臥位のまま右第 3 肋間からアプローチしたところ（ワンポイントアドバイス，p.133），上行大動脈内に解離した intimal flap が明瞭に描出された（a 矢印）．さらに短軸像（横断像）では，解離により形成された真腔と偽腔の形態が容易に判別できた（b）．T：真腔，F：偽腔．

> **ひとくちメモ　　体外循環装置の送血路**
>
> 　胸部大動脈解離手術時の体外循環装置の送血路としては，中枢側の鎖骨下動脈と大腿動脈があるが，前者のほうが合併症も少ないため，使用可能な場合は優先的に使用される．そこで，術前に送血管が挿入可能かどうかの観点で，同部位の解離の有無や血流状態を超音波で確認することは意義が高い．また，弓部置換が必要な例では，脳への血流保護のため，脳分離体外循環が選択されるが，その際，送血路となる腋窩動脈や弓部からの分枝である腕頭動脈，左総頸動脈の解離の有無も術前に検索しておくことが望ましい．

る．腹部大動脈まで解離が波及している例では，手術時の体外循環装置の送血管の挿入口となる，大腿動脈の解離の有無まで検索することが望ましい（ひとくちメモ）．
＜上行大動脈解離で特に注意したい合併症＞
　①心嚢液貯留：心膜は上行大動脈で折り返し，二重構造を呈しているため，解離部の破裂により血性の心嚢液が貯留し，心タンポナーデを引き起こす．偽腔の血管壁の亀裂から血液が滲み出ている切迫破裂の状態では，心嚢液の量は多くはないが，粘性のある血性心嚢液であるため，右房や右室に collapse（虚脱）を生じるので，見逃さないように注意する．
　②大動脈弁逆流：大動脈弁の交連部が拡大すると，大動脈弁逆流が生じる．さらに交連部に波及すると，大動脈弁の逸脱による逆流を生じる．交連部が全周性に広範囲に解離すると，拡張期に落ち込んだ内膜が逆流弁口を塞ぎ，大動脈弁逆流の時相が短くなるため，重症度を過小評価する場合があり，注意が必要である．

第6章　大動脈

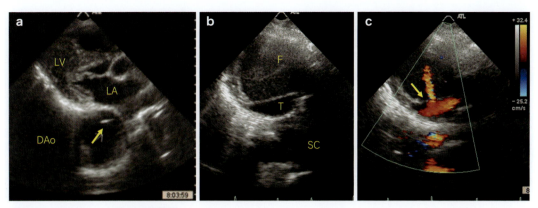

図 6-33　Stanford B 型大動脈解離
　傍胸骨断面で左房下に描出される下行大動脈中部は著明に拡大し，壁在血栓と intimal flap が観察された（a 矢印）．背部からのアプローチで観察すると，偽腔内の血栓や，真腔から偽腔への entry 血流（c 矢印）も明瞭に描出された（ワンポイントアドバイス）．
　LV：左室，LA：左房，DAo：下行大動脈，T：真腔，F：偽腔，SC：脊柱．

> **ワンポイントアドバイス**　　胸部 X 線写真から読みとる胸部大動脈の描出方法
>
> 　図 6-34a は Stanford A 型解離の胸部 X 線写真，図 6-34c は図 6-33 の Stanford B 型解離の胸部 X 線写真である．これらの写真から，大動脈の解剖的な位置を考察すると，上行大動脈の描出には右胸壁の第 3～4 肋間，下行大動脈の描出には背部からのアプローチにより良好な画像が得られることが予測される．すなわち，胸部 X 線写真から描出したい部位に一番近い位置へのアプローチを推察できる．また，両者とも描出の妨げになるのは胸骨や脊柱であるため，胸部 CT 写真がある場合には，これらの骨と血管の位置関係で，描出可能かどうかを判断することも検査時間の節約となる．さらに，大動脈解離では体位変換に伴い解離が進行し，重篤な病態となることがあるため，上行大動脈検索時はなるべく仰臥位のままアプローチを試み，安易に右側臥位としないようにしたい．下行大動脈は側臥位でなければ描出できないが，大動脈解離の急性期には，患者の症状に留意しながら慎重にゆっくりと体位を調整するようにし，決して無理をしないように，必要に応じて病相の時期も考えながら行うようにしたい．
>
>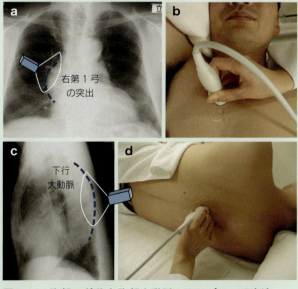
>
> **図 6-34　胸部 X 線像と胸部大動脈へのアプローチ方法**

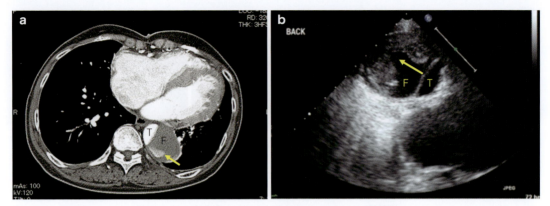

図 6-35　慢性期に下行大動脈の偽腔内血栓に ULP を認めた Stanford B 型解離
　下行大動脈に広範囲にみられた解離の偽腔はほとんど血栓化していたが，経過観察中の胸部 CT にて，偽腔内血栓の一部に潰瘍様突出像（ulcer-like projection：ULP）が出現した（a 矢印）．後日施行した経胸壁エコーでも，左背部からのアプローチにて，偽腔内血栓に ULP が生じ，entry からの血流で偽腔内血栓の一部に血流の開存がみられた（b 矢印）．T：真腔，F：偽腔．

　③左室壁運動異常：解離が冠動脈分岐もしくは冠動脈内まで波及すると，冠動脈の血流障害を起こし，虚血による壁運動低下がみられる．

【Stanford B 型大動脈解離】
　上行大動脈に解離がない Stanford B 型は Stanford A 型と比較して予後が良好で，大動脈解離に関連した分枝血管の血流障害による臓器の虚血が著明な場合以外は，内科治療で保存的に経過観察する場合が多い（表 6-5）．

＜下行大動脈解離の描出＞
　下行大動脈の解離を観察するアプローチの方向としては，胸骨上窩，傍胸骨長軸断面の左房下（図 6-33a），背部の脊柱よりやや左側の背部がある（図 6-33b，c）．特に解離により血管径が拡大した例では，下行大動脈は背方へと突出するため，背部からの描出が有効である（ワンポイントアドバイス）．また，下行大動脈は食道の背方に位置するため，経食道エコー法で良好な画像で観察できる．

＜偽腔内血流開存に注意＞
　偽腔開存型では，進行性に血管径が拡大，瘤化するため注意が必要である．偽腔閉鎖型でも経過観察中に血栓化した偽腔の一部に血流が開存し，潰瘍様突出像（ULP：ulcer-like projection）を認めることがある（図 6-35）．大動脈径が 40mm 以上，偽腔の径が 10mm 以上[26]は，慢性期の大動脈径の拡大などの進行する危険因子であることが報告されており，注意が必要である．

（水上尚子）

2）腹部大動脈解離
　腹痛を主訴とする患者では，消化器系での異常を指摘されず，血管エコーの精査で腹部大動脈解離が発見される症例が散見される．胸部大動脈解離が順行性に腹部大動脈まで波及した例や，腹部大動脈に限局した解離が腹痛の原因となる．腹部大動脈は腹腔臓器の分枝として腹腔動脈，上腸間膜動脈，下腸間膜動脈，腎動脈などが分枝し，さらにその下部では腸骨動脈から下肢血管に分布する大腿動脈へとつながる．これら分枝血管に剥離内膜の進展や内膜による分枝血管の狭窄や閉塞を呈すると，腸間や腎臓，下肢の虚血を起こすこととなり，外科的治療の対象となる[1, 27]．主とされる臓器の分枝血管を有する腹部動脈では，真腔（true lumen：TL）からの血流の確認と剥離内膜の分岐血管への進展などの確認が重要である．

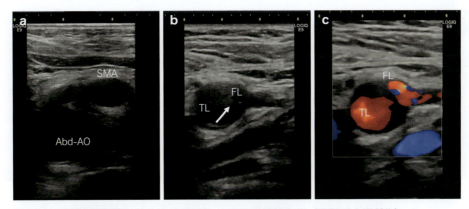

図 6-36　上腸間膜動脈（SMA）に限局した大動脈解離症例（腹部正中縦断像）
　a：腹部大動脈（Abd-Ao）から起始する上腸間膜動脈の拡張を認める．
　b：拡張部分の拡大像．淡い線状エコーを認める．
　c：拡張部分の拡大像．カラードプラ法にて偽腔（FL）にも血流を認める．
　矢印：線状エコーとされる剥離内膜．

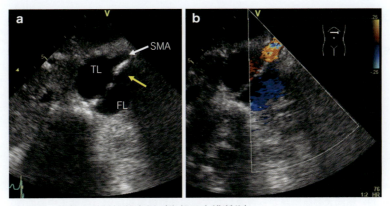

図 6-37　腹部大動脈解離症例（腹部正中横断像）
　a：真腔（TL）から上腸間膜動脈（SMA）は分岐していた．
　b：カラードプラ法にて真腔（TL）から SMA へ血流を認めた．
　黄矢印：剥離内膜．

(1) 使用探触子

コンベックス型探触子ないしセクタ型探触子を使用し，特に描出不良である腹部分枝血管への血流の有無や狭窄血流速波形検出においてはセクタ型探触子が有効である．近年各メーカーから高周波型のコンベックス型探触子も導入され，分岐血管の描出能が上がっている．

また，分枝血管の血流検出においては，B モード像のゲイン，カラードプラ血流の流速レンジの設定など，適切な設定が検出感度向上につながる．

(2) 腹腔動脈・上腸間膜動脈

腹腔動脈は通常すぐに左胃動脈，脾動脈，総肝動脈の 3 本の枝に分かれる．上腸間膜動脈は，小腸を後腹膜に付着させている腹膜の部分である腸間膜のなかを左下方に走行し，さらに多くの分枝血管を有する．また，限局した解離例もあり，腹痛時には観察を必要とする（図 6-36）．

胸部大動脈解離の剥離内膜が波及した例では，真腔と偽腔（false lumen：FL），内膜と分岐血管との関係を観察する必要がある（図 6-37）．

(3) 腎動脈

腎動脈の狭窄や閉塞による腎血流障害は，急性解離の約 7% に発症するとの報告があり[28]，分岐する腎動脈への血流確認は重要となる（図 6-38）．しかしながら，腹部大動脈本幹から分岐

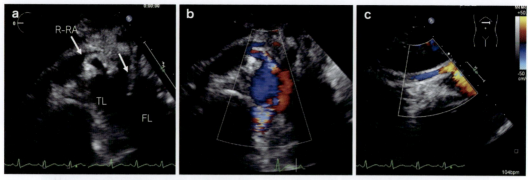

図 6-38 腹部大動脈解離症例（腹部正中横断像）
a：右腎動脈（R-RA）は真腔より分岐し，剥離内膜（矢印）は右腎動脈内への進展を認めなかった．
b：豊富な血流を有する真腔からの血流は，右腎動脈への流入を確認できた．
c：右腎動脈の起始部から末梢側へ向かう血流も確認し，狭小化を認めなかった．

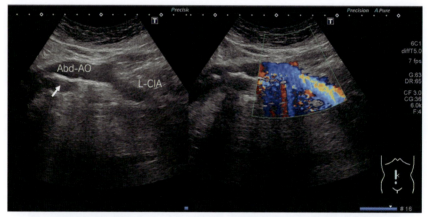

図 6-39 胸部大動脈解離から波及した左総腸骨動脈解離症例（腹部正中縦断像）
胸部大動脈中枢側から波及した剥離内膜（矢印）は順行性に左総腸骨動脈（L-CIA）起始部まで認めた．

血管を探す場合では，本幹が蛇行を呈している例もあり，検出においては難渋することもある．内膜の状態を把握するには，画像を拡大しシネループを利用し断端の検出を行う．また，剥離内膜の検出が難しい場合は，カラードプラ法とパルスドプラ法併用で，分枝血管の血流速上昇の確認や血流の途絶など，分岐血管への血流の有無の確認が有効である．

(4) 腸骨動脈

左右の総腸骨動脈は，内腸骨動脈・外腸骨動脈へと分岐し，外腸骨動脈は大腿動脈へとつながる．下肢虚血の有無を判定するうえでは，末梢側への剥離内膜断端の検出と血流検出が重要となる（図 6-39）．

> **ワンポイントアドバイス** 剥離内膜による分岐血管の閉塞に注意しよう
>
> 腹腔動脈と上腸間膜動脈，腎動脈においては，分岐形式にバリエーションがあり注意を要する．また，臓器虚血への発生機序として図6-40があり[1]，虚血における血流不全は予後不良とされ，厳重な経過観察が必要とされている[1, 27]．
>
>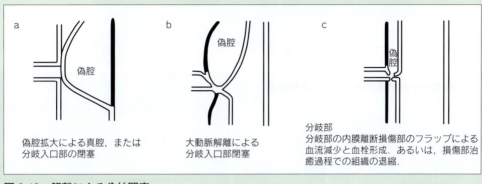
>
> 図6-40 解離による分枝閉塞

（牟田光明）

3. 大動脈内プラークの評価

大動脈のプラークの部位や性状の評価を行うことは，全身の動脈硬化の程度の評価のみならず，脳塞栓症や末梢塞栓の原因検索，リスク評価としても重要である．

1) 大動脈プラークの分類

大動脈の動脈硬化は，主に粥状硬化である．動脈硬化の進展に伴い，石灰化や脂質の沈着により壁厚が2.0mm以上に肥厚したものをプラーク（図6-41）という．大動脈腔内に4.0mm以上突出するもの，潰瘍（ulcer）形成を伴うもの，可動性を有するもの（mobile plaques）は複雑プラークとよばれ，注意が必要である．大動脈プラークの分類には，Royseの分類[29]とKatzの分類[30]がある（表6-6）．

2) 大動脈の部位による相違

大動脈のプラークは動脈の分岐部に多いとされている．これは，分岐血管部には血液の流れに変化が生じ，血流のよどみや渦流による流体力学的なストレスからさまざまな動脈硬化形成促進因子が発現しやすいためである．また，プラークは胸部大動脈よりも腹部大動脈に多い．腹部大動脈は，胸部大動脈よりも血流量が少なくずり応力が低い，vasa vasorum（脈管の脈管）が少ないことなどがその理由とされている．剖検例の検討では，脂質代謝異常例では胸部大動脈にプラークが多いという特徴があり，喫煙は胸部より腹部大動脈のプラークと関連することが示されている[31,32]．

3) 胸部大動脈のプラーク評価

胸部大動脈のプラークの性状評価は，経胸壁エコーよりも経食道エコーを用いたほうが正確である．経食道エコーで弓部大動脈に4mm以上のプラークがある患者は，1年間での脳塞栓症発症リスクは10〜12％にも及ぶといわれている[33]．また，下行大動脈近位部の複雑プラークも，拡張期に下行大動脈から弓部3分枝へと血流が逆行する場合があるため，脳塞栓症の原因になりうる．末梢塞栓のみならず，脳塞栓症の原因検索の際にも，胸部大動脈全体のプラーク評価を行うことが重要である．さらに，経食道3Dエコーを用いることで，血管壁およびプラークの立体的な評価，多断面からのプラークの観察を行うことができる（図6-42a，b）．しかし，経食道エ

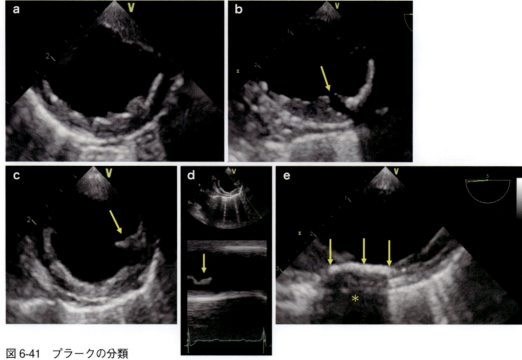

図6-41 プラークの分類
経食道心エコー検査で観察された大動脈のプラーク画像である．
　a：下行大動脈短軸像．厚さ4mm以上の表面不正なプラークを認める．
　b：下行大動脈短軸像．潰瘍形成（矢印）を伴うプラークを認める．
　c：大動脈弓部短軸像．可動性プラーク（矢印）を認める．
　d：cの可動性プラークのMモード．大動脈の拍動とは異なり，不規則に動く様子（矢印）が観察される．
　e：大動脈弓部長軸像．石灰化プラーク（矢印）を認め，下方には音響陰影とよばれる無エコー域（＊）がみられる．

表6-6 Royseの分類[29]（左）とKatzの分類[30]（右）

	内膜	厚さ
normal	平滑	< 2mm
mild	平滑	2〜4mm
moderate	平滑	> 4mm
severe	可動性プラーク	> 4mm

grade1	正常もしくは軽度の内膜肥厚
grade2	隆起性アテロームではないが高度の内膜肥厚がある
grade3	5mm未満の隆起性アテローム
grade4	5mmより大の隆起性アテローム
grade5	大きさに関係のない可動性アテローム

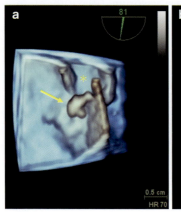
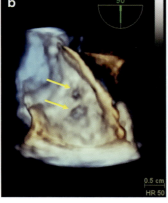

図6-42 経食道3Dエコー
　a：可動性プラーク．大動脈内に可動性を有するプラーク（矢印）が観察される．近傍の大動脈壁がプラーク破綻している様子（＊）がみられる．
　b：大動脈壁の潰瘍形成（矢印）が観察される．

第6章 大動脈

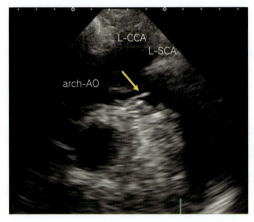

図6-43 弓部大動脈の可動性プラーク（胸骨上窩アプローチによる弓部大動脈縦断像）
　左総頸動脈（L-CCA），左鎖骨下動脈（L-SCA）の分岐位置よりやや末梢側の弓部大動脈（arch-AO）小彎側に，可動性を有する高輝度なプラーク（矢印）を認める．

> **ワンポイントアドバイス**　　腹部大動脈のプラーク評価
>
> 　経食道エコーでは評価が難しいので，経腹壁エコーが評価の中心となる．見落としを防ぐためにも，短軸像で全体の観察を行った後，長軸像で詳細に観察を行うとよい．penetrating atherosclerotic ulcer（PAU）は，大動脈壁のプラーク破綻によって生じ，限局性の解離として観察される（図6-44）．プラークと同様に，PAUの発生も中枢（上行大動脈）側よりも末梢（下行〜腹部大動脈）側に多い．プラーク破綻により，下肢などの末梢にコレステロール塞栓症が引き起こされる．代表的なものに，下肢の痛みやチアノーゼを生じるblue toe症候群（図6-45）がある．
>
>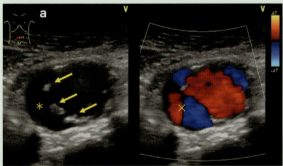
>
>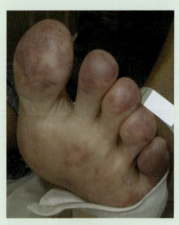
>
> 図6-45　blue toe症候群
>
>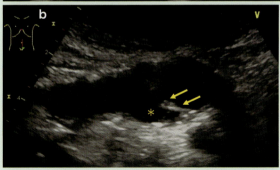
>
> 図6-44　腹部大動脈のPAU
> 　a：腹部大動脈短軸像．大動脈壁のプラーク破綻による大きな潰瘍（＊）形成を認め，内部に入り込む血流（×）を認める．
> 　b：腹部大動脈長軸像．長軸像では，限局性の解離として観察される．解離した内中膜（矢印）は，動脈硬化のため高輝度で可動性に乏しい．

> **ひとくちメモ　PAU**
>
> PAUにより解離した内膜は動脈硬化のため，大動脈解離（偽腔開存型）とは異なり可動性はみられない．しかし，潰瘍が中膜以下にまで達し血液が流入することで，大動脈解離を発症する場合もある．また，潰瘍が外膜まで達すれば仮性動脈瘤や大動脈破裂を生じる．そのため，PAUは急性大動脈症候群の1つに分類されている．

コーでは，探触子に近い部位は観察が困難であるので，プラークの存在の見落としに注意が必要である．一方，経胸壁エコーは，検出率や詳細な性状評価の点では経食道エコーに劣るが，非侵襲的で簡便に行えるので，スクリーニングとして有用な検査である（図6-43）．

（大原未希子）

4．ステントグラフト留置術前後の評価
1）術前評価ポイント

ステントグラフト留置術前の評価では，大動脈瘤とステントグラフト留置予定部の血管径，長さ，壁性状，蛇行，および大動脈瘤と分枝血管との位置関係（特に腎動脈から瘤までの距離が短い症例では適応とはならない）が大切である（図6-46）．また，本治療法では18Fr（径6mm）から22Fr（径7.3mm）の太いカテーテルが利用されるため，総大腿動脈から病変部までのアクセスルートの確認も忘れてはならない．

2）術後評価ポイント

ステントグラフト留置術後の評価では，エンドリークと瘤の大きさが重要である．

エンドリークとは，「ステントグラフトより外側の大動脈瘤あるいは近接大動脈内部に血流が存在する状態」であり，単なるleak（血管外部に漏出する血流）とは区別して用いられる．

通常，エンドリークがない例では，瘤とステントグラフトの間の腔内への血流が遮断され，内部の血栓化，瘤縮小が認められる（図6-47）．一方，エンドリーク例では瘤の拡大や破裂の発生率が高く，遠隔期成績は不良になる．エンドリークは発生部位により4型（Ⅰ～Ⅳ型）に分類され，程度によりminor（小さい）あるいはmassive（大きい）に区別される（図6-48）．また，まれではあるが，ステントグラフトの狭窄や閉塞，migration（移動）などにも留意して観察したい．

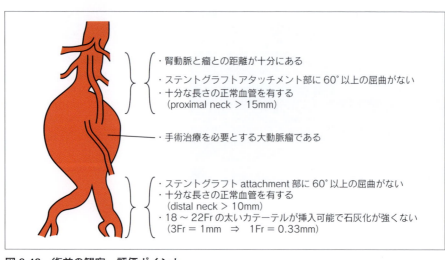

図6-46　術前の観察・評価ポイント

第6章　大動脈

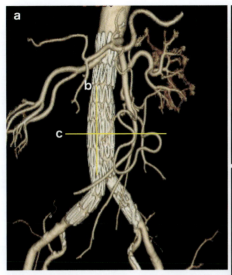
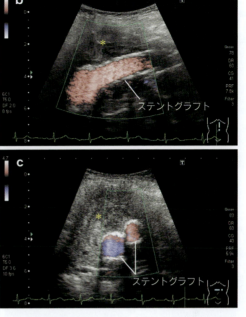

図 6-47　ステントグラフト留置術後
a：3DCT，b：ステントグラフト縦断像，c：ステントグラフト横断像．
b，c：ステントグラフト内部全体に血流シグナルが検出されている．また，ステントグラフト周囲の瘤内部は血栓化し，エンドリークは検出されていない．＊：血栓．

エンドリーク Type Ⅰ

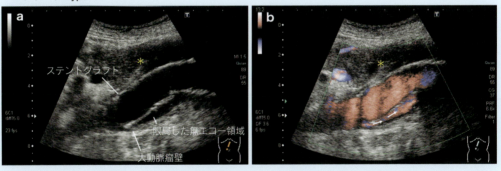

a：ステントグラフト周囲の大動脈瘤内部に，血栓化していない無エコー領域が確認される．
b：高分解能カラー表示でステントグラフト後方にエンドリークが確認される（矢印はエンドリークを示す）．
＊：血栓．

エンドリーク Type Ⅱ

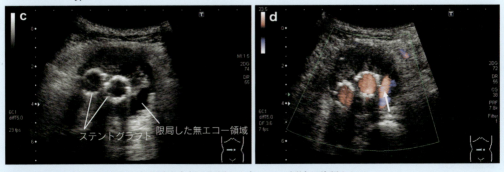

c：ステントグラフト側方の大動脈瘤内部に限局した無エコー領域が確認される．
d：大動脈壁側から瘤内へ流入する血流像が観察される（矢印はエンドリークを示す）．

図 6-48　エンドリーク（1）

エンドリーク Type Ⅲ

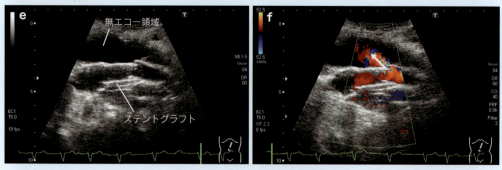

e：ステントグラフト前方に血栓化していない無エコー領域が観察される．
f：ステントグラフトの接合部から漏れ出る血流像が観察される（矢印はエンドリークを示す）．

エンドリーク Type Ⅳ

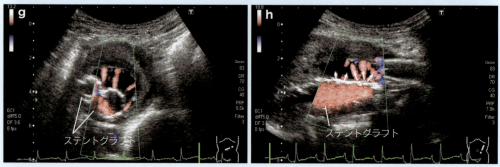

g，h：ステントグラフト留置術直後，人工血管布の複数箇所から血流が観察された（矢印はエンドリークを示す）．

図 6-48　エンドリーク（2）

> **ワンポイントアドバイス　　エンドリーク診断のコツ**
>
> 　一般に，"漏れ"はカラードプラ法を用いて診断される．しかし，カラードプラ法でも検出されないような低流速のエンドリークを，B モードで流動エコーとして検出することができる．コンベックス型探触子の視野幅を狭め，断層画像の分解能を落とさずにフレームレートを向上させた状態で瘤内部血栓性状を丹念に観察すると確認しやすい．また，高分解能カラー表示（Directional eFlow や Advanced Dynamic Flow）を用いると，従来のカラードプラよりも高分解能で高フレームレート，低ブルーミングな血流表示が可能になり，ステントグラフト留置術後の微細な血流評価に有効性が高い．

（山本哲也）

5．人工血管術前・術後の評価
1）腹部大動脈瘤・術前評価

　腹部大動脈瘤の手術を行う場合，腎動脈分岐より瘤が末梢にある場合は，腎動脈より末梢側の大動脈で鉗子遮断ができることから，腎動脈の血流を確保しながら手術を行える利点がある．しかし，瘤が腎動脈起始部より中枢側または起始部近接の場合には，手術の難易度が上昇する．

2）装置の設定

　装置は，腹部エコー用のプリセットまたは腎動脈検査用のプリセットを調整して使用する．ダイナミックレンジは 55〜60dB に設定する．瘤径の計測時相や血流のタイミングを確認するた

第6章 大動脈

めに心電図を装着する[34].

3) 計測と観察のポイント

瘤の中枢端と腎動脈起始部の距離を計測する場合，両者の位置が離れている症例では，人工血管吻合部となる大動脈の血管径計測，粥腫や石灰化の有無を評価する．スクリーニングでは上腸

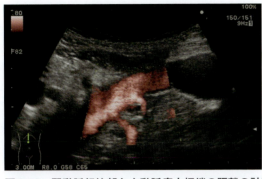
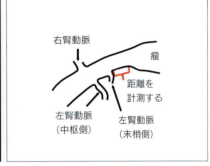

図 6-49 腎動脈起始部と大動脈瘤中枢端の距離の計測
腹部大動脈瘤，男性，70 歳代．
本例では，2 本ある左腎動脈の末梢側腎動脈と瘤との距離を測定する．B モード断層法のみで確認しづらい場合はカラードプラも併用する．大動脈長軸断層で左腎動脈の起始部を描出するには，患者右腹部より食い込ませる探触子走査が有効である

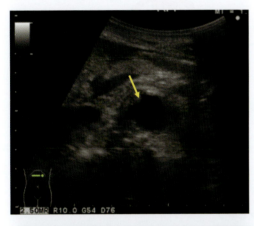

図 6-50 吻合部大動脈内膜面の観察
腹部大動脈瘤，男性，70 歳代．
不整なプラークの突出がみられる（矢印）．人工血管置換術または腹部大動脈瘤ステントグラフト内挿術（EVAR：endovascular aneurysm repair）のどちらが選択された場合も，術手技が容易とはいいがたい画像である．また，短軸画像のみでは瘤との位置関係が不明である．

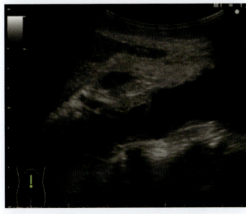
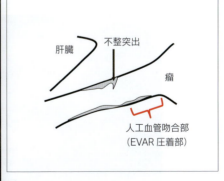

図 6-51 吻合部大動脈を長軸画像で確認
腹部大動脈瘤，男性，80 歳代．
腹部大動脈の内腔に不整突出があるが，人工血管吻合予定部には大きな影響はないと判断できる．EVAR が選択された場合も，圧着部には大きなプラークはみられない．

> **ワンポイントアドバイス**　　背側に突出する嚢状瘤を見逃さない
>
> 横方向への突出や背中方向への突出の瘤は見逃されやすいため，意識的に横〜背側方向の瘤を検索する．

間膜動脈起始部と瘤の距離を測り，3cm 以上あれば腎動脈下の大動脈瘤と報告してよい[35]．しかし，腎動脈起始部までの距離が近接している場合には，腎動脈までの距離を直接計測する．

　直接計測の場合，描出法の基本は大動脈に対して長軸断面となるが，Bモード断層法での認識が容易でない場合は，カラードプラを併用する（図 6-49）．距離計測は両側の腎動脈について行い，側腹部からの観察が有効である．グラフト吻合部とステントグラフト留置・圧着部はほぼ同様の部位である（図 6-50, 6-51）．吻合部での観察の中心は，可動性プラークの有無や狭窄，縮窄，蛇行の程度評価である．可動性プラークの有無や狭窄，縮窄，蛇行の程度により治療方針が変更となる場合があるため，大動脈瘤の詳細な評価が必要である．炎症瘤や感染瘤が疑われる場合には，疑診の元となる画像を残すことも大切である．

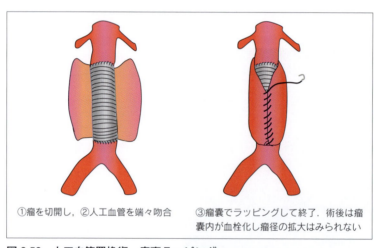

図 6-52　人工血管置換術，瘤嚢ラッピング

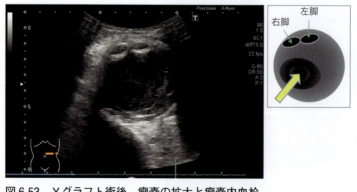

図 6-53　Yグラフト術後，瘤嚢の拡大と瘤嚢内血栓
　　大動脈人工血管置換術後，男性，70 歳代．
　　瘤嚢内を観察すると，年輪状に血栓がみられる．流入部の検索は，瘤嚢内血栓の低エコー部(▶)や可動部性を探す．本例は Y グラフトの両脚に変形がみられ，早急な対応が必要と判断される．

4）腹部大動脈瘤・術後

術後評価にあたっては，グラフト内血栓の有無，ラッピング瘤の径や瘤内への流入血流の有無，仮性瘤の有無などが主な確認ポイントである．特にラッピング瘤径の経過観察は手軽で有用な情報である（図6-52）．瘤径が拡大傾向であると瘤内への流入が停止していないことを示唆する所見であり，流入部位の特定が要求される．血流・流入部の検索は，カラードプラが有用な症例もあるが，流入血流は低速のため，通常のカラードプラで検出できない症例が多い．そのため，低流速を検知できる血流モードが搭載されている機種であれば，積極的にそれらを駆使して検索を行う．最も基本的で大切なことは，瘤嚢内血栓をBモード断層画像で詳細に観察し，血栓の可動部や低エコー輝度部を探すことである（図6-53）．吻合部の不全により瘤嚢内に血圧がかかる状態であると破裂の危険性があるため，瘤嚢拡大の原因究明が大切である（図6-54）．吻合部不

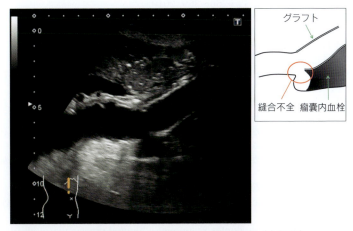

図 6-54　人工血管置換術後に観察された縫合不全（中枢側）
大動脈人工血管置換術後，男性，70歳代．
腹部大動脈人工血管置換術後の経過観察で，中枢側の吻合部に縫合不全が観察され，瘤嚢内血栓に可動性がみられた（図6-53と同一症例）．本症例は再手術を行い，順調に経過観察中である．

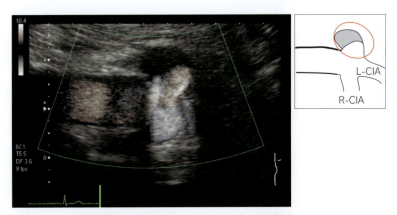

図 6-55　人工血管置換術後に観察された仮性瘤（末梢側）
大動脈人工血管置換術後，男性，80歳代．
左側腹部からの大動脈長軸画像による観察（ダイナミックフロー使用）．グラフト末梢側吻合部に仮性瘤が観察される（赤丸印）．瘤内先端部は血栓化しているが，入口部には血流が観察される．
R-CIA：右総腸骨動脈．L-CIA：左総腸骨動脈．

全により仮性瘤（図6-55）がみられることがあり，仮性瘤内への流入の有無も確認する[36]．吻合部すべてを観察し，仮性瘤がみられる場合は，担当医への迅速報告が必要となる．

（久保田義則）

■参考文献
1）超音波による大動脈・末梢動脈病変の標準的評価法．*J. Med. Ultrasonics*, 41：405〜414, 2014.
2）大動脈瘤・大動脈解離診療ガイドライン（2011年改訂版）．日本循環器学会ホームページ．
http://www.j-circ.or.jp/guideline/pdf/JCS2011_takamoto_h.pdf
3）2010 ACCF/AHA/AATS/ACR/ASA/SCA/SCAI/SIR/STS/SVM Guidelines for the diagnosis and management of patients with thoracic aortic disease：Executive summary：A report of the American College of Cardiology Foundation/American Heart Association Task Force on Practice Guidelines, American Association for Thoracic Surgery, American College of Radiology, American Stroke Association, Society of Cardiovascular Anesthesiologists, Society for Cardiovascular Angiography and Interventions, Society of Interventional Radiology, Society of Thoracic Surgeons, and Society for Vascular Medicine. *Circulation*, 6：e266〜369, 2010.
4）2014 ESC Guidelines on the diagnosis and treatment of aortic diseases：Document covering acute and chronic aortic diseases of the thoracic and abdominal aorta of the adult. The Task Force for the Diagnosis and Treatment of Aortic Diseases of the European Society of Cardiology (ESC). *Eur. Heart J.*, 35：2873〜2926, 2014.
5）大谷　修，堀尾嘉幸：カラー図解人体の正常構造と機能Ⅱ循環器．梅澤俊彦，日本医事新報社，2000.
6）水上尚子：PWVでわかるもの．心エコー，13（11）：1044〜1054, 2012.
7）山科　章：ヒトは血管とともに老いる A man is as old as his arteries. －脈波速度から血管の老化を診る－．Arterial Stiffness 動脈壁の硬化と老化，6：1346〜1375, 2004.
8）水上尚子：大動脈エコーの撮り方と報告書の記入－私はこうしている－．心エコー，6（9）：2005.
9）松尾　汎，他：超音波検査テクニックマスター．*Vascular Lab*, Vol.9 増刊, 2012.
10）吉牟田剛：よりよい検査のための血管疾患の診断と治療〜大動脈エコー〜．*Vascular Lab*, 10：22〜35, 2013.
11）日本超音波検査学会監修：血管超音波テキスト．医歯薬出版，2005.
12）Gregory, L., et al.：Mesenteric duplex scanning：a blinded prospective study. *J.Vasc.Surg.*, 17：78〜86, 1993.
13）Moneta, G. L.,et al.：Mesenteric duplex scanning：a blinded prospective study. *J. Vasc. Surg.*, 17（1）：79〜84, 1993.
14）Dubost, C., et al.：Resecton of an aneurysm of the abdominal aorta. *Arch. Surg.*, 64：405〜408, 1952.
15）Parodi, J.C., et al.：Transfemoral intraluminal graft implantation for abdominal aortic aneurysms. *Ann. Vasc. Surg.*, 5：491〜499, 1991.
16）Yasuda, H., et al.：Failure to prevent progressive dilation of ascending aorta by aortic valve replacement in patients with bicuspid aortic valve：comparison with tricuspid aortic valve. *Circulation*, 108（Suppl 1）：291〜294, 2003.
17）重松　宏：末梢閉塞性動脈疾患の治療ガイドライン．*Circulation Journal*, 73（Suppl）III, 2009.
18）田中幸子：腹部超音波検査判定マニュアル．日本消化器がん検診学会雑誌，5（24）：471〜493, 2014.
19）Brewster, D.C., Cronenwett, J.L.：Guidelines for the treatment of abdominal aortic aneurysms. Report of a subcommittee of the Joint Council of the American Association for Vascular Surgery and Society for Vascular Surgery. *J. Vasc. Surg.*, 37（5）：1106〜1117, 2003.
20）Multicentre Aneurysm Screening Study Group. The Multicentre Aneurysm Screening Study (MASS) into the effect of abdominal aortic aneurysm screening on mortality in men：a randomized controlled trial. *Lancet*, 360：1531〜1539, 2002.
21）Thompson, S.G., Ashton, H.A., Gao, L., et al.：Screening men for abdominal aortic aneurysm：10 year mortality and cost effectiveness results from the randomised Multicentre Aneurysm Screening Study. *BMJ*, 338：b2307, 2009.
22）Jones, C. S., Reilly, M. K., Dalsing, M. C., et al.：Chronic contained rupture of abdominal aortic aneurysms. *Arch. Surg.*, 121：542〜546, 1986.
23）川崎裕満，吉戒　勝：潜在性AAA破裂の一例．*Jpn. J. Vasc. Surg.*, 12：651〜653, 2003.
24）石坂信和：慢性動脈周囲炎，冠動脈周囲炎とIgG4関連疾患．心臓，44（9）：2012.
25）Sueyoshi, E., Matsuoka, Y., Imada, T., et al.：New development of an ulcerlike projection in aortic intramural hematoma：CT evaluation. *Radiology*, 224：536〜541, 2002.
26）Sueyoshi, E., Imada, T., Sakamoto, I., et al.：Analysis of redictive factors for progression of type B aortic intramural hematoma with computed tomography. *J. Vasc. Surg.*, 35：1179〜1183, 2002.
27）小澤優道，他：腹部臓器虚血を伴う急性Ⅲb型大動脈解離の治療戦略．日血外会誌，15：551〜558, 2006.

28) Fann, J.I., Sarris, G.E., Mitchell, R.S., et al.: Treatment of patients with aortic dissection presenting with peripheral vascular complications. *Ann. Surg.*, **212**: 705～713, 1990.
29) Royse, C., et al.: Assessment of thoracic aortic atheroma by echocardiography: a new classification and estimation of risk of dislodging atheroma during three surgical techniques. *Ann. Thorac. Cardiovasc. Surg.*, **4**: 72～77, 1998.
30) Katz, E.S., et al.: Protruding aortic atheromas predict stroke in elderly patients undergoing cardiopulmonary bypass: experience with intraoperative transesophageal echocardiography. *J. Am. Coll. Cardiol.*, **20**: 70～77, 1992.
31) Roberts, J. C., Moses, C., Wilkins, R.H.: Autopsy studies in atherosclerosis: Distribution and severity of atherosclerosis in patients dying without morphologic evidence of atherosclerotic catastrophe. *Circulation*, **20**: 511～519, 1959.
32) McGill, Jr. H.C.: The cardiovascular pathology of smoking. *Am. Heart*, **115**: 250～257, 1988.
33) Kronzon, I., et al.: Aortic atherosclerotic disease and stroke. *Circulation*, **114**: 63～75, 2006.
34) 松尾　汎：血管疾患患者の診察法と検査の進め方．内科, **85**：805～811, 2000.
35) Abdominal Anatomical Position and Number of Renal Artery at the Renal Hilum；Rajiv Ranjan Sinha；*J. Indian. Acad. Forensic Med.*, **37** (2)：2015.
36) 安田慶秀：大動脈手術遠隔期合併症に対する治療ストラテジー．脈管学, **45**（4）：197～214, 2005.

第7章 腎動脈

1 要旨

1. **対象となる代表的疾患**
   粥状硬化性腎動脈狭窄症，腎動脈瘤，線維筋性異形成，大動脈炎症候群．
2. **重要なガイドライン**
   超音波による腎動脈病変の標準的評価法（日本超音波医学会用語・診断基準委員会）．
3. **対象となる患者**
   生活習慣病（高血圧症，糖尿病，動脈硬化症，脂質異常症，喫煙，肥満），慢性腎不全．
   血行再建術の適応評価，カテーテル治療後の再狭窄．
4. **探触子**
   中心周波数 3.5〜5 MHz のコンベックス型探触子．
   2.5〜3.5 MHz のセクタ型探触子．
5. **評価項目**
   ①収縮期最高血流速度（peak systolic velocity：PSV）
   ②拡張末期血流速度（end diastolic velocity：EDV）
   ③腹部大動脈の PSV（renal/aorta ratio：RAR）
   ④腎臓サイズ計測（基本長径 cm）
   ⑤抵抗指数（resistance index：RI）
   ⑥収縮期加速時間（acceleration time：AT）
   ⑦収縮早期ピーク波（early systolic peak：ESP）
   ⑧腹部大動脈，腸骨動脈の観察
6. **診断基準**
   腎動脈狭窄の超音波所見[1]
   ＜直接所見＞
   　PSV ＞ 180 cm/sec
   　RAR（腎動脈 PSV / 大動脈 PSV）＞ 3.5
   　狭窄後乱流
   ＜間接所見＞
   　腎内区域動脈血流
   　　収縮早期ピーク波（ESP）の欠如
   　　AT ＞ 0.07 sec
   　　平坦な血流波形
   　　RI の左右差　0.15 ＜

（三木　俊）

❷ 解剖・生理

　腎臓は，第12胸椎〜第3腰椎の高さに位置する後腹膜臓器である．重さは1個約120〜150gのソラマメ形の臓器で，左右に一対存在する．右腎は肝臓の直下にあるため，左腎より2〜3cm低い位置にある．腎臓は線維被膜におおわれ，その外側は腎周囲脂肪組織に囲まれている．

　腎臓には，心臓が送りだす血液の約20〜25％（大人では1.2〜1.3L/分）が流入する．腎臓は主に血液中の老廃物を取り除いて尿を生成する器官であるが，体に必要なものは再吸収し，体内に留める働きをしている．他にも，体液量・イオンバランスを調節したり，エリスロポエチンを分泌し赤血球を作るよう骨髄に働きかけたり，骨にカルシウムを沈着させるために必要なビタミンDを活性型ビタミンD_3に変える働きをしている．

　腎動脈は，上腸間膜動脈（SMA：superior mesenteric artery）分岐部の直下で腹部大動脈から左右に分岐する（図7-2，7-3）．右の腎動脈は左腎動脈より長く，下大静脈の後方を走行する．左腎静脈と並走するため，鑑別が必要であるが，パルスドプラで血流パターンをみることで容易に区別が可能である．エコーで描出する場合，右腎動脈の分岐の角度にはバリエーションがあり，左腎動脈は下方に向かって分岐していることが多い（図7-4）．真横に走行している腎動脈の場合，角度補正が大きくなりやすいので注意する．複数腎動脈もよく知られており，その頻度は2〜3割程度である（表7-1）．細い動脈も存在するので，すべてをエコーで描出するのは困難なこともあるが，ていねいに観察することで複数腎動脈の検出率はあがる（図7-5）．

　腎動脈は腹部大動脈から分岐後，腎門部で前枝と後枝に分かれる．前枝は上，中，下と分かれ，後枝も何本かに分岐している．区域動脈はさらに分岐し，葉間動脈〜弓状動脈〜小葉間動脈となる．

> ☝ **ワンポイントアドバイス**　　　腎臓の形態をみるうえで知っておきたい先天性異常
>
> 腎無形性，腎低形成，腎異形成，変位腎，馬蹄腎（図7-1），遊走腎，海綿腎，先天性水腎症などがある．先天的に無形成であれば，通常の位置に存在しないが反対側の腎臓は代償性腫大を認める．通常の位置に存在せず，かつ反対側の腎臓が腫大せず正常の大きさである場合は，変位腎を疑う．

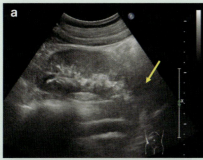
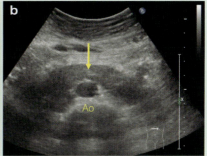
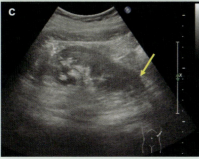

図7-1　馬蹄腎（左右の下極で融合）
　a：右腎（右側腹部右腎縦断像）．下極の辺縁が不明瞭（矢印）．
　b：融合部（正中臍部横断像）．臍の高さで腹部大動脈の腹側で左右の下極が融合（矢印）．
　c：左腎（左側腹部左腎縦断像）．下極の辺縁が不明瞭（矢印）．
　Ao：腹部大動脈．

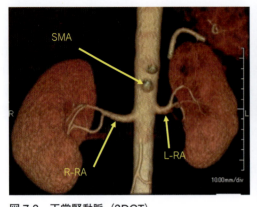

図 7-2 正常腎動脈（3DCT）
SMA：上腸間膜動脈，R-RA：右腎動脈，L-RA：左腎動脈．

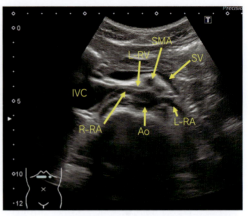

図 7-3 正常腎動脈（B モード）腹部正中横断像
SV：脾静脈，SMA：上腸間膜動脈，Ao：腹部大動脈，R-RA：右腎動脈，L-RA：左腎動脈，IVC：下大静脈，L-RV：左腎静脈．

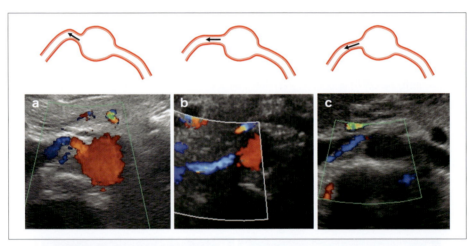

図 7-4 右腎動脈分岐のバリエーション
a：上向き，b：水平，c：下向き．
右腎動脈は上向き，水平，下向きのバリエーションがあるため，探触子を時計回転，反時計回転させ，描出を試みる．

表 7-1 左右の腎動脈の本数とその比率（血管造影）[7]

	1本	2本	3本	4本
右	83%	15%	1%	0%
左	86%	12%	1%	0.2%

腎摘出例（右 7 例，左 6 例）を除く（n＝855）．

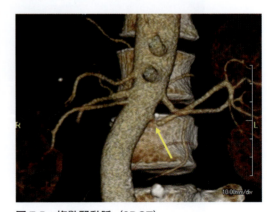

図 7-5 複数腎動脈（3DCT）
右 3 本，左 2 本．左の 2 本目の腎動脈起始部（矢印）に狭窄を認める．

❸ 検査対象

　腎動脈エコーの検査対象は，高血圧症，糖尿病，動脈硬化症，脂質異常症など多岐にわたる．検査の目的は，主に腎動脈狭窄の有無，腎内血流の評価，腎臓の形態的異常の有無である．しかし，上記の患者すべてに検査を施行するのは現実的ではなく，実際は腎血管性高血圧症を疑う場合（表7-2）に検査を施行することが多い．

　腎動脈狭窄（renal artery stenosis：RAS）の約90％は動脈硬化が原因であり，腎動脈のみならず，多くは全身の動脈硬化を合併し，20〜30％は両側性である（閉塞性末梢動脈ガイドライン JSC2009）．次に多い原因は，線維筋性異形成（fibromuscular dysplasia：FMD）と大動脈炎症候群（aortitis syndrome）である（表7-3）．両者はいずれも若・中年の女性に多くみられるが，狭窄部位が異なる．線維筋性異形成は，腎動脈の中部〜遠位部に狭窄を有し，エコーでは意識してみなければモザイク血流を見逃してしまう．大動脈炎症候群は大動脈からの炎症の波及のため，腎動脈の分岐部で狭窄を起こすことが多い．

　腎動脈狭窄の検索以外にも，超音波で検出できる腎臓の血管性病変がある．腎動脈瘤，腎梗塞，腎動静脈奇形，腎動静脈瘻などである（詳細はその他症例にて解説）．内科的には，腎機能障害，特に急性腎不全や慢性腎不全の鑑別にエコー検査は必須である．

表7-2　腎血管性高血圧症の診断の手がかり

- 30歳以下発症の高血圧，または55歳以上発症の重症高血圧
- 増悪する高血圧，利尿剤を含む3剤以上を投与しても抵抗性の高血圧，悪性高血圧
- ACE阻害薬またはARB開始後の腎機能の増悪
- 説明のつかない腎萎縮または腎サイズの左右差（1.5cm以上）
- 突然の説明のつかない肺水腫
- 腎代替療法患者を含む説明のつかない腎機能障害
- 腹部の血管雑音
- 末梢動脈疾患などの他の血管疾患
- 低K血症

（高血圧治療ガイドライン2014より）

表7-3　腎動脈狭窄関連疾患の概略

特徴	粥状硬化	FMD	高安動脈炎
年齢	高齢	若年〜中年	若年
性別	男性	女性	女性
好発部位	中枢側	中部〜末梢側	起始部
患側	両側	片側	両側
その他の特徴	動脈硬化高頻度	数珠状病変頻度約10％	炎症所見

＊高安動脈炎は大動脈狭窄・縮窄症
（日本超音波医学会：超音波による腎動脈病変の標準的評価法．*Jpn.J.Med.Ultrasonics*, 42（2）：2015）

> **ひとくちメモ**　　腎動脈狭窄≠腎血管性高血圧症
>
> 　腎血管性高血圧症（renovascular hypertension：RVH）は，腎動脈狭窄に起因する高血圧症である．狭窄部を解除することで高血圧が改善されれば，腎血管性高血圧症と診断できる．もともと高血圧がある場合，腎動脈狭窄を合併することで重症化や腎機能低下の原因となることもある．

❹ 検査の流れ・描出法

1．使用する探触子

コンベックス型探触子（3.5〜5.0MHz）で検査は十分であるが，高度狭窄の血流や肥満によって描出困難な場合，コンベックス型探触子がない装置の場合など，セクタ型探触子（2.5〜3.5MHz）を使用する．

2．機器の設定

ダイナミックレンジは 55，フレームレート（FR）は 20 程度，カラードプラ使用時はカラーエリアを最小限にして FR 10 以上を保つようにする．流速レンジは，腎動脈起始部で 30〜50 cm/sec，腎内血流観察時は 10〜20 cm/sec に設定する．モザイク血流の検出時は適宜設定し，最狭窄部にて血流速度を測定する．

検査前の準備として，可能であれば絶食（6 時間以上の絶食）で，胃や腸管ガスの影響が少ない状態で検査することが望ましい．

3．検査手順

1）腹部大動脈の血流速度

角度補正が少なくなるよう調整し，腹部大動脈の収縮期最高血流速度（PSV）を計測する．サンプルボリュームは血管内腔の 2/3 程度に設定し，上腸間膜動脈下 10〜20mm（腎動脈分岐部）の位置で測定する．

2）腎動脈の検出：モザイク血流の有無

腎動脈起始部は，心窩部横走査にて腹部大動脈の横断像を描出し，左右に分岐する血管を探す．オリエンテーションをつけるために，上腸間膜動脈を基準に走査する．上腸間膜動脈を描出後，同部位にてゆっくり超音波ビームを下に向ける（図 7-6）．また，複数腎動脈の存在を念頭におき，ていねいにスキャンする．

はじめは流速レンジを 30〜50cm/sec に設定し，腎動脈起始部を観察する．モザイク血流が疑われたら流速レンジを上げていき，モザイクパターンが残るかどうかを確認する．

腎動脈起始部の狭窄が多くを占めるため，大動脈からの分岐部を中心に観察する．ただし，若年者に関しては中部〜腎門部での狭窄病変の可能性が高いので，起始部より遠位の観察が重要で

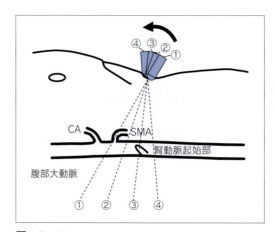

図 7-6　tilting scan
　CA：腹腔動脈，SMA：上腸間膜動脈．
　心窩部に探触子をあて，ゆっくり頭側へ傾けると上腸間膜動脈が描出され，その後腎動脈の分岐が描出される．

ある．心窩部での描出が困難な場合や，中部～腎門部の観察に側腹部からのアプローチが有用なことがある．側腹部から腎臓と腹部大動脈を同じ画面に表示する（図7-7）．

3）腎動脈のPSV（RI）の測定

腎動脈を同定し，狭窄の有無を観察したら血流を計測する．狭窄を疑うモザイク血流がない場合，起始部から1～2cmの角度補正が少なくてすむところでPSVを測定する．

右腎動脈は，特に分岐のパターンによって測定時の角度補正が大きくなる場合があり，過大評価してしまう可能性がある．あらゆる方向よりアプローチを行い，入射角度を小さくして測定す

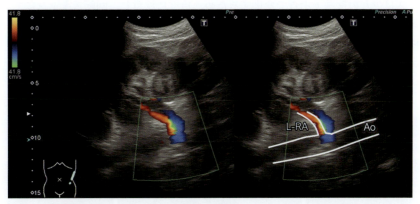

図7-7　側腹部アプローチによる腎動脈の描出
Ao：腹部大動脈，L-RA：左腎動脈．
側腹部から腎臓を描出し，同画面に腹部大動脈も描出する．カラードプラ（流速レンジ20～30cm/sec）にて腎臓と腹部大動脈をつなぐ血管を描出して，腎動脈起始部を描出する．

　ワンポイントアドバイス　　描出不良の原因は圧迫不足や腸管のガス

心窩部に当てた瞬間にまったくみえない場合，あきらめずに少し圧迫を強める．骨に当たらないよう，「少し押しますね」と患者さんに声をかけ，呼吸のタイミングを見計らって探触子を押し込む．探触子と腹部大動脈の距離が縮まることで描出能が上がる．ただし，力任せに押し込むと偽狭窄を作り出してしまうこともあるので注意が必要である．また，腸管のガス像（図7-8）がみられた場合，探触子を少し下方に移動させ，ビーム方向を変える，もしくは先に腎臓の評価をした後，再度心窩部走査をすると描出できることがある．

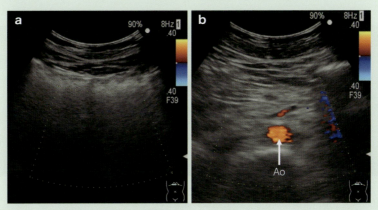

図7-8　腸管のガス像（正中横断像）
a：横行結腸のガス像．b：腸管ガスの影響がないビュー．
Ao：腹部大動脈．

ることが重要である．モザイク血流があれば狭窄を疑い，パルスドプラにてPSVの測定を行う．最高血流速度にて狭窄度を評価するので，計測は慎重に行う．腎動脈はもともと5mm程度の細い血管であり，狭窄があるとさらに内腔は細く，わずかな動きでも最狭窄部のPSVをとらえることは難しくなるため，何回か繰り返し計測する．腎動脈を観察する際は，探触子をわずかに回転させることでより長く腎動脈を描出することができる（図7-9）．

4）腎臓のサイズ計測

仰臥位，側腹部より腎臓を描出する．正常な大きさは8〜12cmであるが，体格を考慮し，1.5cm以上の左右差は異常を疑う．

腎サイズは少しの探触子走査で変化するため，角度に注意し，回転スキャンにて最大の腎臓の長径を計測する．左右差がある場合には，念のため小さく計測された方の腎臓をもう一度計測する．

5）腎臓の形態観察

腎臓の形態や腎皮質厚の減少，輝度の上昇，腫瘍の有無など，腎全体像を観察する．

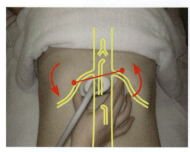 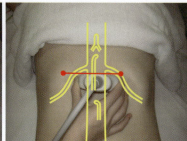 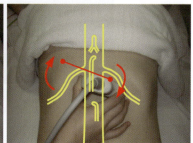

図7-9　腎動脈起始部の観察
探触子を時計回転，反時計回転にアプローチし，できるかぎり長く腎動脈を描出する．

 ワンポイントアドバイス　　狭窄を正しく判断するために—入射角度の調整—

通常横断像にて，腎動脈起始部は，右は9〜11時方向付近，左は3〜5時方向付近から起始する．探触子の位置によって入射角度が60°をこえる場合もあるため，腎動脈の走行に合わせ，探触子の傾きを変えることで入射角度をできるかぎり小さくする（45°以下が理想）．調整しても入射角度が大きくなる場合や，肥満で腹部大動脈が深い位置に描出される場合，連続波ドプラで流速を計測したい場合にはセクタ型探触子を用いるとよい（図7-10）．

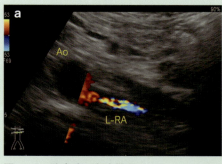 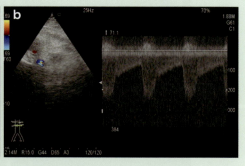

図7-10　狭窄時の角度補正
a：左腎動脈狭窄部．真横に描出されると角度補正が大きくなる．
b：狭窄部のPSV．補正なし　PSV 262cm/sec，EDV 75cm/sec．角度補正45°　PSV 364cm/sec，EDV 106cm/sec．流速が速いほど，補正の度合いも強くなる．
Ao：腹部大動脈，L-RA：左腎動脈．

6) 腎内血流の測定

腎内血流の評価は区域動脈か葉間動脈で行う．腎内血流は，RI と AT を評価する（図 7-11）．腎内血流は部位によって違いがあるが，RI は安定した指標として用いられる．拡張期血流が低下（RI が 0.8 以上）の場合には腎実質障害を疑う．

7) 腹部大動脈，腸骨動脈径の計測

腹部大動脈の形態，石灰化の程度（shaggy aorta）などの観察を行う．

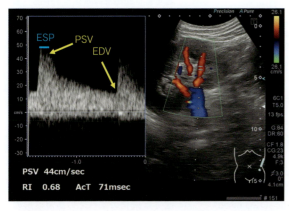

図 7-11　腎区域動脈血流波形
収縮早期ピーク波（ESP：early systolic peak）をPSV として測定しない．
$$RI = \frac{PSV-EDV}{PSV}$$

ひとくちメモ　　AT の測り方

AT はあくまでも間接所見であり，健常人でもバラつきの多い指標である．狭窄後に延長する場合の他に，腎不全患者でも延長してみられることがある．正確に測るには，スイープ速度を上げることと，図 7-12 のように波形の立ち上がりの傾き（変曲点の有無）をみて計測するとよい．明らかに狭窄後パターンとわかる場合もあるが，判定に迷う例も多い．他のデータは正常であり，1 カ所の測定で AT が延長している所見が得られたとしても臨床的意義は少ないと考える．高度の大動脈弁狭窄症や大動脈縮窄症では，末梢すべての血流波形の AT が延長することも覚えておく．

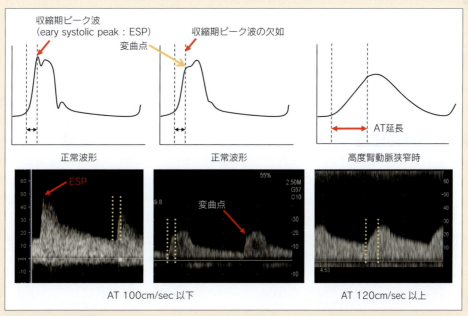

図 7-12　AT の計測

表 7-4 腎動脈エコーの評価項目と診断基準のまとめ

評価項目	診断基準	補足ならびに注意点
腹部大動脈 PSV	正常では 100cm/sec 前後 高齢になるほど低下傾向 大動脈炎症候群の場合，全体的に血流速度が速い傾向にある	renal/aorta ratio（RAR）の計算に使用 測定時，角度補正が小さくなるよう工夫
腎動脈起始部 PSV	60％以上狭窄＞180cm/sec ステント留置後再狭窄疑い＞220cm/sec	PSV ≧ 180 かつ RAR ＞ 3.5 が有意狭窄で治療適応とされている 若年者は起始部のみならず中部〜末梢の狭窄検出が必要
腎動脈起始部 EDV	80〜99％狭窄≧150cm/sec	
RAR （腎動脈起始部 PSV／腹部大動脈 PSV）	有意狭窄＞3.5	PSV が 180cm/sec 以上でも，RAR が 3.5 以下であれば経過観察
腎サイズ	正常値 10cm 前後（8〜12cm） 左右差 1.5cm 以上 8cm 以下萎縮，12cm 以上腫大	7cm 以上あれば生きている腎臓といわれている 急性腎不全では腫大する
腎内血流 RI	通常 0.65 前後 RI 左右差 0.15 未満 0.8 以上は腎実質障害あり	高度な腎動脈狭窄の場合，PSV が低くなり RI は低値となる
腎内血流 AT	通常は 70msec 未満 中枢に狭窄有＞100 msec（120 msec）	高度の大動脈弁狭窄症や大動脈縮窄症では末梢のすべての血流波形の AT が延長
腎内血流（early systolic peak：ESP）	ESP が認められる場合，中枢側の狭窄は否定的	
pulsatility index（PI） （PSV － EDV）／平均血流速度	正常 1.0 程度 移植腎の拒絶反応　PI の上昇	移植腎での指標に用いられる

　腎動脈エコーを施行される患者の多くは，高血圧症，脂質代謝異常，糖尿病，喫煙など動脈硬化性疾患を疑う患者である．腎動脈エコーにあわせて，腹部大動脈瘤や腸骨動脈瘤の存在を確認することが望ましい（腹部大動脈径の正常値は 20mm 以下，30mm 以上で瘤とされている．腹部大動脈の詳細に関しては第 6 章参照）．

4．腎動脈エコーの評価項目，診断基準

　最も多く用いられている指標を表 7-4 に示す．

（三木未佳）

❺ 腎血管性高血圧症

　腎動脈が狭窄または閉塞することにより起こる高血圧を腎血管性高血圧症という．高血圧症には，原因が不明の本態性高血圧症と，何らかの原疾患による二次性高血圧症があり，腎血管性高血圧症は二次性高血圧症のひとつで，全高血圧患者の 1〜6％程度に潜在するとされている[12]．
　腎動脈に有意な狭窄や閉塞が生じ腎臓への灌流が減ると，血流の不均等分布により罹患腎臓の傍糸球体からレニンが過剰に放出される．それに伴いアンジオテンシン，アルドステロンの活性が亢進され，Na 再吸収の増加，水分量の増加，血管の収縮により高血圧を引き起こす．

症例 1

　薬剤抵抗性高血圧の 72 歳，女性．腎動脈起始部は，左が層流なのに対し右にはモザイク血流を認め，右の腎動脈狭窄を疑う（図 7-13）．腎内血流波形を比べると，右は収縮期加速時間（AT）

第7章 腎動脈

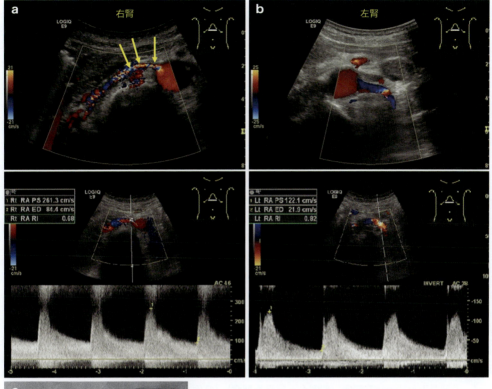

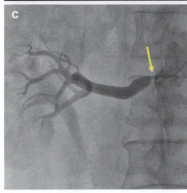

図 7-13　右腎動脈起始部狭窄症例（腹部正中から腎動脈を描出）（症例 1）

　左腎動脈(b)は層流なのに対し，右腎動脈(a)はモザイク血流を認める（矢印）．収縮期血流速度（PSV）：右 261cm/sec，左 126cm/sec．RAR：右 5.1，左 2.5．
　c：カテーテル画像．右腎動脈起始部に狭窄を認める（矢印）．

> **ひとくちメモ**　　腎動脈狭窄の定義
>
> 　血圧は腎動脈に狭窄がある全症例で必ず高くなるわけではない．腎動脈狭窄のため腎臓が慢性に虚血状態になり，腎機能が低下した状態を虚血性腎症という．診断されずに狭窄が進行すると最終的には腎動脈が閉塞し末期腎不全となり，人工透析が必要となる．
> 　腎動脈に高度狭窄が潜在していても，高血圧症や虚血性腎症を認めない無症候性腎動脈狭窄症も存在する．腎動脈狭窄症とは，腎血管性高血圧症，虚血性腎症，無症候性腎動脈症のすべてを含めた病態のことをいい，いずれの病態であっても心血管イベントにしばしば合併し，生命予後を悪化させることがある．そのため，腎動脈狭窄は早期に発見し適時に治療することが重要である．
> 　腎血管性高血圧症の原因には，粥状硬化性腎動脈狭窄，線維筋性異形成，大動脈炎症候群，大動脈解離，塞栓症，腎動脈瘤，腎腫瘍などがあげられる．なかでも粥状硬化による腎動脈狭窄が大半を占め，病変は起始部に好発するので，検査の際には腹部正中から腎動脈起始部をよく観察する必要がある．また，腎血管性高血圧症と虚血性腎症はオーバーラップすることのある病態であり，腎臓のサイズや腎内血流波形の観察も必要である．評価は腎動脈狭窄の評価に準ずる．

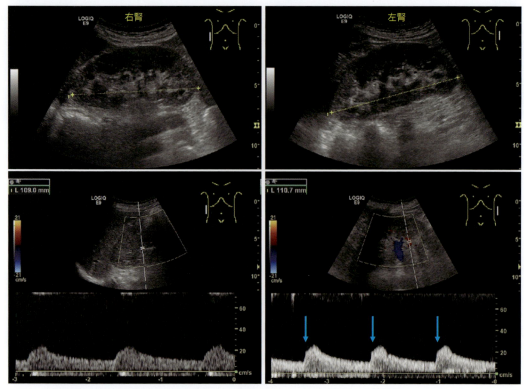

図 7-14 右腎動脈起始部狭窄症例（背側から腎臓を観察）（症例 1）
　　腎サイズは右 109 mm，左 111 mm と，縮小や 15 mm 以上の左右差を認めない．右 AT 133msec と延長（＋），ESP は消失，左 AT 48msec と延長（－），ESP（＋）（矢印）．

> **ワンポイントアドバイス　　腎内血流波形の評価**
>
> 　腹部正中は，体型や消化管ガスの影響で描出しにくいことがある．体位変換や背側からの描出を試みても描出不良の際には，腎臓の腎内フローを計測し，血流波形の AT を比較する．図 7-14 のような AT の左右差や，上極，中央，下極での差を認めた場合には，その中枢側の狭窄を積極的に疑い報告する．左右差がなく，左右ともに同じように AT が延長している場合は，腎動脈分岐よりさらに中枢の病変である，高度大動脈弁狭窄症や大動脈縮窄症などを考慮する必要がある．

が延長しているのに対し，左は収縮早期ピーク波（early systolic peak：ESP）を認め，AT の延長は認めない（図 7-14）．

症例 2

　血圧上昇を伴う心不全を繰り返す治療抵抗性高血圧の 63 歳，男性の症例を呈示する（図 7-15）．腎動脈主幹だけではなく，複数枝や分枝の狭窄でも腎血管性高血圧症を発症することがある．複数枝や分枝血管を認める際には，主幹だけではなくこれらの血管も観察・計測し報告する必要がある．

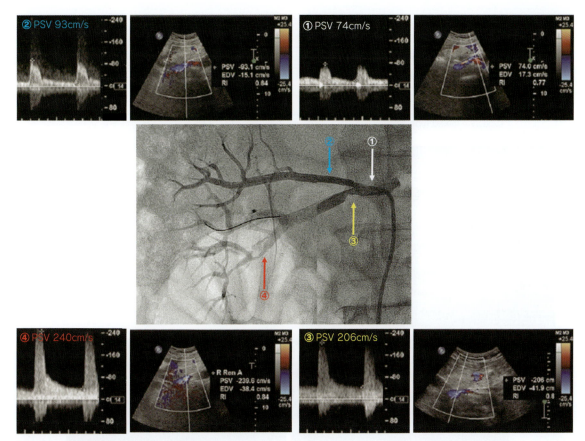

図7-15 右腎動脈分枝狭窄例（症例2）
　中央写真：右腎動脈造影画像（正面図）．右腎動脈（①）は腹部大動脈より分岐直後に上下に2本に分岐し（②，③），右下腎動脈に狭窄を認める（③）．さらにその遠位側にも狭窄を認める（④）．
　超音波検査による腎動脈血流速度は①右腎動脈起始部 PSV 74cm/sec，②右上腎動脈起始部 PSV 93cm/sec，③右下腎動脈起始部狭窄部 PSV 206cm/sec，④右下動脈遠位狭窄部 PSV 240cm/sec．右腎動脈狭窄部（③）に対して経皮的腎動脈形成術を施行することになった．
　PSV：収縮期最高血流速度．

（青木　朋）

❻ 線維筋性異形成

　線維筋性異形成（fibromuscular dysplasia：FMD）は，動脈壁の線維性肥厚および平滑筋の不規則な増生，変性を主徴とする非動脈硬化性，非炎症性疾患と定義されている．原因は不明とされているが，7.3%に脳動脈瘤の合併があることより結合織異常の関与も示唆される．また，喫煙やホルモン，機械的刺激などの可能性も示唆されている[13, 14]．主に若年から中年の女性にみられる血管症で，腎動脈に60～75%，頭蓋外脳血管に25～30%，内臓の動脈に9%，四肢の動脈に5%程度の関与がある．動脈壁における肥厚部位の違いによる分類では，中膜型（90%），内膜型（～10%），外膜型（～1%）に分類される．腎動脈では遠位2/3が狭窄の好発部位で，特徴的所見として連珠状（string of beads）がみられる（**表7-5**）．

　動脈硬化性の腎動脈狭窄と違い，腎動脈起始部より遠位に狭窄を認めるため，若年者の腎動脈エコー検査時には注意が必要である．中間部や腎門部～腎内の動脈を観察する．FMDが疑われる場合，腎内動脈の血流を数カ所測定することで診断につながることもある．また，はっきりとした割合は報告されていないが，FMDでの狭窄部位は再狭窄率が高く，定期的なフォローアッ

表7-5 造影所見における線維筋性異形成（FMD）の分類[15]

Type Ⅰ：multifocal type (multiple stenosis と string-of-beads)	不整に多発した求心性狭窄と正常もしくは拡張病変が交互にみられる（62%）
Type Ⅱ：tubular type (long concentric stenosis)	長い管状の狭窄（14%）
Type Ⅲ：focal type	1cm以下の狭窄（7%）
Type Ⅳ：mixed type	上記の混合型（17%）

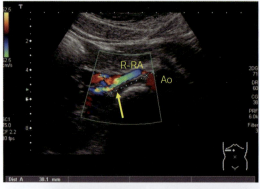

図7-16　線維筋性異形成による右腎動脈狭窄（20歳代，女性）（腹部正中横断像）
　学生健診にて高血圧を指摘され，病院受診．エコー検査にて腎動脈狭窄を認めた．
　右腎動脈遠位部にモザイク血流（矢印）を認める．
　R-RA：右腎動脈，Ao：大動脈．

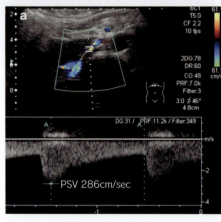 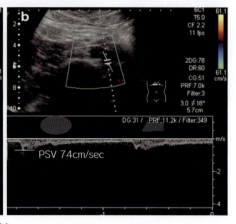

図7-17　右腎動脈狭窄症例（腹部正中横断像）
　a：右腎動脈 PSV 286cm/sec，b：左腎動脈 PSV 74cm/sec．
　右腎動脈狭窄部では PSV 286cm/sec と血流速度が上昇し，有意狭窄が考えられた．

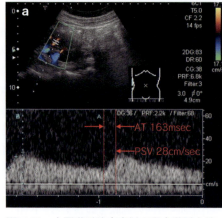 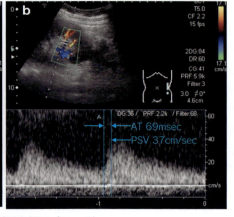

図7-18　右腎動脈狭窄症例の腎内動脈血流（側腹部アプローチ）
　a：右腎内動脈狭窄後パターン．PSV 28cm/sec，RI 0.53，AT 163msec．
　b：左腎内動脈正常パターン．PSV 37cm/sec，RI 0.63，AT 69msec．

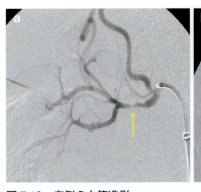
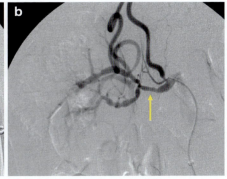

図 7-19　症例の血管造影
　a：PTRA 前，b：PTRA 後．
　狭窄部位で 45mmHg の圧較差が認められたため，拡張術の適応と判断された．狭窄部には強い内膜肥厚を認めた．PTRA 後にはやや不整は残るものの，圧較差は解除された．

プが重要である．
　線維筋性異形成による腎動脈狭窄症例を図 7-16 〜 7-19 に示す．

❼ 腎機能評価

　腎臓の働きが悪くなると，余分な塩分と水分の排泄ができなくなって血液量は増加し，血圧が上がる．さらに血圧が上がれば腎臓への負担が増え，ますます腎臓の機能が低下するといった悪循環になる．腎疾患は，急性腎炎やネフローゼ症候群など一部を除いて症状に乏しいことも多く，気がついたら慢性腎不全になっていたということも少なくない．
　腎臓の画像診断は，超音波と腹部単純 X 線がファーストチョイスとして行われ，その他に CT，

表 7-6　急性腎不全の原因

急性腎不全（acute renal failure：ARF）の定義：急激な腎機能障害が発生し，連日 BUN，クレアチニン値が上昇する状態	
腎前性	1. 体液量減少 　出血，脱水，嘔吐・下痢，火傷，膵炎など 2. 循環血漿量減少 　ネフローゼ症候群，肝硬変 3. 心拍出量低下 　心筋梗塞，心筋炎，心タンポナーデ 4. 腎循環不全 　敗血症，ショック，血栓症，塞栓症，外傷，消炎鎮痛剤など
腎性	1. 急性尿細管壊死 　虚血，抗生剤，造影剤，抗癌剤，横紋融解，異型輸血 2. 糸球体および腎内小血管の障害 　急性腎炎，血管炎，膠原病，溶血性尿毒症症候群，悪性高血圧など 3. 間質の障害 　急性間質性腎炎，高 Ca 血症，サルコイドーシス，白血病など
腎後性	1. 尿管の閉塞 　後腹膜線維症，癌の浸潤，結石，凝血塊 2. 尿道，膀胱頸部の閉塞 　前立腺肥大，癌，膀胱癌

表 7-7　慢性腎不全を示唆する臨床兆候

慢性腎不全の定義：数カ月〜数年にわたる持続性の腎予備力減退に基づく機能不全によって起こる臨床症状
1. 急性疾患の病歴がない 2. 症状が数カ月以上持続 3. 尿蛋白の長期持続＋高血圧 4. 夜間多尿 5. 慢性の貧血 6. 骨病変 7. 皮膚病変，びまん性色素沈着 8. 腎萎縮

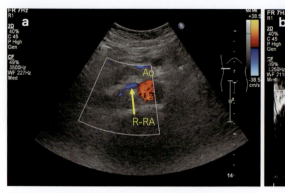
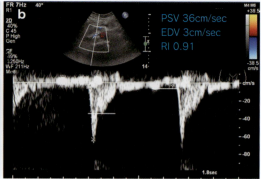

図 7-20　慢性腎不全症例右腎動脈起始部
　a：右腎動脈起始部，b：右腎動脈起始部血流速度．
　腹部大動脈（Ao）から分岐している右腎動脈（R-RA）にモザイク血流は認めない．PSV は 36cm/sec，RI は 0.91．

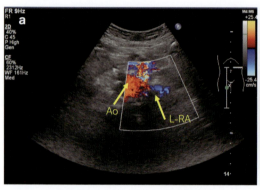
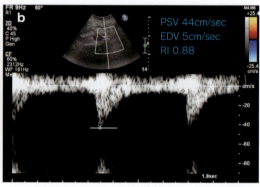

図 7-21　慢性腎不全症例左腎動脈起始部
　a：左腎動脈起始部，b：左腎動脈起始部血流速度．
　腹部大動脈（Ao）から分岐している左腎動脈（L-RA）にモザイク血流は認めない．PSV は 44cm/sec，RI は 0.88．

　MRI，IVP（経静脈性腎盂造影）などが行われる．造影剤を必要としないエコー検査は，非常に重要な役割をもっている．腎機能評価としての腎エコーは，腎臓のサイズ・形態，腎内動脈の血流速度，RI を評価する．腎性の急性腎不全では，腎臓は腫大，皮質のエコー輝度上昇，髄質の明瞭化などがエコーでみられる所見である．急性腎不全の原因が，腎前性か腎後性かの鑑別にも役立つ．エコーで水腎症が確認された場合は，腎後性腎不全が考えられるので原因を検索する（表7-6）．

　慢性腎不全のエコー像は，腎の萎縮，血流速度の低下，RI の上昇として知られている．腎臓の萎縮がなければ，慢性腎不全は否定的である．ただし，アミロイド腎や糖尿病腎症では，末期まで腎萎縮が起こらないこともある．慢性腎不全を示唆する臨床兆候を表 7-7 に示す．

1. 慢性腎不全

　70 歳代男性の慢性腎不全症例を図 7-20〜7-22 に示す．
　既往歴：高血圧．動脈硬化によると思われる慢性腎不全にて外来フォロー．腎不全が進行し，腹膜透析を導入することとなった．
　生化学データ：Cre 8.8mg/dL，UN 47 mg/dL．
　腎臓は，計測上サイズは保たれているが，皮質と髄質，中心部エコーとの区別が明瞭ではなく，

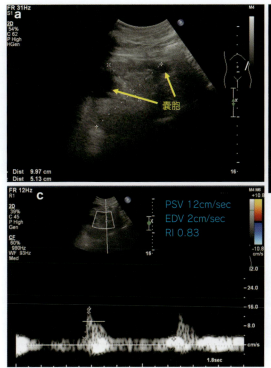
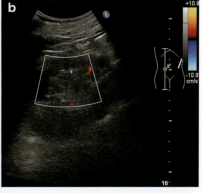

図 7-22 慢性腎不全（70 歳，男性）
a：左腎 100×51mm．腎臓は計測上サイズは保たれているが，皮質と髄質，中心部エコーとの区別が明瞭ではなく，複数の小囊胞を認める．
b：カラードプラでは，血流が低下しているのが観察された．
c：左腎内動脈．PSV 12cm/sec，RI 0.83．PSV 低下と RI の上昇を認めた．

複数の小囊胞を認めた（図 7-22a）．カラードプラでは，流速レンジを 10cm/sec と下げてもカラーののりが悪く，血流が低下しているのが観察された（図 7-22b）．PSV は両側とも低下，RI の上昇も認められた（図 7-22c）．

（三木未佳）

❽ その他症例

1．腎動脈瘤（図7-23）
1）病態，超音波所見

　腎動脈瘤には，主に動脈硬化が原因で動脈壁が脆弱化し拡張することで形成される真性瘤と，外傷や生検後にみられる仮性瘤がある．腎動脈瘤はまれな疾患であるが，近年，画像診断で偶発的に発見されることが多くなっている．通常は無症候性だが，腹痛，血尿を伴う場合もある．

　超音波では，腎動脈に連続する囊胞性病変を認め，カラードプラにて瘤内部に渦巻き状の血流シグナルを充満性に認める．瘤内のパルスドプラ像では，動静脈瘻に比し，乱流の少ない拍動性の波形が得られる．壁に石灰化を伴う場合も多く，腎囊胞などとの鑑別ポイントとなる．

　合併症としては，破裂，血栓症，腎血管性高血圧症，動静脈瘻などがある．径 2cm 以上もしくは径 1〜2cm でもコントロール不良な高血圧合併例や妊娠可能年齢女性の腎動脈瘤は破裂のリスクが高くなるため，外科的治療を考慮した方がよいとされる．

　腎動脈瘤は，図 7-23 のように，腎門部などの腎動脈分岐部付近に生じやすい．また，腎の中心部高エコー領域（CEC：central echo complex）内に発生した囊胞性病変は，通常の腎囊胞と判断してしまうと，動脈瘤や動静脈瘻を見落とす可能性もある．腎門部付近や CEC 付近の囊胞性病変を発見した場合は，カラードプラで確認することが肝要である．

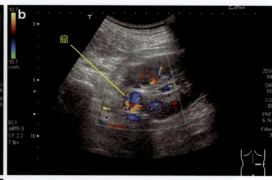

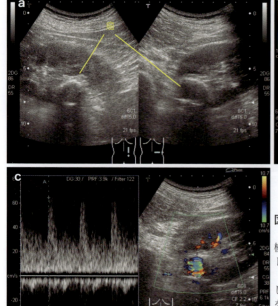

図 7-23 腎動脈瘤
　a：右腎断層像（左：縦断像，右：横断像），b：右腎横断像（カラードプラ像），c：右腎横断像（瘤内パルスドプラ像）．
　40 歳代，男性．腎門部付近の腎動脈に腎動脈瘤を形成した症例．瘤径は 19mm，瘤の壁には全周性の高輝度エコーを認め，石灰化を伴っている．カラードプラ像では渦巻き状に色分けされるカラーシグナルを認め，瘤内パルスドプラでは拍動性の血流波形が得られている．

表 7-8 腎動脈瘤の鑑別疾患

	腎動静脈瘻	腎嚢胞
超音波所見	大きいものは腎内の囊胞性病変，カラードプラで内部乱流シグナル（図 7-24）	腎内囊胞性病変，カラードプラにて内部に血流シグナルを認めない（図 7-25）
腎動脈瘤との鑑別ポイント	ドプラにて高速乱流所見⇒腎動静脈瘻　カラードプラにて渦巻き状の血流動態⇒腎動脈瘤	腎嚢胞：カラードプラにて内部に血流シグナルを認めない　腎動脈瘤：カラードプラにて内部に渦巻き状の血流シグナル

2）腎動脈瘤の鑑別疾患

　腎動脈瘤との鑑別として代表的なものに腎動静脈瘻があげられる．カラードプラ所見が診断の決め手となる（表 7-8）．

2．腎動静脈瘻

　腎動静脈瘻は原因によらず，腎内で静脈系と動脈系が異常な交通をもった病態と定義される．腎動静脈瘻は先天性（A-V malformation）と後天性に分類され，さらに後天性は特発性腎動静脈瘻と外傷や医原性で生じた続発性腎動静脈瘻に分類される．形態学的には cirsoid type（蔓状型）と aneurysmal type（動脈瘤型）に分類される．cirsoid type は，nidus とよばれる異常血管を介して複数の動静脈間に交通が生じたものであり，先天性の動静脈瘻に多い．aneurysmal type は後天性の動静脈瘻に多く，少数の太い動静脈と計測可能な大きさの瘤をもつ．

　先天性の動静脈瘻は，顕性血尿により発見される頻度が高い．これに対し，後天性のものは無症候性である場合が多い．動静脈瘻に伴う心拍出量増加による高血圧は，心不全を引き起こす．また，レニン-アンギオテンシン系賦活化による高血圧を引き起こす場合もある．治療には経カテーテル的塞栓術と手術療法がある．

　超音波像は，cirsoid type の先天性動静脈瘻では瘤形成が確認できない場合もあり，カラード

第7章 腎動脈

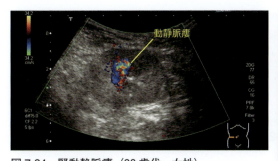

図7-24 腎動静脈瘻（30歳代，女性）
　右腎横断像（カラードプラ像）．
　嚢胞性病変内のカラードプラにて，高速性の乱流によるモザイクシグナルを呈する血流シグナルを認めた．

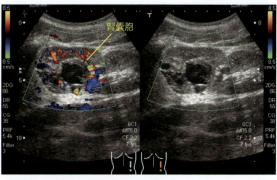

図7-25 腎囊胞（30歳代，女性）
　右腎縦断像（左：カラードプラ像，右：Bモード像）．
　CEC（中心部高エコー領域）内に嚢胞性病変を認めた．カラードプラにて血流シグナルは認めず，傍腎盂囊胞と診断した．

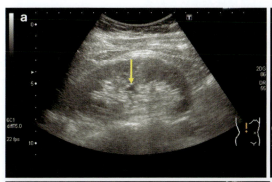

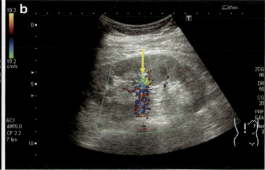

図7-26 先天性腎動静脈瘻（A-V malformation）
　a：右腎縦断像，b：右腎縦断像（カラードプラ像），c：パルスドプラ像（動静脈瘻内）．
　10歳代，女性．主訴：突然の血尿．
　断層像では，腎中部にわずかな多房性の嚢胞性病変を認める（矢印）．カラードプラにて多房性嚢胞性病変内にモザイクシグナルを認め，パルスドプラでは明らかな高速の乱流波形が得られている．血管造影でcirsoid typeの腎動静脈瘻と診断された．

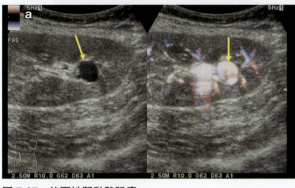

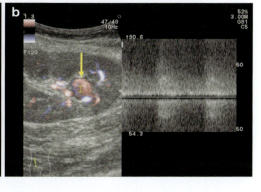

図7-27 後天性腎動静脈瘻
　a：移植腎縦断像（左：Bモード像，右：カラードプラ像），b：移植腎内嚢胞性病変内パルスドプラ像．
　30歳代，男性．腎移植後，移植腎に対し腎生検施行していた．
　カラードプラにて，嚢胞性病変内と連続する腎内血管にモザイクシグナルを認め（矢印），パルスドプラでは明らかな高速性の乱流波形が得られている．aneurysmal typeの続発性腎動静脈瘻と診断された．

プラによる腎内のモザイクシグナルが病変発見時に有用である．モザイクシグナル部分のパルスドプラ波形解析では，乱流を呈する高速の血流波形が得られる．aneurysmal type では，囊胞性病変内にカラードプラによるモザイクシグナルが得られる．腎動脈瘤との鑑別が困難な場合もあるが，腎動静脈瘻では腎動脈瘤に比し，パルスドプラにて著明な高速性の乱流を示すことが鑑別ポイントとなる．

腎動静脈瘻の鑑別疾患は，前述した腎動脈瘤，腎囊胞があげられる．腎動脈瘤の項を参照いただきたい．先天性および後天性腎動脈瘻を図 7-26, 7-27 に示す．

3．腎梗塞
1）病態，超音波像

主に，区域動脈などの末梢枝が血栓閉塞し腎梗塞を引き起こす．原因としては，心原性の塞栓が多く，感染性心内膜炎，動脈解離，深部静脈血栓症による奇異性塞栓によるものなどがある．病態としては，突然の背部痛，腎機能の急激な悪化，特発性の高血圧などがあげられる．急性腎不全の原因となるため，急性期の腎梗塞診断には迅速性が求められる．

急性腎梗塞の場合，カラードプラによる血流診断が有用となる．カラードプラでは，流速レンジをノイズが避けられる程度まで下げ，腎全体の血流シグナルが明瞭に描出されるよう設定する．区域性に血流シグナルの途絶があれば，急性腎梗塞と診断できる（図 7-28）．また，腎動脈主幹部を閉塞させるような血栓性塞栓では，腎全体の血流シグナルが途絶するので，両側腎の左右差

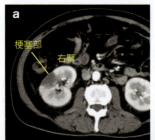
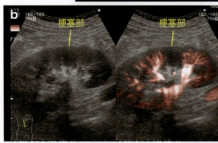
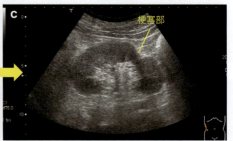

図 7-28　腎梗塞（60 歳代，男性）
　a：腎梗塞発症直後（急性期）造影 CT，b：腎梗塞発症直後の右腎縦断像（左：B モード像，右：カラードプラ像），c：腎梗塞発症後 3 カ月の右腎縦断像．
　主訴：腹痛，血尿，心房細動も伴っていた．カラードプラでは腎内に区域性の血流シグナル欠損像を認めた．CT でも同様の所見で，急性腎梗塞と診断された．3 カ月後の超音波では，梗塞部に一致して腎に陥凹を認めている．

表 7-9　急性腎梗塞の鑑別疾患

	急性巣状細菌性腎炎	腎外傷
超音波所見	カラードプラによる腎辺縁付近の血流シグナル欠損像	腎内外の血腫像（血腫部分が腎実質と等輝度の場合，血流シグナル欠損像も相まって腎梗塞と類似の像となる場合あり）
腎梗塞との鑑別ポイント	辺縁不明瞭な腫瘤像を伴う場合がある ※腫瘤像を伴わなければ，腎梗塞と画像上は鑑別困難	鈍的外傷による腎表面の陥凹，腎周囲の血腫像，外傷の有無

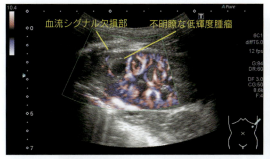

図7-29 急性巣状細菌性腎炎（AFBN）
左腎縦断像（カラードプラ像）．
5歳，男児，主訴は発熱，側腹部痛，膿尿．カラードプラにて腎辺縁部付近に血流シグナル欠損像を認める．不明瞭な低輝度腫瘤像も呈し，総合的にAFBNと診断した．

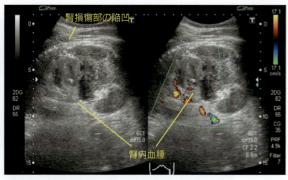

図7-30 腎外傷
左腎縦断像（左：Bモード像，右：カラードプラ像）．発症直後の超音波像．
50歳代，男性．バイクによる交通外傷症例．背部痛，血尿あり．腎内に血腫と思われる腎実質とほぼ等輝度な充実性成分を認め，カラードプラによる血流シグナルは欠損していた．腎損傷部に陥凹を認め，腎外傷と診断した．

なども含めた血流診断が重要となる．陳旧性腎梗塞では，梗塞部腎辺縁に楔状の凹部形成や，梗塞部腎実質菲薄化など，形態的な変化を示す．

2）腎梗塞の鑑別疾患

急性腎梗塞に類似した像を示す病態として，急性巣状細菌性腎炎（AFBN：acute focal bacterial nephritis）や腎膿瘍などがあり，腎辺縁部の血流シグナル欠損像を示す．また，腎外傷は，腎内に血腫を形成する場合があり，急性腎梗塞にやや類似した像になる場合もある．しかしながら，これらの病態は，画像上は類似の所見でも臨床症状を考慮すれば鑑別可能であるので，超音波画像のみで病態を判断しないことが肝要となる（表7-9，図7-29，7-30）．

（八鍬恒芳）

4．腎静脈血栓症

腎静脈血栓症はネフローゼ症候群に伴うことが多く，その他に外傷，腫瘍や大動脈瘤などによる腎静脈の圧迫，妊娠または経口避妊薬の使用，血液凝固機能亢進症をきたす血液疾患，腎移植後の拒絶反応やシクロスポリンによっても生じる．新生児や幼児では，嘔吐・下痢による重症脱水が原因で起こることもある．解剖学的に，左腎静脈は腹部大動脈騎乗による血流停滞が原因となり血栓を発生することがあり，右腎静脈より多いと報告[25]されている．

臨床症状は急性と慢性で大きく異なる．急性では突然に発症する強い腰痛〜側背部痛，肉眼的血尿，尿量減少，浮腫，発熱などがみられる．腎臓は腫大し，圧痛も著明になる．一側性の場合が多いが，両側性に生じる場合には乏尿，急性腎不全を呈する．血栓が下大静脈まで進展すると下腿浮腫が増悪する．一方，慢性では徐々に血栓が形成されるために，代償的に側副血行路が発達し，通常無症状である．一般的に，血尿の頻度は低く，腎腫大や腎機能低下は認めない．血栓が徐々に形成される場合は，尿管周囲と腎皮膜を通じて側副血行路が形成される．ネフローゼ症候群における無症状の慢性腎静脈血栓症は21.4％，肺塞栓症は14％との報告[26]がある．肺塞栓症は腎静脈血栓症の重要な合併症である．治療は主に抗凝固薬の投与であり，新たに血栓が形成されるのを防ぐことで腎機能を改善し，肺塞栓症のリスクを下げる．

エコーでは，腎静脈の拡大，拡大した静脈内の血栓を観察する．急性では患側の腎全体に還流低下がみられ，腎門部には動脈のフローのみが確認される．慢性では腎静脈のフローが描出できるものもある．器質化した血栓や可動性の有無などを観察する．

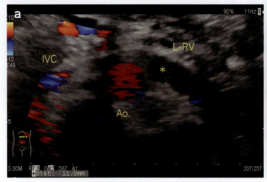
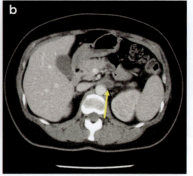

図 7-31　卵巣癌術後症例
　a：腹部正中横断像．左腎静脈（L-RV）は拡大し，カラードプラでシグナルを認めないことから，血栓（＊）の存在が考えられた．Ao：腹部大動脈，IVC：下大静脈．
　b：造影 CT 所見．左腎静脈血栓（矢印）を認めた．

表 7-10　血栓形成の危険因子

事項	血栓形成の危険因子
背景	加齢 長時間坐位：旅行，災害時
病態	外傷：下肢骨折，下肢麻痺，脊椎損傷 悪性腫瘍 先天性凝固亢進：凝固抑制因子欠乏症 後天性凝固亢進：手術後 心不全 炎症性腸疾患，抗リン脂質抗体症候群，血管炎 下肢静脈瘤 脱水・多血症 肥満，妊娠・産後 先天性 iliac band や web，腸骨動脈による iliac compression 静脈血栓塞栓症既往：静脈血栓症・肺血栓塞栓症
治療	手術：整形外科，脳外科，腹部外科 薬剤服用：女性ホルモン，止血薬，ステロイド カテーテル検査・治療 長期臥床：重症管理，術後管理，脳血管障害

肺塞栓症および深部静脈血栓症ガイドライン（日本循環器学会 2009 年改定版）

　30 歳代，女性，卵巣癌術後のエコー検査にて左腎静脈血栓が認められた症例を図 7-31 に示す．担癌患者，特に婦人科癌や下部消化器癌など下腹部に癌を有する患者に対しては，血栓症を懸念して下肢静脈内の血栓検索は行われるが，腎静脈血栓の検索が行われることは少ない．血栓形成のリスクは全身に及んでいるため，腹腔内の静脈血栓検索も重要である（表 7-10）．

（三木未佳）

5．大動脈解離

　大動脈解離の際は，真腔・偽腔の鑑別，左右腎動脈がどちらからの血流か，解離による狭窄や閉塞がみられないか，解離がどこまで及んでいるかなどを確認する．解離発症の時期や人工血管置換術，ステントグラフト挿入術により真腔，偽腔の性状や血行動態は変化するので，注意して観察する必要がある（真腔，偽腔の鑑別については，大動脈解離の項を参照）．

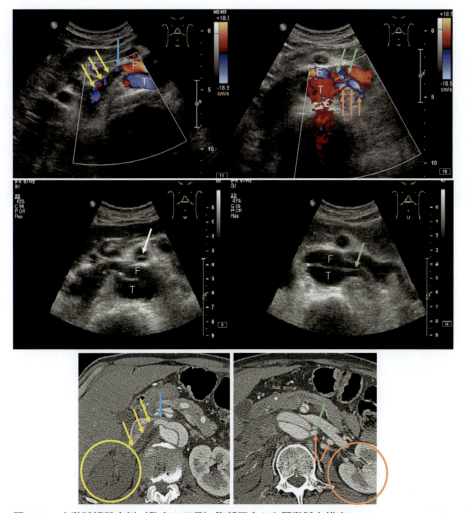

図7-32 大動脈解離症例（発症2日目）腹部正中から腎動脈を描出

　超音波像：右腎動脈は偽腔（F）からの血流を起始部一部にのみ認める（青矢印）．その末梢はカラーを認めず閉塞が疑われる（黄矢印）．左腎動脈は flap が腎動脈起始部にまで及び（緑矢印），両腔ともに血流を認める．腎臓への血流は真腔から流れている（オレンジ矢印）．上腸間膜動脈にも flap を認める（白矢印）．

　CT画像：右の腎動脈が閉塞しているため右腎が造影されていない（黄色○）．左腎は造影される（オレンジ○）．

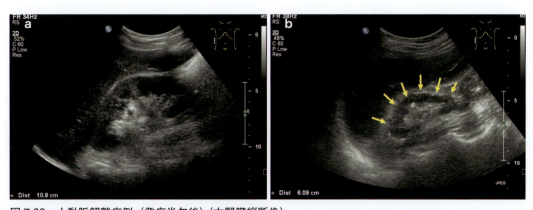

図7-33 大動脈解離症例（発症半年後）（右腎臓縦断像）
　a：発症2日目，b：発症半年後．
　右腎の長径は 108mm（a）から 61mm（b）へと萎縮し，辺縁の凹凸は不整にみられた（矢印）．

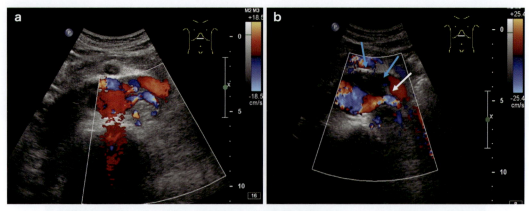

図 7-34 大動脈解離症例（左腎動脈）腹部正中から腎動脈を描出
a：発症 2 日目，b：発症半年後．
発症 2 日目では左腎動脈起始部に flap が及び，両腔に血流を認め (a)，やや真腔の内腔が狭小化している．半年後の検査 (b) では，腹部大動脈の偽腔は血栓化し（青矢印），左腎動脈の flap はほぼ消失した（白矢印）．そのため，真腔の PSV は 149cm/sec から 82cm/sec へと低速になった．

　背部痛を主訴に緊急搬送された 58 歳男性の症例を示す．
　右腎動脈はカラードプラ画像で起始部の一部にのみ血流を認めるが，すぐにカラーが欠損し閉塞している（図 7-32）．左腎動脈は起始部に解離像を認め，両腔ともに血流を認める．真腔は偽腔により若干圧排されている．上腸間膜動脈にも解離が及んでいる．半年後，右腎は萎縮し（図 7-33），大動脈解離に伴う右腎動脈閉塞による無機能腎が疑われる．左腎動脈は偽腔が血栓化し，起始部にみられた解離像がほぼ消失した（図 7-34）．

（青木　朋）

❾ 移植腎評価

1．移植腎の概要
1）移植腎の吻合様式（図7-35）
　移植腎は通常，腹部右下に移植されることが多い．よく行われる脈管吻合は，移植腎側 − 自己臓器とすると，腎動脈 − 内腸骨動脈の端々吻合，腎静脈 − 外腸骨静脈の端側吻合，尿管 − 膀胱の粘膜下トンネルによる逆流防止を施したうえでの吻合である（図 7-35）．

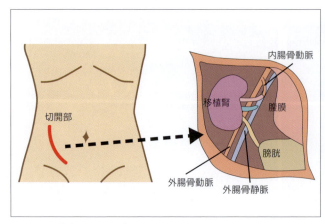

図 7-35　移植腎の吻合様式

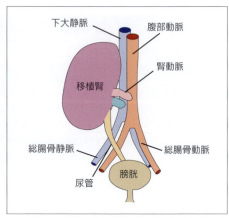

図 7-36　小児の腎移植吻合様式

小児など，体重20kg以下の体格の小さな症例に対する腎移植は，内腸骨動脈などの吻合血管が細いため，総腸骨動脈や腹部大動脈など，中枢側の血管と吻合する場合がある（図7-36）．

2）移植後合併症

　腎移植に伴う合併症としては，移植手術に伴う感染症など様々であるが，形態的な病態や血流障害としては以下のものがあげられる．

　①拒絶反応による腎不全，②慢性移植腎症，③医原性（腎生検）の動静脈瘻，④吻合腎動脈の狭窄・閉塞，腎静脈の血栓閉塞，⑤腎梗塞（主に吻合腎動脈の閉塞による）．

2. 移植腎評価項目

　移植腎の評価項目を以下に示す．

　①移植腎サイズ，②移植腎内血流シグナル（カラードプラ），③葉間動脈もしくは区域動脈の血流評価（PI，RI），④吻合腎動脈の血流評価（狭窄・閉塞の有無），⑤吻合腎静脈の評価（血栓の有無），⑥周囲血管血流評価，⑦その他，移植腎形態評価（水腎症の有無，腎実質輝度，腎周囲浮腫性変化，腫瘤性病変の有無など）．

3. 診断基準と移植腎評価例

　移植腎に対する基準値の報告をまとめた（**表7-11**）．注意してほしいのは，基準値は移植後6カ月前後経過した時点での報告が多く，移植直後では変動が大きいことと，特に腎サイズはドナー側の移植前腎サイズを基本と考える必要があるので，必ず移植前のデータを参照することである．

　移植腎の計測値に対するみかたとしては，主に以下のものがあげられる．

　①腎サイズ：腎サイズは正常腎（移植前腎）に比し，長径で9〜10mmほど大きくなる．腎

表7-11　移植腎の基準値 [28〜31]

計測項目	移植腎サイズ
腎　長径	119 ± 10.4mm（移植前 110 ± 9.4mm）
腎　短径	54 ± 8.4mm（移植前　44.3 ± 5.4mm）
腎内動脈 PI（pulsatility index）	1.17 ± 0.25（>1.3 で腎機能低下疑い）
腎内動脈 RI（resistance index）	0.7 ± 0.05（>0.8 で腎機能低下疑い）
吻合腎動脈	>200〜250cm/sec で 50％ 超の狭窄疑い
腎内動脈 AT（acceleration time）	≧ 100msec で延長（狭窄後所見）

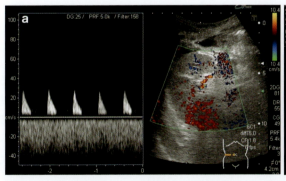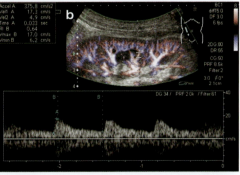

図7-37　死体腎移植による移植腎の経過観察例（10歳代，男性）
　a：移植後5日経過．腎葉間動脈（パルスドプラ像）．RI 1.0．
　b：移植後1カ月経過．腎葉間動脈（パルスドプラ像）．RI 0.64．
　移植直後2週間の無尿期は拡張期血流の途絶を認め，RIは1.0と高値を示していた．その後，尿生成を認め，腎機能が安定した時期にはRIは0.64と低下し，カラードプラによる腎内血流シグナルも末梢まで認められるようになった．

> **ひとくちメモ　　移植直後の血流評価**
>
> 移植直後は急性の拒絶反応が起きる場合もあり，急性期では PI や RI も上昇する．また，死体腎を移植する献腎移植では，腎にダメージを受けているケースが多く，急性尿細管壊死（acute tubular necrosis：ATN）を高頻度に認める．ATN は可逆的な病態であり，腎機能が回復するまでの評価が重要になる．超音波では，腎サイズ，PI，RI を経時的に観察することによって，腎機能の改善傾向を知ることができる．

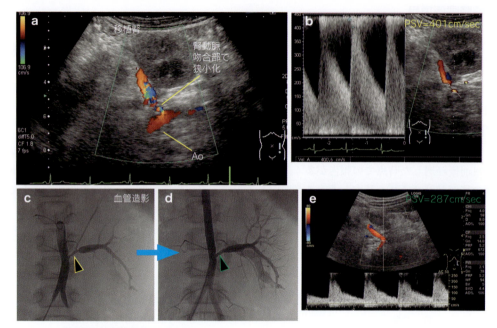

図 7-38　移植腎腎動脈狭窄例（女児）
　　a，b：移植腎吻合腎動脈（a：カラードプラ像，b：パルスドプラ像）．
　　c，d：移植腎吻合腎動脈の血管造影像（c：PTRA 前，d：PTRA 後）．
　　e：PTRA 施行後の移植腎吻合腎動脈（パルスドプラ像）．
　　6 カ月前に生体腎移植施行（腹部大動脈（Ao）に端側吻合）．腎機能低下，乏尿，高血圧を認めていた．吻合部狭小化（カラードプラでモザイクシグナル）を認め，PSV=401cm/sec の高速血流を呈していた．PTRA 施行（ステントなし）となり，PSV は 287cm/sec と低下，腎機能は改善した．PTRA：経皮的腎動脈形成術．

機能低下ではサイズの縮小がみられる．

②腎葉間動脈もしくは区域動脈の PI，RI：腎機能低下例は PI および RI の上昇がみられる．

③腎動脈吻合部付近の収縮期最高血流速度（PSV）：腎動脈狭窄では PSV の上昇がみられる．50％超の狭窄では，PSV は 200〜250cm/sec より大となる．その他，周囲動脈との比から狭窄をとらえる指標がある（腎動脈吻合部 PSV/ 腹部大動脈 PSV ＞ 3.5 で 60％超の腎動脈狭窄，腎動脈吻合部 PSV/ 外腸骨動脈 PSV ＞ 1.8 で 50％超の腎動脈狭窄などの報告がある[30]）．

移植直後，無尿期間が 2 週間続き，その後尿生成を認め腎機能も正常化した症例を図 7-37 に示す．

4．移植腎の異常像
1）吻合部腎動脈狭窄（図 7-38）

移植腎の腎動脈狭窄は，吻合部付近（例：内腸骨動脈と移植腎腎動脈の端々吻合部）に生じやすい．狭窄によって，自己腎での腎動脈狭窄と同じように，二次性高血圧や腎機能低下を招く．

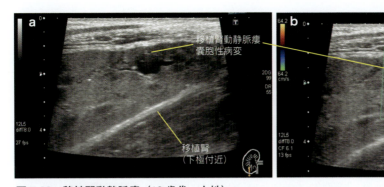

図7-39　移植腎動静脈瘻（10歳代，女性）
移植腎縦断像（a：Bモード像，b：カラードプラ像）．
経過観察時，腎下極に針生検を施行している．移植腎下極に囊胞性病変を認め，カラードプラでは，囊胞性病変内は乱流によるモザイクシグナルで満たされている．医原性の動静脈瘻と診断した．

治療には，経皮的腎動脈形成術（PTRA：percutaneous transluminal renal angioplasty）などが行われる．

2）移植腎動静脈瘻（図7-39）

　移植腎に対しては，通常，定期的に針生検による腎組織検査が行われる．この生検により，医原性の移植腎動静脈瘻をきたしてしまう場合がある．小さな腎動静脈瘻は，時間の経過とともに消失するが，大きく，消失しない腎動静脈瘻は，腎機能や心機能の低下を招く．治療にはカテーテルによる塞栓術などが行われる．

　超音波像では，大きいものでは腎内に囊胞性病変が認められ，カラードプラにて囊胞性病変内，もしくは周囲に高速性の乱流によるモザイクシグナル主体の豊富な血流シグナルを認める．小さな動静脈瘻の場合は，囊胞性成分を伴わず，カラードプラによるモザイクシグナルを認めるのみの場合もある．

（八鍬恒芳）

■参考文献

1) Guidelines for the Reporting of Renal Artery Revascularization in Clinical Trials. *Circulation*, **106**：1572～1585, 2002.
2) Richard, L. D., et al.：Gray's Anatomy for Students. Second Edition, 359, Churchill Livingstone, 2009.
3) 相磯貞和訳：ネッター　解剖学アトラス（原書第5版）．エルゼビアジャパン，2011.
4) 島本和明：高血圧治療ガイドライン2014．第13章　二次性高血圧．日本高血圧学会，115～131，2014．
5) 重松　宏：末梢閉塞性動脈疾患の治療ガイドライン（JCS2009）．
6) 松尾　汎：超音波による腎動脈病変の標準的評価法．*Jpn. J. Med. Ultrasonics*, **41**（3）：2014．
7) U ur, Ö.：Renal artery origins and variations：angiographic evaluation of 855 consecutive patients. *Diagn. Interv. Radiol.*, **12**：183～186, 2006
8) 三木　俊：腎血管性高血圧診断のための超音波検査．*Medical Technology*, **42**（1）：69～80, 2014．
9) 平井都始子：腎のカラードプラ法．*Jpn. Med. Ultrasonics*, **36**（4）：457～468, 2009．
10) Strandness, Jr. D.E.：Duplex ultrasound scanning. In Novick A (ed.) Renal vascular disease. 119～133, Saunders, London, 1996.
11) Olin, J.W., et al.：The utility of duplex ultrasound scanning of the renal arteries for diagnosing significant renal artery stenosis. *Ann. Intern. Med.*, **122**：833～838, 1995.
12) Kaplan, N.M.：Renal vascular hypertension. Clinical Hypertension, 7th ed., Wiliam & Wilkins, Baltimore, 301～321, 1998.
13) Guill, C.K., Benavides, D.C., Rees, C., et al.：Fatal mesenteric fibromuscular dysplasia：a case report and review of the literature. *Arch. Intern. Med.*, **164**：1148～1153, 2004.
14) Bofinger, A., Hawley, C., Fisher, P., et al.：Increased severity of multifocal renal arterial fibromuscular dysplasia in smokers. *J. Hum. Hypertens.*, **13**：517～520, 1999.
15) Kincaid, O. W., Davis, G. D., et al.：Fibromuscular dysplasia of the renal arteries：arteriographic

features, classification, and observation on nature history of the disease. *Am. J. Roentgenol.*, **104**：271〜282, 1968.
16) Henke, P. K., Cardneau, J.D., Welling, T.H., 3rd. Upchurch, G.R. Jr., Wakefield, T.W., Jacobs, L.A., Proctor, S.B., Greenfield, L.J., Stanley, J.C.：Renal artery aneurysms：a 35-year clinical experience with 252 aneurysms in 168 patients. *Ann. Surg.*, **234** (4)：454〜462, discussion 462〜463, 2001.
17) 山口峻介, 中川由紀, 山崎裕幸, 池田正博, 小松集一, 糸井俊之, 新井　啓, 齋藤和英, 西山　勉, 髙橋公太：術前画像では診断し得なかった生体腎移植ドナー腎動脈瘤の2症例. 腎移植・血管外科, **24** (1)：67〜72, 2012.
18) 横山　裕, 辻　祐治：超音波カラードプラ法による腎動静脈瘻の診断. 日本泌尿器科学会雑誌, **93** (5)：615〜620, 2002.
19) Ge Chechile, O.A., et al.：Aneurysm and arteriovenous malformation. In：Renal Vascular Disease (ed by Novic AC, et al.), 35〜46, WB Saunders, London, 1996.
20) 宮村研二, 廣田佳子, 水島　明, 平賀聖久, 松浦隆志：妊娠中期に血尿で発症した腎動静脈奇形の1例. 医療, **51** (11)：532〜535, 1997.
21) 高羽　津, 園田孝夫, 打田日出夫, 石田　修：Vascular Malformation による先天性腎動静脈瘻の3例. 日泌会誌, **63**：539, 1972.
22) 三品睦輝, 清川岳彦, 筧　義行, 他：Steel coilによる塞栓術にて治療しえた巨大腎動静脈瘤の一例. 泌紀, **37**：273, 1991.
23) 中山貴之, 他：腎梗塞を契機として発見された感染性心内膜炎の1例. 日本泌尿器科学会雑誌, **100** (3)：504〜507, 2009.
24) 西尾利之, 松山　健：腎・尿路疾患　ABCと新たな展開. 泌尿器疾患　急性巣状細菌性腎炎. 小児科診療, **71** (2)：324〜328, 2008.
25) Lau, K.K., Stoffman, J.M., Williams, S., et al.：Neonatal renal vein thrombosis：review of the English-language literature between 1992 and 2006. *Peeliatwics,* **120**：e1278〜e1284, 2007.
26) McCarthy, L.J., Titus, J.L., Daugherty, G.W.：Bilateral renal-vein thrombosis and the nephrotic syndrome in adults. *Ann. Intern. Med.*, **58**：837〜857, 1963.
27) 伊藤孝史：腎静脈血栓症. *Thrombosis and Circulation*, **16** (4)：299〜304, 2008.
28) Ardalan, M.R., Tarzamni, M.K.：Renal allograft hemodynamic and diameter changes after living donor transplantation. *Transplant. Proc.*, **38** (2)：388〜389, 2006.
29) Enhesari, A., Mardpour, S., Makki, Z., Mardpour, S.：Early ultrasound assessment of renal transplantation as the valuable biomarker of long lasting graft survival：a cross-sectional study. *Iran J. Radiol.*, **11** (1)：e11492, 2014, doi：10.5812/ iranjradiol.11492. Epub 2014 Jan 30.
30) de Morais, R.H., Muglia, V.F., Mamere, A.E., Garcia, P.T., Saber, L.T., Muglia, V.A., Elias, J.Jr., Piccinato, C.E., Trad, C.S.：Duplex Doppler sonography of transplant renal artery stenosis. *J.Clin. Ultrasound,* **31** (3)：135〜141, 2003.
31) Naesens, M., et al.：Intrarenal resistive index after renal transplantation. *N. Engl. J. Med.*, **369** (19)：1797〜1806, 2013, doi：10.1056/NEJMoa1301064.
32) Napoli, V., Pinto, S., Bargellini, I., Vignali, C., Cioni, R., Petruzzi, P., Salvetti, A., Bartolozzi, C.：Duplex ultrasonographic study of the renal arteries before and after renal artery stenting. *Eur. Radiol.*, **12** (4)：796〜803, 2002.

第8章 下肢動脈

1 要旨

1. **対象となる代表的疾患**
   閉塞性動脈硬化症，急性動脈閉塞症，ビュルガー病（バージャー病），膝窩動脈外膜嚢腫，膝窩動脈捕捉症候群，膝窩動脈瘤，ルリッシュ症候群，遺残坐骨動脈．

2. **重要なガイドライン**
   ①超音波による大動脈・末梢動脈病変の標準的評価法（日本超音波医学会用語・診断基準委員会，大動脈・末梢動脈超音波診断ガイドライン小委員会）．
   ②末梢動脈疾患ガイドライン（2022年改訂版）（日本循環器学会，他）．
   ③ Inter-Society Consensus for the Management of Peripheral Arterial Disease（TASC II）．

3. **対象となる患者**
   間欠性跛行，安静時下肢痛，下肢冷感，下肢潰瘍，壊死，突然の下肢痛，冷感，知覚鈍麻．

4. **探触子**
   中心周波数 10MHz 前後のリニア型探触子
   中心周波数 5MHz 前後のコンベックス型探触子

5. **評価項目**
   ①下肢動脈狭窄病変，②下肢動脈閉塞病変，③血管径（狭窄，拡張，瘤径），④血管壁の状態（プラーク，血栓，潰瘍形成など），⑤塞栓の性状鑑別．

6. **診断基準**
   ①狭窄部の peak systolic velocity：PSV ≧ 1.5 〜 2m/sec：有意狭窄疑い
   ②狭窄部 PSV と中枢側 PSV の比（PSV ratio：PSVR）（表 8-1）
   ③血流シグナル（−）：閉塞
   ④収縮期加速時間（acceleration time：AT）：100 〜 120msec 未満が正常，120msec 以上で中枢側の狭窄・閉塞病変を疑う．

表 8-1 末梢動脈狭窄の判断基準 [2]

狭窄	径狭窄率	血流波形	乱流	PSVR*
正常	0	三相性	なし	変化なし
軽度	1 〜 19%	三相性	あり	< 2:1
中等度	20 〜 49%	二相性	あり	< 2:1
高度	50 〜 74%	単相性	あり	> 2:1
高度	75 〜 89%	単相性	あり	> 4:1
高度	90 〜 99%	単相性	あり	> 7:1

*PSVR；狭窄部 PSV と中枢側 PSV の比（PSV ratio）

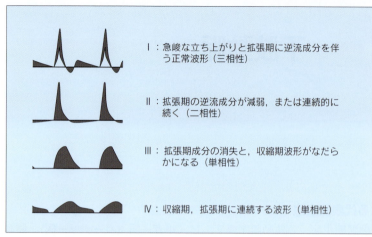

図8-1　下肢動脈血流波形の分類[1]

　acceleration time の延長のみならず，パルスドプラによる波形変化も中枢側病変の類推に役立つ．
　正常波形は急峻な立ち上がりと拡張期に逆流成分を伴う三相性波で，Ⅰ型の正常波形を呈す．
　Ⅱ～Ⅳ型は異常波形であり，逆流成分が減弱，または断続的に続く二相性パターンのⅡ型，拡張期成分の消失と収縮期がなだらかになるⅢ型，収縮期，拡張期に連続する定常波に近いⅣ型に分けられる．Ⅲ～Ⅳ型になるにつれ，計測部位より中枢側に，より高度な狭窄・閉塞病変を疑う．

　⑤血流波形の分類：Ⅰが正常，Ⅱ～Ⅳで中枢側に狭窄，閉塞病変の疑い（**図8-1**）．基本的に下腿よりも中枢側の血管における指標である．

❷ 解剖・生理（巻頭p.9参照）

　①総腸骨動脈は腹部大動脈から臍の高さで左右に分枝し，左右下肢動脈への灌流路となる．ついで内腸骨動脈，外腸骨動脈が分岐し，外腸骨動脈は鼠径靱帯を境に，総大腿動脈に連続していく．
　②大腿部では，浅大腿動脈が主要な下肢末梢への灌流路となる．浅大腿動脈は大腿内側を走行し，膝上付近で内転筋腱裂孔を通過すると膝窩動脈となる．
　③膝窩動脈は大腿骨遠位端と膝関節包との後面に接して下行し，膝窩筋の下縁で前脛骨動脈と後脛骨動脈に分かれる．さらに，後脛骨動脈は起始部付近で腓骨動脈を分枝する．
　④前脛骨動脈は骨間膜の前面に出て下降し，足関節の前外側に沿って走行し，足背動脈となる．
　⑤後脛骨動脈は脛骨後面を走行し，内果を過ぎると内・外側足底動脈に分岐する．

　　　　　　　　　　　　　　　　　　　　　　　　　　　　　　　　　　（八鍬恒芳）

❸ 検査対象

　下肢動脈エコーの対象疾患は，末梢動脈疾患（peripheral arterial disease：PAD）であるが，その検査目的のほとんどは閉塞性動脈硬化症（arterio sclerosis obliterans：ASO）の有無を判別することである．PAD に関する国際的に標準化された診断・治療のガイドラインである TASC Ⅱ（Trans-Atlantic Inter-Society Consensus–Ⅱ）においても，下肢動脈エコーは非侵襲的に血行動態を観察できる有用な検査法とされている．また，血管内治療や外科的血行再建術な

> **ひとくちメモ**　後脛骨動脈，前脛骨動脈，腓骨動脈の正常変異（図8-2）
>
> 　後脛骨動脈，前脛骨動脈，腓骨動脈の膝下3分枝は，①分岐起点の違い，②分枝の高さ，③後脛骨動脈，前脛骨動脈の低形成などの変異がみられることがある．特に，後脛骨動脈，前脛骨動脈の低形成はしばしば遭遇するので，超音波で鑑別できるようにしておくことが重要である．前脛骨動脈や後脛骨動脈の低形成の場合，通常は腓骨動脈が足背動脈や足底動脈にそそぐ還流路を分岐しており，血行動態に問題はない．しかしながら，膝下3分枝の閉塞病変に対し血管治療を行う際は，変異があることを念頭におかないと，治療の現場で混乱を生じるので注意が必要である．

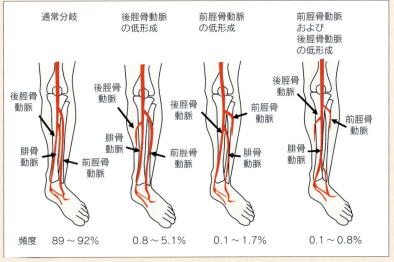

図8-2　膝下3分枝の正常変異例，後脛骨動脈，前脛骨動脈の低形成（無形成）[3]

表8-2　末梢動脈疾患

急性動脈疾患	慢性動脈疾患	拡張疾患
動脈塞栓症 動脈血栓症 急性動脈解離 外傷性動脈閉塞	閉塞性動脈硬化症 Buerger病（閉塞性血栓血管炎） 膝窩動脈捕捉症候群 膝窩動脈外膜嚢腫 遺残坐骨動脈 線維筋性異形成（FMD）	末梢動脈瘤 動静脈瘻

表8-3　疾患名と症状

疾患名	症状
急性動脈閉塞症	疼痛（pain），脈拍消失（pulselessness），蒼白（pallor/paleness），知覚鈍麻（paresthesia），運動麻痺（paralysis/paresis），[虚脱（prostration）] "5つのP"（6P）
閉塞性動脈硬化症	間欠性跛行，安静時疼痛，潰瘍，壊死
Buerger病 （閉塞性血栓血管炎）	指趾の潰瘍，壊死（突発性脱疽），上肢の虚血症状，足底の跛行，遊走性静脈炎（皮下静脈の発赤，硬結，疼痛など）
膝窩動脈捕捉症候群	間欠性跛行を有する若年者（特に運動選手） 膝伸展・足関節背屈位での末梢動脈拍動の消失
膝窩動脈外膜嚢腫	膝関節伸展時には認められる末梢の動脈拍動が，関節を強く屈曲すると消失
遺残坐骨動脈	大腿動脈拍動が減弱または消失しているにもかかわらず，膝窩動脈や足部動脈の拍動を触知する

表 8-4 検査対象となる患者

スクリーニング	動脈硬化危険因子，ヘビースモーカー，術前スクリーニング
視診・触診・聴診異常	発赤，レイノー現象，皮膚の色調変化，潰瘍形成（指尖，踵），血圧低下，脈拍減弱・不良，血管性雑音
自覚症状	間欠性跛行，安静時疼痛，冷感，腫れ・むくみ，しびれ
治療の適応・評価	ABI低下（病変部位の存在・部位確認），薬物療法の効果判定・経過観察，運動療法の効果判定・経過観察，血管内治療の術前・術中・術後評価，外科的バイパス術前・術後評価，術後の合併症診断

ど治療戦略の決定に役立つ他，治療後の経過観察で治療効果の判定，再狭窄の有無，治療による合併症の診断・評価にも有用である（表 8-2 ～ 8-4）．

❹ 検査の流れ・描出法

1．使用する探触子

観察部位に応じた探触子の選択が重要である．

基本的に，腹部大動脈・腸骨動脈領域の観察には 3 ～ 6MHz のコンベックス型探触子を用い，大腿動脈・膝窩動脈・下腿動脈領域の観察には 7 ～ 10MHz の高周波リニア型探触子，さらに足関節部付近では 12 ～ 15MHz の高周波リニア型探触子を用いる．

2．検査の流れ・描出法（図8-3）

(1) ABIの結果を確認

TASC Ⅱでも，PAD のスクリーニングには足関節上腕血圧比（ankle brachial pressure index : ABI, ABPI）を測定すべきであるとされている．

(2) 患者への検査説明

エコー検査は無侵襲だが，必ず検査前にその目的や検査内容について説明しておく．

(3) 問診，視診，触診（表8-5）

(4) 検査手順

検査目的に合った検査法で行う．

スクリーニング目的では，動脈触知部位である左右の総大腿動脈（中枢部），膝窩動脈，後脛

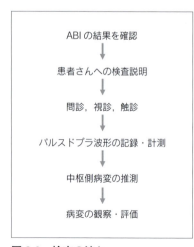

図 8-3 検査の流れ

表 8-5 問診，視診，触診

問診	間欠性跛行の有無 症状の経過（急性，慢性） 症状の出現部位（臀部，大腿部，下腿部） 間欠性跛行の出現距離，跛行の鑑別（ひとくちメモ参照） 安静時疼痛・しびれの有無
視診	傷（潰瘍や壊死）の有無，存在部位（指先，踵に好発） 筋肉の付き具合，体毛の状態 色調の左右差
触診	動脈触知部（鼠径部，膝窩部，内踝，足背での拍動の有無・減弱） 皮膚温の左右差（患側肢の低下）

第8章　下肢動脈

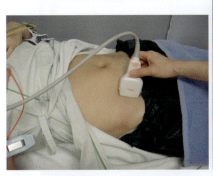
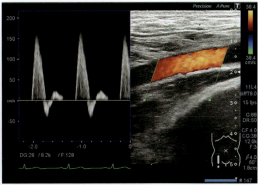

図8-4　総大腿動脈（中枢部）の観察

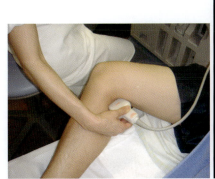
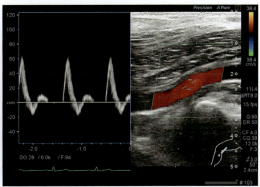

図8-5　膝窩動脈の観察

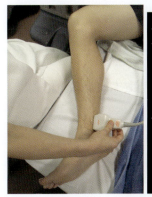
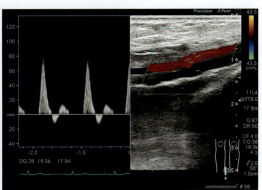

図8-6　後脛骨動脈（末梢部）の観察

骨動脈（末梢部），前脛骨動脈（末梢部）もしくは足背動脈にて，ドプラ波形を記録・観察する（図8-4〜8-7）．ドプラ波形の評価および計測項目は，ドプラ波形分類（図8-1），収縮期加速時間（AT），収縮期最高血流速度（PSV）である．

　パルスドプラ法にて血流速波形を計測する際には，必ず左右交互にドプラ波形を観察・計測（図8-8）し，左右記録時の条件（記録部位，角度補正，流速レンジ，探触子の圧迫など）をできるかぎり同様にする．

　ドプラ波形にて拡張期の逆流成分が消失したり，ATの延長，PSVの低下（左右差がある場合）などが認められた場合，観察部位より中枢側に有意な狭窄・閉塞性病変の存在を疑い，観察を行う．

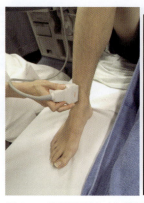
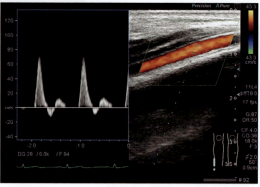

図 8-7　前脛骨動脈（末梢部）の観察

ひとくちメモ　閉塞性動脈硬化症（ASO）と脊柱管狭窄症

中高年で下肢跛行を呈する疾患として最も多いのは，脊柱管狭窄症に代表される馬尾型跛行，脊髄性跛行である．ASO に伴う跛行との鑑別点を表 8-6 にあげる．ただし，両疾患ともに罹患している高齢者数は増加傾向にあり，診断には注意を要する．

表 8-6　ASO に伴う跛行との鑑別点

	腰部脊柱管狭窄	末梢動脈疾患
歩かなくても立っているだけで足が痛む	ある	ない
自転車に乗ると足が痛む	ない	ある
坂道での痛み出現	下り坂	上り坂
前かがみになると足の痛みが治まる	治まる	治まらない
足の脈拍	触れる	弱い，触れない

ひとくちメモ　末梢動脈疾患の分類：Fontaine 分類と Rutherford 分類

下肢の慢性虚血の重症度評価を表 8-7 に示す．

表 8-7　下肢の慢性虚血の重症度評価

Fontaine 分類		Rutherford 分類		
病期	臨床症状	グレード	カテゴリー	臨床症状
I	無症状	0	0	無症状
IIa	軽度の跛行	I	1	軽度の跛行
IIb	中等度から重度の跛行	I	2	中等度の跛行
		I	3	重度の跛行
III	虚血性の安静時疼痛	II	4	虚血性の安静時疼痛
		III	5	組織欠損（小）
IV	潰瘍または壊疽	III	6	組織欠損（大）

ひとくちメモ　重症下肢虚血（CLI）のステージング分類

CLIの治療方針を決定するには，創の状態，虚血，感染を総合的に検討しなければならないことから，Wifi分類によるステージングが提唱された（表8-8）．

表8-8　重症下肢虚血（CLI）のステージング―創の状態，虚血，感染を総合的に検討―

（WIfI分類，WIfIスコア）

Wound		潰瘍		壊死
W	Rutherford分類	深さ（テキサス大学分類：重症度）※	部位	
0	Class 4	―	―	―
1	Class 5, 6	Ⅰ（表層のみ）	どの部位でも	―
		Ⅱ，Ⅲ（深層まで）	趾	
2	Class 5, 6	Ⅰ（表層のみ）	踵	趾
		Ⅱ，Ⅲ（深層まで）	踵を除く（部位は問わないが，趾切断あるいは通常の中足骨切断±植皮で救肢可能）	
3	Class 5, 6	Ⅱ，Ⅲ（深層まで）	どの部位でも（救肢のためにはChoparlやLisfrancといった非定型的切断や複雑な創被覆処置が必要）	趾以外に及ぶ

※：表層のみとは，腱，関節包ないし骨に達しないもの．深層までとは，腱，関節包ないし骨に達しているもの．

Ischemia			
I	ABI	足関節血圧（mmHg）	足趾血圧，$tcPO_2$（mmHg）
0	≧0.80	>100	≧60
1	0.60〜0.79	70〜100	40〜59
2	0.40〜0.59	50〜70	30〜39
3	≦0.39	<50	<30

foot Infection		
fI	局所感染*	全身感染（SIRS**）
0	―	―
1	皮膚，皮下組織（限局：潰瘍周囲の発赤0.5〜2.0cm）	―
2	皮膚，皮下組織（広範囲：潰瘍周囲の発赤>2.0cm），深部（膿瘍，骨髄炎，筋膜炎）	―
3	＋	＋

*局所感染：以下の2つ以上が該当するもの．①腫脹・硬結，②潰瘍周囲の発赤(0.5〜2.0cm)，③圧痛・疼痛，④熱感，⑤膿汁分泌．
** SIRS（systemic inflammatory response syndrome：全身性炎症反応症候群）：以下の2つ以上が該当するもの．①体温>38℃ あるいは<36℃，②心拍数>90/分，③呼吸数>20/分あるいは$PaCO_2$<32mmHg，④白血球数>12,000/mL あるいは<4,000/mL，あるいは未熟顆粒球>10%．

Stage	Stage1	Stage2	Stage3	Stage4
下肢切断リスク	非常に低い	低い	中等度	高い
WIfIスコア	W0 I0 fI0, 1 W0 I1 fI0 W1 I0 fI0, 1 W1 I1 fI0	W0 I0 fI2 W0 I1 fI1 W0 I2 fI0, 1 W0 I3 fI0 W1 I0 fI2 W1 I1 fI1 W1 I2 fI0 W2 I0 fI0, 1	W0 I0 fI3 W0 I2 fI1, 2 W0 I3 fI1, 2 W1 I0 fI3 W1 I1 fI2 W1 I2 fI1 W1 I3 fI0, 1 W2 I0 fI2 W2 I1 fI0, 1 W2 I2 fI0 W3 I0 fI0, 1	W0 I1, 2, 3 fI3 W1 I1 fI3 W1 I2, 3 fI2, 3 W2 I0 fI3 W2 I1 fI2, 3 W2 I2 fI1, 2, 3 W2 I3 fI0, 1, 2, 3 W3 I0 fI2, 3 W3 I1, 2, 3 fI0,1, 2, 3

末梢閉塞性動脈疾患の治療ガイドライン（2015年改訂版）より抜粋

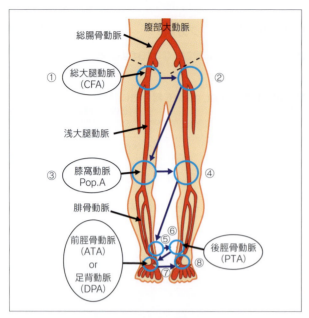

図 8-8　下肢動脈検査のスクリーニング手順
　左右は同一条件で，連続的に①から⑧の順で計測．
　〇：パルスドプラによるドプラ波形測定部位．

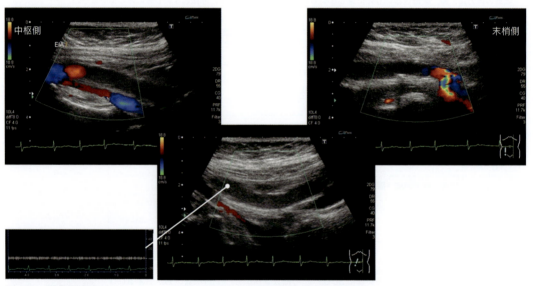

図 8-9　閉塞性病変
　カラードプラ法により血流シグナル，パルスドプラ法によりパルス波形がとらえられないものを閉塞性病変とする．

(5) 病変の観察・評価

　カラードプラ法を併用し，異常血流（乱流）の有無を観察する．異常血流を認めた場合，パルスドプラ法にて PSV を計測する．PSV のみの評価では中枢側病変の影響を受ける場合があるので，必要に応じて狭窄部と中枢（病変部から 2〜3cm 中枢側）の PSV 比（PSV ratio：PSVR）を計測する（表 8-1）．

　閉塞性病変は，B モード法により血管内腔が塞栓物で占められ，かつカラードプラ法により血流シグナル，パルスドプラ法によりパルス波形がとらえられないものとなる（図 8-9）．

> **ワンポイントアドバイス　　ヒールトゥテクニック**
>
> 血管と探触子の角度がつくように，用手的に斜めに描出するコツが必要である．それでも補いきれない場合，機械での角度補正（スラント機能，ビームステア機能）を行う．

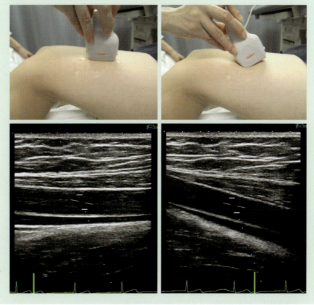

図8-10　ヒールトゥテクニック（手技での角度補正）

（藤崎　純）

❺ 閉塞性動脈硬化症

　下肢の閉塞性動脈硬化症の血行再建術には，大きくカテーテル治療と外科治療がある．両者の選択には病変形態が大きく左右し，Trans-Atlantic Inter-Society Consensus (TASC) の分類が世界で広く用いられている．2000年に欧米の14学会が合同で作成し，現在は，2007年にアジアを含めた16学会によって作成されたTASC II が用いられている．病変形態は，病変部位，病変数および病変性状（狭窄と閉塞）に基づいて分類されている．カテーテル治療を主眼にし，最もその適応となる病変形態がType A であり，Type B もカテーテル治療が考慮される形態である．Type C は，外科治療のリスクが高い時はカテーテル治療が考慮されるような中間的病変である．Type D は，外科治療が第一選択となる．いずれにも属さない病変は，血行再建術が困難な病変となる（図8-11～8-13）．

1. Type A 病変：カテーテル治療に最も適している．
　腸骨動脈：片側または両側の総腸骨動脈狭窄，片側または両側の1カ所の短い（3cm以下）外腸骨動脈狭窄．
　大腿動脈：10cm以内の1カ所の狭窄，5cm以内の1カ所の閉塞．
　下腿動脈：前または後脛骨動脈と腓骨静脈の狭窄・閉塞病変がある場合に残る脛骨動脈の1個の5cm以下の狭窄病変．

2. Type B 病変：カテーテル治療の適応だが，外科治療を有する病変が同肢にある場合は除外される．
　大動脈・腸骨動脈：腎動脈分岐部以下の短い（3cm以下）腹部大動脈狭窄病変，片側性の総腸骨動脈閉塞，総大腿動脈に達しない総合して3～10cmの外腸骨動脈狭窄病変，総大腿動脈および総腸骨動脈に達しない片側性の外腸骨動脈閉塞．

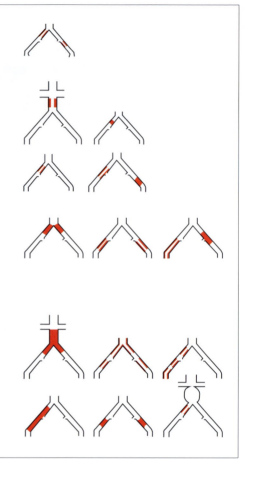

Type A 病変
　片側または両側の総腸骨動脈狭窄
　片側または両側の 1 カ所の短い（3cm 以下）外腸骨動脈狭窄

Type B 病変
　短い（3cm 以下）腎動脈分岐部以下の腹部大動脈狭窄病変
　片側性の総腸骨動脈閉塞
　総大腿動脈に達しない総合して 3〜10cm の外腸骨動脈狭窄病変
　総大腿動脈と総腸骨動脈に達しない片側の外腸骨動脈閉塞

Type C 病変
　両側の総腸骨動脈閉塞
　総大腿動脈に達しない両側の 3〜10cm の外腸骨動脈狭窄病変
　総大腿動脈に達する片側の外腸骨動脈狭窄
　総大腿動脈または / および総腸骨動脈に達する片側の外腸骨動脈閉塞

Type D 病変
　腹部大動脈閉塞病変
　大動脈〜腸骨動脈のびまん性狭窄病変
　片側の腸骨動脈〜総大腿動脈のびまん性狭窄病変
　片側の総腸骨〜外腸骨動脈閉塞病変
　両側の外腸骨動脈閉塞病変
　腹部大動脈瘤（ステントグラフト留置術が可能な病変を除く）を合併した腸骨動脈狭窄

図 8-11　腸骨動脈病変[5]

　　大腿・膝窩動脈：5cm 以下の狭窄または閉塞病変，膝関節を含まない 15cm 以下の狭窄または閉塞病変，膝窩動脈以下へのバイパス術ができない場合の病変，1 カ所の膝窩動脈狭窄．
　　下腿動脈：前または後脛骨動脈と腓骨静脈の狭窄・閉塞病変がある場合に残る脛骨動脈の複数の 5cm 以下または 1 個の 10cm 以下の狭窄病変または 3cm 以下の閉塞病変．

3. **Type C 病変**：外科治療が基本的に好ましい．外科治療が困難な場合は，カテーテル治療が考慮される．
　　大動脈・腸骨動脈：両側の総腸骨動脈閉塞，総大腿動脈に達しない両側の 3〜10cm の外腸骨動脈狭窄病変，総大腿動脈に達する片側の外腸骨動脈狭窄，総大腿動脈または / および総腸骨動脈に達する片側の外腸骨動脈閉塞，高度な石灰化を有する片側の外腸骨動脈閉塞．
　　大腿・膝窩動脈：総合して 15cm をこえる狭窄または閉塞病変，カテーテル治療で再狭窄を繰り返した病変．
　　下腿動脈：前または後脛骨動脈と腓骨静脈の狭窄・閉塞病変がある場合に残る脛骨動脈の多発性の狭窄病変または 1 個の 10cm 以上の閉塞病変．

4. **Type D 病変**：カテーテル治療が適さず，唯一外科治療が選択される．
　　大動脈・腸骨動脈：腹部大動脈閉塞病変，大動脈〜腸骨動脈のびまん性狭窄病変，片側の腸骨動脈〜総大腿動脈のびまん性狭窄病変，片側の総腸骨〜外腸骨動脈閉塞病変，両側の外腸骨動脈閉塞病変，腹部大動脈瘤（ステントグラフト留置術が可能な病変を除く）を合併した腸骨動脈狭

Type A 病変
　10cm 以内の 1 カ所の狭窄
　5cm 以内の 1 カ所の閉塞

Type B 病変
　5cm 以下の狭窄または閉塞病変
　膝関節を含まない 15cm 以下の狭窄または閉塞病変
　膝窩動脈以下へのバイパス術ができない場合の病変
　1 個の膝窩動脈狭窄

Type C 病変
　総合して 15cm をこえる狭窄または閉塞病変
　カテーテル治療で再狭窄を繰り返した病変

Type D 病変
　20cm をこえる総大腿動脈または浅大腿動脈の慢性閉塞病変
　下腿動脈病変を合併した膝窩動脈閉塞病変

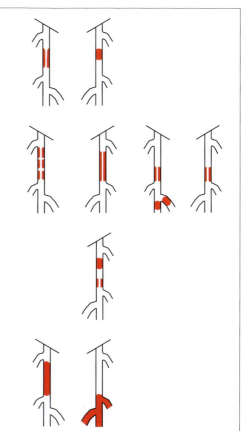

図 8-12　大腿・膝窩動脈病変[6]

Type A 病変
　前または後脛骨動脈と腓骨静脈の狭窄・閉塞病変がある場合に残る脛骨動脈の 1 個の 5cm 以下の狭窄病変

Type B 病変
　前または後脛骨動脈と腓骨静脈の狭窄・閉塞病変がある場合に残る脛骨動脈の複数の 5cm 以下または 1 個の 10cm 以下の狭窄病変または 3cm 以下の閉塞病変

Type C 病変
　前または後脛骨動脈と腓骨静脈の狭窄・閉塞病変がある場合に残る脛骨動脈の多発性の狭窄病変または 1 個の 10cm 以上の閉塞病変

Type D 病変
　前または後脛骨動脈と腓骨静脈の狭窄・閉塞病変がある場合に残る脛骨動脈の多発性 10cm 以上の閉塞病変または高度石灰化病変または側副路が描出されない状態

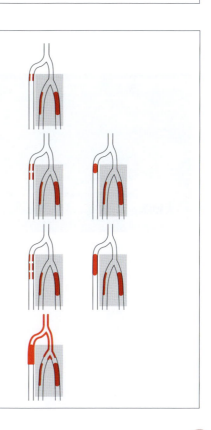

図 8-13　下腿動脈病変[10]

窄または外科治療を要する大動脈・腸骨動脈病変．

　大腿・膝窩動脈：20cmをこえる総大腿動脈または浅大腿動脈の慢性閉塞病変，下腿動脈病変を合併した膝窩動脈閉塞病変．

　下腿動脈：前または後脛骨動脈と腓骨静脈の狭窄・閉塞病変がある場合に残る脛骨動脈の多発性10cm以上の閉塞病変または高度石灰化病変または側副路が描出されない状態．

（西上和宏）

❻ 波形評価

1．評価対象となる血管

　末梢循環障害スクリーニングにおける血流波形の評価対象は，主に総大腿動脈，浅大腿動脈，膝窩動脈，後脛骨動脈，足背動脈（または前脛骨動脈）である[11]．スクリーニング検査では，左右の下肢を検査対象として，パルスドプラ法を用いて血流波形や血流速度に左右差がないか確認する．病変部の検索には必要に応じて，腸骨領域の血管（総腸骨動脈，外（内）腸骨動脈）や大腿深動脈も検査対象となる．

2．正常波形と評価項目

1）正常波形

　下肢動脈の正常波形は，収縮期の立ち上がりが急峻で，収縮期に続く切痕（dicrotic notch）から次の収縮期の立ち上がりまでを拡張期とする特徴的な三相性パターンを示す．

2）評価項目

　下肢動脈の波形評価は，パルスドプラ法による①収縮期最高血流速度（PSV），②収縮期加速時間（AT）を指標とする．また，得られた血流波形は4つの型に分類し，狭窄病変の有無を判定する[12, 13]．

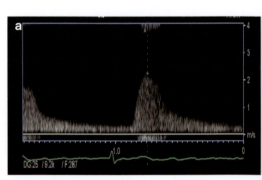
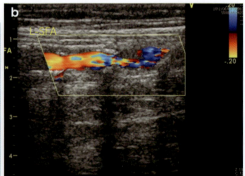
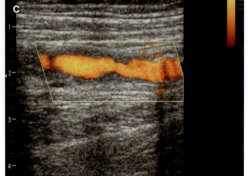

図8-14　PSVによる評価
　a：狭窄部位のPSV．PSVは2.0m/sec以上に上昇し，狭窄を疑う所見である．
　b：狭窄部位のモザイク血流．高度狭窄が存在すると，モザイク血流となる場合が多い．
　c：モザイク血流で血管内腔がわかりにくい時は，パワードプラ法などを併用するとわかりやすくなる．
　L-SFA：左浅大腿動脈．

(1) PSVによる評価

　PSVによる狭窄部の評価では，PSV1.5m/sec以上の場合に狭窄を疑い，2.0m/sec以上の場合には血管造影における50％以上の狭窄を示唆する有意狭窄が疑われる．高度狭窄病変部では加速血流が存在し，モザイク血流となる場合が多い（図8-14）．
　心房細動などの不整脈を有する症例では，波形ごとにPSVがばらつくため注意が必要である．3拍分のPSVの平均値を算出する方法や，比較的R-R間隔が安定している部分の波形を選択する方法などがあるが，いずれも『心房細動のため参考値』などの記載をし，施設内で統一した方法で行うことが望ましい．

(2) ATによる評価

　ATは収縮期の立ち上がりからピークまでの時間であり，正常例では収縮期の立ち上がりが急峻で，ATは100msec未満である．収縮期の立ち上がりが緩慢で，ATが120msec以上に延長した場合は狭窄後波形となり，測定部位よりも中枢側の狭窄病変の存在を疑う（図8-15）．ただし，両側下肢のATが延長している場合には，腹部大動脈領域の狭窄や大動脈弁狭窄症を疑う必要がある．

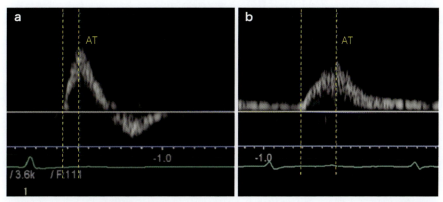

図8-15　ATによる評価
　a：AT正常例．右浅大腿静脈縦断像．AT 73msec．収縮期の立ち上がりは急峻で，ATは100msec未満と正常．
　b：AT延長例．左膝窩動脈縦断像．AT 148msec．収縮期の立ち上がりが緩慢で，ATは120msec以上に延長している．測定部位よりも中枢側の狭窄病変の存在を示唆する所見である．

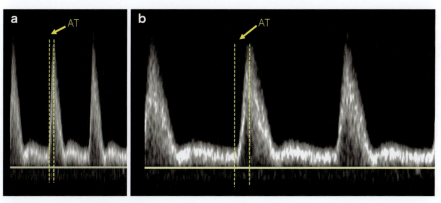

図8-16　スイープ速度の設定
　a：スイープ速度を遅く設定．b：スイープ速度を速く設定．
　aではATは測定しづらいが，bのようにスイープ速度を速く設定するとPSVの頂点がわかりやすく計測しやすい．

> **ワンポイントアドバイス　　AT 計測時の注意点**
>
> AT 計測時，収縮期の立ち上がりは明らかだが，どこを PSV の頂点としていいか判断に困る場合も少なくない．たとえば図 8-17 のように，逆流波も認められ，立ち上がりも急峻な正常波形だが，頂点の先鋭さに欠けたり，頂点がやや後方に認められる場合がある．そのような場合，後方を頂点として AT を計測すると，過大評価してしまう．
>
> 明瞭な波形が得られない時には，走査している血管の位置を見直してみるとよい．蛇行している血管や血管の分岐部，血管径が変化する部分では流速が安定せず，血流が乱れるため，明瞭な波形が得られにくい．これらの部分は計測部位としては適切ではないため，狭窄のない血管であれば，走査の位置を少し変えてみると明瞭な波形が得られる．判断に迷う場合は，再度走査し直し，正確に計測できる波形を得るよう心がける．
>
> どうしても明瞭な波形が得られない場合は，立ち上がりの角度の延長上を参考にして頂点を決めるなど，AT を過小・過大評価しないように注意が必要である（図 8-17）．
>
>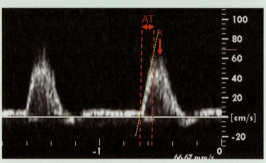
>
> **図 8-17　AT 計測時の注意点**
> 矢印の部分に頂点をもってくると AT を過大評価してしまう．どうしても明瞭な波形が得られない場合には，黄線（点線）のように立ち上がり角度を参考にし，赤線（点線）との交わりを AT とし，AT を過大評価しないよう注意する．

　AT 計測時は，スイープ速度が遅いと測定誤差を生じやすいので注意する．スイープ速度を速めに設定し，PSV の頂点をわかりやすくすると測定誤差が少ない（図 8-16）．

(3) 血流波形分類による評価

　パルスドプラ法で得られた血流波形を 4 つの型（Ⅰ～Ⅳ型）に分類し，狭窄病変の有無を評価する（図 8-1，p.176）[12, 13]．正常のドプラ波形は，収縮期の立ち上がりが急峻で，それに続く逆流成分を伴い（Ⅰ型），測定部位よりも中枢側には血流に変化を及ぼす有意な狭窄はないと判断する．測定部位よりも中枢側に狭窄・閉塞病変が存在すると，収縮期の立ち上がりは緩慢になり，AT は徐々に延長する（Ⅱ～Ⅳ型）．特にピークの形成がみられないⅢ型やⅣ型の場合は，中枢側での高度狭窄もしくは閉塞病変の存在が疑われる．

　左右下肢の主要動脈にてこの波形パターンの評価を行うと，病変の有無の推定が可能となり，病変部位の検索ポイントを決めることができる（図 8-18）．

❼ 狭窄度評価

　狭窄部の狭窄度（重症度）評価には，主に収縮期最高血流速度比（peak systolic velocity ratio：PSVR）が用いられる．断層像が明瞭に得られれば，カラードプラ法により面積狭窄率の計測は可能だが，石灰化病変が存在する場合や，病変が深部に及ぶ場合には，アーチファクトやカラーゲインの設定に留意しないと計測誤差を生じるので注意する．なお，狭窄率を報告書に記載する場合は，必ず評価方法を明記する．

狭窄部の最大流速から評価する方法（PSVR による評価）

　狭窄部での血流速度が最大となる特性を利用し，正常部と狭窄部の血流速度の変化から狭窄度（重症度）を推定する方法である．狭窄部の最高血流速度を狭窄前の正常血流速度で除したものを収縮期最大血流速度比（PSVR）とする（図 8-20）．

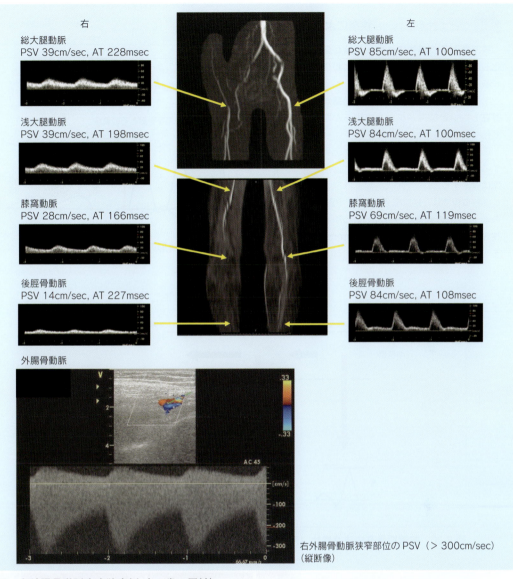

図 8-18 右外腸骨動脈高度狭窄例(84歳,男性)
　各部位でのパルスドプラ波形では,右下肢の波形はすべて狭窄後波形となり,右腸骨領域の高度狭窄が疑われる.右外腸骨動脈を検索すると,PSVが上昇した狭窄部位が存在した.MRA所見(右外腸骨動脈全長にわたる閉塞または高度狭窄)とも合致する.

　一般に,PSVRが2以上で50%以上の狭窄,4以上で75%以上,7以上で90%以上の狭窄が疑われる(**表8-1,図8-21**)[1].ただし,中枢側に高度狭窄や閉塞が存在すると,逆にその末梢側ではPSVが低下する場合があるので注意する.また,PSVRは病変の長さや狭窄前後の病変,側副血行路の有無などにより影響を受ける.

ひとくちメモ　狭窄による血流波形の変化

狭窄部とその前後では血流動態が変化し，パルスドプラ波形にも変化が生じる（図8-19）．

①狭窄前は，高度狭窄または閉塞が存在しないと波形パターンに明らかな変化を生じにくい．

②狭窄部とその直後ではPSVが上昇する．完全に閉塞している場合には血流は途絶する．

③狭窄後では，逆流成分の消失，PSVの低下，ATの延長がみられ，いわゆる狭窄後波形（post stenotic pattern）を呈する[14]．

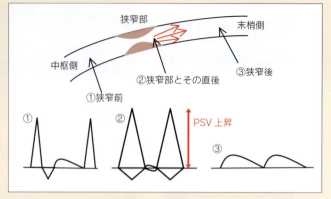

図8-19　狭窄による血流波形の変化

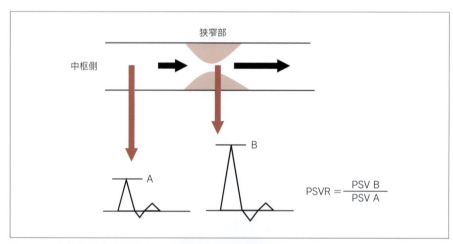

図8-20　収縮期最高血流速度比（PSVR）の求め方

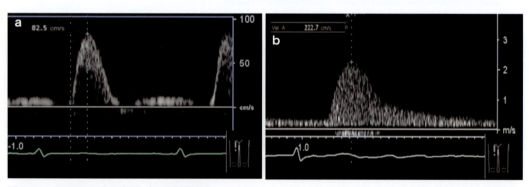

図8-21　PSVRの求め方例（心房細動例）
　a：左総大腿動脈中枢側（狭窄前），PSV 82.5 cm/sec．
　b：左総大腿動脈狭窄部，PSV 222.7 cm/sec．
　PSVRは2.7となり，径狭窄率50％以上の高度狭窄が疑われる．

（小林清子・渡邊博昭）

⑧ 形態評価

1．精査（術前評価）目的

　　TASC Ⅱでは，病変部位，狭窄・閉塞長，病変部の性状（石灰化病変の有無・程度）を考慮した治療方針を推奨している．下肢動脈エコーでは，術前に病変の正確な存在部位，病変の長さ，石灰化の程度を評価することが治療方針・戦略決定の重要なポイントとなる．

1）血管内治療術前評価
- 病変（狭窄，閉塞）の位置（具体的に）
- 病変長（局所病変，びまん性病変）（ワンポイントアドバイス，図8-22）
- 病変部の血管径
- 狭窄度評価（PSV，PSVR）
- 病変の性状（エコー輝度，石灰化の有無・程度）

 ワンポイントアドバイス　　ステント治療に即した計測ポイント

　狭窄長よりも，プラークのない正常な血管部分～末梢のプラークのない正常な血管部分までの距離が，PTA術前にバルーン長もしくはステント長を決める重要な情報となる．

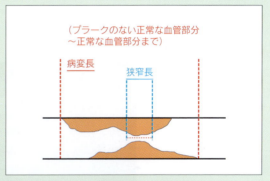

図8-22　ステント治療に即した計測ポイント

ワンポイントアドバイス　　閉塞性病変の中枢側断端の形状評価

　閉塞部の中枢断端形状が凹状であれば，血管内治療においてガイドワイヤーは進入しやすいため順行性にアプローチしやすい．凸状もしくは平坦であると順行性アプローチ以外にも末梢からの逆行性アプローチが考慮される．

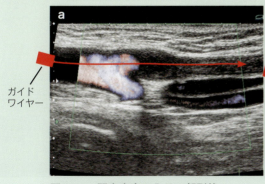
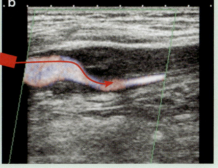

図8-23　閉塞病変の入り口部形状
　a：凹状，b：凸状．

- 末梢での側副血行路による還流の有無
- カテーテル穿刺部位の評価（石灰化の程度，血管径）
- アクセスルートの評価
- 閉塞性病変では中枢側断端の形状評価（ワンポイントアドバイス，図8-23）

2）ステント留置術後の評価

ステントの形状，壁密着性，内膜増殖の程度，ステント内血流速度などの評価が重要である．ステントの形状は，拡張の程度や形状，破損（図8-24）の有無を縦断像および横断像で確認する（図8-25）．ステント内の観察ではカラードプラ法も使用し，血流シグナルの欠損像（図8-26）や乱流の有無などの観察が必要である（図8-27）．

浅大腿動脈ステント留置術後のステント内再狭窄基準は，造影上50%以上の狭窄はPSV 190cm/sec，PSVR 1.5，80%以上の狭窄はPSV 275cm/sec，PSVR 3.5以上とされている．

＜評価項目＞

①ステント内膜肥厚状態，②ステント再狭窄の評価，③ステント内閉塞，④ステント後の流速計測．

3）外科的バイパス術前評価

血管内治療術前評価同様に，病変部の詳細な評価とあわせて，吻合部の評価や自家静脈グラフトの評価が必要となる（図8-28）．

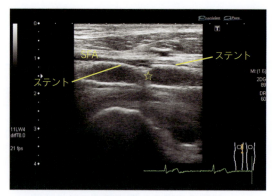

図8-24　ステント破損症例
ステントが一部変形してしまっている（☆）．
SFA：浅大腿動脈．

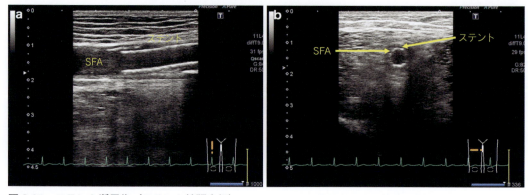

図8-25　ステント断層像（ステント拡張良好）
a：縦断像，b：横断像．
SFA：浅大腿動脈．

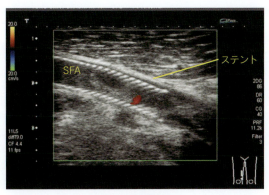

図8-26　ステント内完全閉塞症例
　　　　SFA：浅大腿動脈．

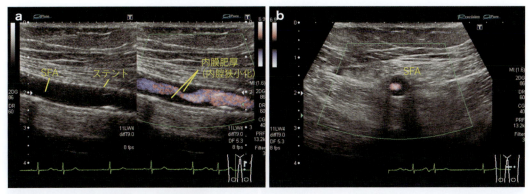

図8-27　ステント内再狭窄，内膜肥厚像
　　　　a：縦断像，b：横断像．ステント内内膜肥厚と内腔の狭小化．
　　　　SFA：浅大腿動脈．

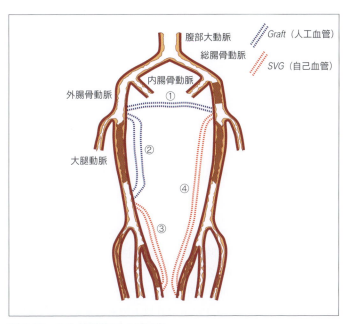

図8-28　主な外科的バイパス術
　　　　①大腿動脈−大腿動脈バイパス術，②大腿動脈−膝窩動脈バイパス術，
　　　　③下腿動脈以遠バイパス術，④大腿動脈−脛骨動脈バイパス術．

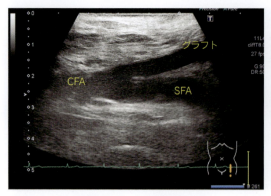
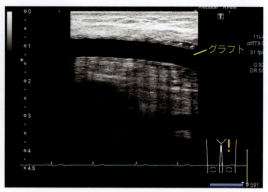

図 8-29　人工血管グラフト中枢側吻合部
　CFA：総大腿動脈，SFA：浅大腿動脈．

図 8-30　正常グラフト内中央部

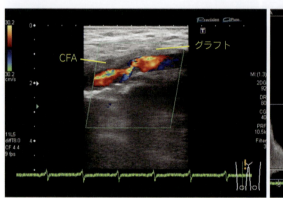
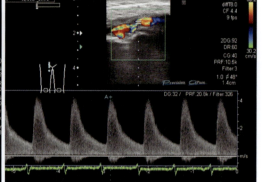

図 8-31　人工血管グラフト吻合部狭窄
　狭窄部パルスドプラ波形．PSV：426cm/sec．
　CFA：総大腿動脈．

　（1）吻合予定部の評価
　　①血管内径，②血流の有無，③石灰化の程度．
　（2）自家静脈グラフトの術前評価
　　自家静脈グラフトは主に，大伏在静脈が使用されることが多い．
　　①血管径（立位にて計測する）
　　②側枝や交通枝の位置や血管径
　　③内膜増殖の有無（内膜が肥厚している場合は，内皮機能が低下しているため使用できない）
　　④静脈の走行（マーキング）は手術時の体位（仰臥位）にて行う
4）外科的バイパス術後評価（図8-29〜8-32）
　　①人工血管グラフトでの再狭窄評価・閉塞像（グラフト内再狭窄基準）：PSV 180cm/sec をこえる部位では全例で狭窄病変を認め，PSVR 2.0 以上である部位では全例で有意狭窄を認めた[5]とされている．
　　②自己血管グラフトでの再狭窄評価・閉塞像

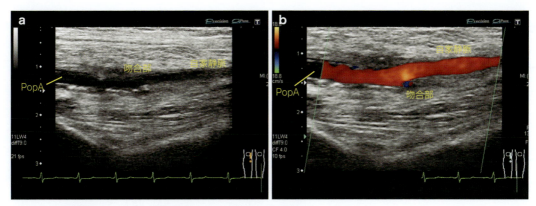

図8-32　自家静脈バイパス（膝窩動脈と自家静脈の吻合部）
a：断層像，b：カラードプラ像（乱流なし）．
PopA：膝窩動脈．

❾ 下肢動脈血管内治療

1. エコーガイド下EVT

　末梢動脈疾患の慢性完全閉塞（CTO：chronic total occulusion）に対する末梢血管内治療（endovascular treatment：EVT）の成否は，病変部のガイドワイヤーの通過がカギとなる．EVT手技は，通常X線透視と血管造影で行われ，透視下にガイドワイヤーを操作し，造影により血管の走行とワイヤーの位置関係を確認するのが基本である．しかし，CTOでは造影をしても閉塞部の血管走行を確認できないため，ガイドワイヤーの通過は術者の経験による部分が大きいとされている．

　そこで，CTOに対してEVTを行う際に，閉塞部をエコーにて観察しながら治療（ガイドワイヤー）を進めていくエコーガイド下EVTという手技が用いられる．

　エコーガイド下EVTの利点は，閉塞部の血管内腔およびガイドワイヤーをリアルタイムに断層像で描出できることでガイドワイヤーの通過成功率が上昇し，ガイドワイヤーによる血管穿孔の危険性が減少することで安全かつ確実に治療を進めることができることである．また，被曝量や造影剤使用量の低減が期待でき，手技時間の短縮により患者の負担も減少する．

　エコーガイド下EVTで使用される超音波装置は，高性能で，使い勝手のよい，コンパクトな装置であることが重要である．断層像の設定としては，血管内と血管壁内膜面との境界を明瞭とするために，ハーモニックモードやコンパウンドスキャンを適宜調整し，多重反射などのアーチファクトを低減させる．

2. 探触子走査テクニック

1）ガイドワイヤーの先端を常に追いかける描出法

　閉塞部（観察部）を縦断像および横断像に瞬時に切り替えつつ，探触子を細かく振りながら，常にガイドワイヤーの先端を描出し続けながら閉塞部内に誘導する方法である．

　＜注意点＞

　血管中心部にあるようにみえても実は血管壁縁の部分に誘導していることもあるため，必ず縦断像と横断像でガイドワイヤーの先端部分を常に確認する必要がある．また，閉塞部内が硬くてなかなかガイドワイヤーが進まなかったのが急にスルスルと進んでしまう場合は，血管壁内をスパイラル状に進んでいる可能性があるので，横断像での確認が必要となる（図8-33）．

<症例1>
60歳代，男性．
主訴：右間欠性跛行．
所見：右浅大腿動脈閉塞（閉塞長：20cm）．

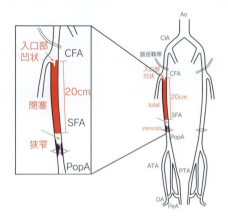

前造影

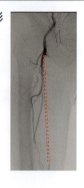

浅大腿動脈縦断像　　　　浅大腿動脈縦断像　　　　浅大腿動脈横断像

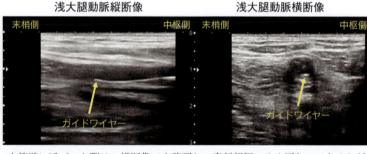

浅大腿動脈の入口部にて，確実に真腔に入っていることを確認する．

血管壁に近づいた際は，横断像でも確認し，穿刺部側にやや戻り，できるかぎり血管の中心付近を取り直せるよう誘導する．

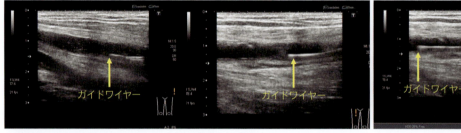

閉塞内部が硬くてガイドワイヤーが進まず硬いガイドワイヤーに変更（Tresure → Astato）．硬いワイヤーだと簡単に血管穿孔する可能性があるので，エコーでガイドワイヤーの先端を確認しながら慎重に誘導する．

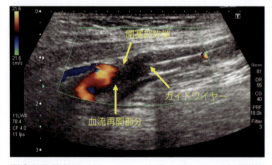

最終造影

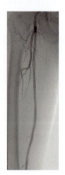

閉塞部終端付近では，カラードプラを用いれば血流再開部分はすぐに判別可能である．

図8-33　症例
CFA：総大腿動脈，SFA：浅大腿動脈，PopA：膝窩動脈．

2）血管の中心部（最大断面）を縦断像で常に描出し続ける描出法

血管の中心部（最大断面）を縦断像で常に描出し続け，ガイドワイヤーの先端を追いかけずに進行方向にのみゆっくり探触子を動かす．画面からガイドワイヤーがみえなくなった際には，検者は探触子を動かさず，術者がガイドワイヤーを引き戻し，画面に映るように誘導し直しながら閉塞部を進めていく方法である．血管の中心部付近（真腔内）を間違いなく誘導できる．

＜注意点＞
石灰化が多い部分をできるだけ避けて血管内腔を描出することで，石灰化の少ない部分にガイドワイヤーを誘導できる．

（藤崎　純）

⑩ バイパス術

下肢動脈のバイパス術は，大きく解剖学的バイパス術と非解剖学的バイパス術に分けられる．解剖学的バイパス術とは本来の動脈と同じ経路に作製するバイパス術であり，非解剖学的バイパス術とは動脈が走行していない経路に作製するバイパス術である．解剖学的バイパス術として代表的な術式は，大動脈-大腿動脈バイパス術，大腿動脈-膝窩動脈バイパス術，大腿動脈-膝下動脈バイパス術などがある．非解剖学的バイパス術として代表的な術式は，大腿動脈-大腿動脈バイパス術，腋窩動脈-大腿動脈バイパス術がある．

1．解剖学的バイパス術
1）大動脈-大腿動脈バイパス術

大動脈腸骨動脈閉塞症に対して実施するバイパス術であるが，近年血管内治療の進歩に伴い，腸骨動脈に限局した病変は血管内治療が第一選択となってきている．本術式の適応は，腹部大動脈に病変が一定程度進展している症例か，腹部大動脈瘤を伴う腸骨動脈病変の症例，ないしは若年者・男性で血管内治療では内腸骨動脈領域への血流が確保できない症例である．

手術は開腹で実施することが多く，腎動脈下腹部大動脈を露出し，中枢側は腎動脈下で腹部大動脈を遮断した後，腎動脈下腹部大動脈に 18×9mm Y 型人工血管を側端吻合とする．その後，後腹膜経路で外腸骨動脈ないしは総大腿動脈に端側吻合とする（図 8-34）．若年男性では，性機能回復の観点から内腸骨動脈への血流を再開することが重要であり，外腸骨動脈との連続性が保たれていれば間接的再建術で十分であり，連続性がない場合には造影 CT などで内腸骨動脈へ吻合可能かどうか評価する．65 歳以下の男性で心疾患がなければ積極的に内腸骨動脈へのバイパス術を実施する．

2）大腿動脈-膝窩動脈バイパス術（図8-35）

浅大腿動脈領域の長区間の閉塞や有意狭窄に対して適応となる．ただし，主訴が間欠性跛行の場合には，患者の年齢，ADL（activities of daily living；日常生活動作），最大跛行距離を評価して，保存的治療とするかバイパス術とするか，手術成績や術後合併症を十分に説明して治療法を決定する．

中枢側吻合は，径 6〜7mm 人工血管（ePTFE グラフトかダクロングラフト）を総大腿動脈に側端吻合とする．皮下ルートか筋膜下ルートを通して，末梢側吻合は膝上か膝下膝窩動脈と端側吻合とする（図 8-35）．同側の大伏在静脈があれば，自家静脈をグラフトとして用いた方が一次開存率が良好であるので，同側大伏在静脈を用いる．人工血管を用いたバイパス術では，末梢側吻合が膝上膝窩動脈か膝下膝窩動脈かにより遠隔期開存率が若干異なるが，ヘパリン結合 ePTFE グラフトが市販となり，2 年一次開存率が 83％と自家静脈と同等であることより，今後は同グラフトを用いたバイパス術の適応が拡大するであろう．

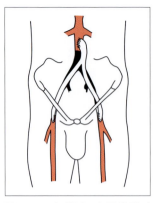

図 8-34 大動脈 - 大腿動脈バイパス術

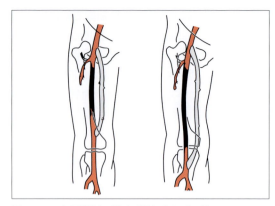

図 8-35 大腿動脈 - 膝窩動脈バイパス術

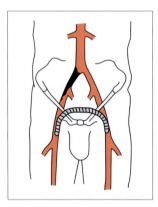

図 8-36 大腿動脈 - 大腿動脈バイパス術

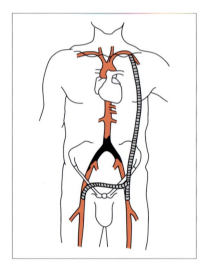

図 8-37 腋窩動脈 - 大腿動脈バイパス術

3) 大腿動脈-膝下動脈バイパス術

　　末梢側吻合部が膝下3分枝になる場合，一次開存率が良好とはいえないので，一般的には重症虚血肢に対してのみ適応となる．ときに，高度跛行で最大跛行距離が100m以下の場合には，同術式を実施することもある．

　　本術式では，原則として大伏在静脈をグラフトとして用いるが，立位で径3mm以下の場合には小伏在静脈や上肢静脈を用いることもある．静脈グラフトは，in-situ, reversed, non-reversed と3通りの用い方があるが，開存率に有意差はなく，いずれの用い方をしてもよい．バイパス距離が短いほど開存率がよくなるとされているので，中枢側吻合部は通常は総大腿動脈とするが，浅大腿動脈が開存していれば浅大腿動脈遠位や，膝窩動脈まで良好であれば膝下膝窩動脈とすることもある．また，良好な静脈が短く，浅大腿動脈病変が15cm以下で血管内治療が良好に実施できた場合には，中枢側吻合を膝窩動脈としたハイブリッド治療も選択肢となりうる．

　　末梢側吻合部位は，足部遠位や足趾までの血流ができるだけ良好となる部位を選択するが，必ずしも angiosome の領域へバイパスする必要性はないとされている．

2. 非解剖学的バイパス術

1）大腿動脈-大腿動脈バイパス術（図8-36）

腸骨動脈が長区間か全長に閉塞し，血管内治療で治療できなかった症例が本術式の適応となる．前述したように，腸骨動脈領域における血管内治療の成功率や遠隔期開存率は良好であるので，血管内治療が不成功になった症例や，血管内治療を複数回実施して適応とならない症例のみが適応となる．

健側は外腸骨動脈か総大腿動脈のいずれとしてもよく，径8mmリングつきヘパリン結合ePTFEか，径8mmリングつきダクログラフトを用いる．末梢側は浅大腿動脈や大腿深動脈の病変の有無によって吻合部位を選択するが，通常は総大腿動脈に端側吻合とする．

2）腋窩動脈-大腿動脈バイパス術（図8-37）

腹部大動脈腸骨動脈閉塞症に対しては，通常は腹部大動脈-両側大腿動脈バイパス術を施行するが，高齢や高リスク症例に対しては，侵襲度の低い腋窩動脈-両側大腿動脈バイパス術を実施する．開存率は解剖学的バイパス術より低いものの，2～3時間程度の体表での手術であり，最近ではト型人工血管を用いることにより開存率が向上している．

全身麻酔下に右鎖骨下に10cm程度の皮切をおいて，右腋窩動脈を露出する．径10×8mmリング付ト型人工血管を右腋窩動脈と側端吻合する．あらかじめ皮下ルートを通しておいた人工血管の末梢端と，それぞれ総大腿動脈を端側吻合する．

（井上芳徳）

⑪ 急性動脈閉塞症

急性動脈閉塞症は，何らかの原因で突然四肢の血流が減少することで，壊死や虚血再灌流障害（myonephropathic metabolic syndrome：MNMS）を併発し，循環不全をきたすことで多臓器障害を引き起こす可能性のある重篤な疾患である（図8-38，8-39）．そのため，迅速かつ的確な診断と適切な治療を行わなければならない．

1. 急性動脈閉塞症の原因（表8-8）

塞栓症：心房細動や動脈瘤内血栓など，他の部位に生じた血栓が遊離し，末梢の動脈閉塞を起こす．

奇異性塞栓症：静脈系でできた血栓が，卵円孔開存などの右-左短絡を通って左心系に移動し，脳梗塞などの動脈系に塞栓症を起こす．

血栓症：もともと慢性的な動脈閉塞性疾患があり，その血管内膜病変部に急速に形成される．

その他：急性動脈解離や外傷性動脈閉塞など．

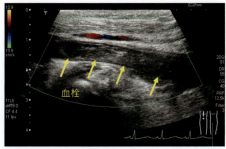

図8-38　急性動脈閉塞症のエコー像
左膝窩動脈縦断像．

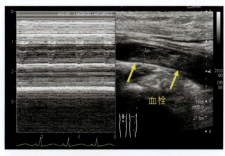

図8-39　急性動脈閉塞のエコー像（Mモード）
左膝窩動脈縦断像．

> **ワンポイントアドバイス　　5（6）つのP**
>
> 　急性動脈閉塞症にみられる症状として，pain：疼痛，pallor：蒼白・チアノーゼ，pulselessness：脈拍消失，paresthesia：知覚鈍麻，paralysis：運動麻痺，（prostration：虚脱）の5（6）つのPがあげられる．
> 　塞栓症は突然発症するが，血栓症は側副血行が存在する場合が多く，やや緩慢に発症する．
> 　虚血肢の不可逆的変化を生ずる時間は，神経：4～6時間，筋肉：6～8時間，皮膚：8～12時間といわれており，虚血肢が救済される可能性が高い目安の時間は6～8時間とされる．
> 　急性動脈閉塞のエコー像は，①内中膜の血管壁が明瞭に描出され，②血栓は拍動に伴い可動する場合があるという特徴がある（図8-38，図8-39）．

表8-8　急性動脈閉塞症の原因

	塞栓による動脈閉塞症	血栓による動脈閉塞症
頻度の高い原因	心原性 　心房細動，不整脈，僧帽弁膜症， 　心筋梗塞後壁在血栓，左室瘤， 　心筋症，人工弁置換術後 血管性 　大動脈瘤，末梢動脈瘤， 　shaggy aorta syndrome	血管性 　閉塞性動脈硬化症，バージャー病， 　大動脈解離，膝窩動脈瘤， 　グラフト閉塞
まれな原因	心原性 　心臓腫瘍（左房粘液腫），卵円孔開存 血管性 　動静脈瘻 その他 　空気，腫瘍，カテーテル検査， 　奇異性塞栓症	血管性 　膝窩動脈外膜嚢腫， 　膝窩動脈捕捉症候群，外傷， 　医原性 その他 　多血症，血小板増多症，悪性腫瘍

（工藤岳秀）

⑫ 代表的疾患

1．膝窩動脈外膜嚢腫（図8-40）
1）病態，超音波像

　膝窩動脈外膜嚢腫は，動脈硬化性変化をほとんど呈さないような若年男性に発症することが多い疾患である．膝窩動脈の外膜由来に嚢腫が発生し，膝窩動脈を圧迫狭小化することで下肢虚血を引き起こす．

　血管外膜に発生する嚢腫はゼリー状のガングリオン様嚢腫であり，内容はヒアルロン酸を主成分とした透明なゼラチン様物質からなる．超音波では，無エコーを呈する嚢腫が，膝窩動脈を圧迫狭小化している像が得られる．嚢腫が偏心性に圧迫する場合，狭窄形態が扁平になることから三日月刀サイン（scimitar sign）ともよばれる．全周性に膝窩動脈を取り巻くように嚢腫が発生すると全周性の狭窄像を生じ，砂時計様（hourglass appearance）狭窄の形態を呈する．

　膝の屈曲により狭窄像は増強するといわれており，本症例が疑われる場合は，膝の屈曲時と伸展時で下肢の血圧を計測することが診断の一助となる．

　超音波では，病変部より末梢側のドプラ波形を膝屈曲時と伸展時で計測し比較することで，より血流障害の客観性は増す．治療には，嚢腫摘出術や嚢腫の穿刺吸引術などがある．

第8章 下肢動脈

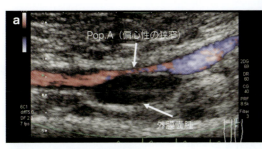
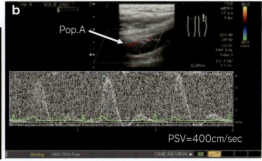

図 8-40 膝窩動脈外膜囊腫
30 歳代，男性．症状：運動時の跛行．
膝窩部縦断像．a：カラードプラ像，b：パルスドプラ像．
右膝窩動脈に接して楕円形の囊胞性病変を認める．囊胞性病変は膝窩動脈を圧迫し，膝窩動脈は偏心性の狭窄形態（三日月刀サイン，scimitar sign）を呈している．狭窄部収縮期最高血流速度（PSV）：400cm/sec．Pop.A：膝窩動脈．

> **ワンポイントアドバイス　　屈曲時や運動時の虚血をより分かりやすく記録する**
>
> 膝窩動脈外膜囊腫の理学的所見として，屈曲時や運動時の血流障害がある．
> 簡便に確認する方法として，超音波の観察時に患側膝を屈曲 - 伸展してもらい，後脛骨動脈などの末梢側でパルスドプラによる波形の変化を観察すると，より客観的に血流障害を記録できる（図 8-41）．
>
>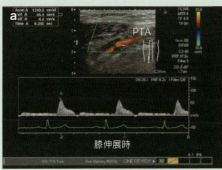
>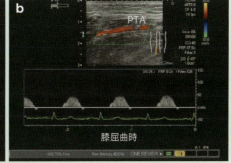
>
> **図 8-41 膝窩動脈外膜囊腫症例（60 歳代，女性）**
> 左後脛骨動脈パルスドプラ像．a：膝伸展時，b：膝屈曲時．
> 患側膝の伸展 - 屈曲による後脛骨動脈（PTA）パルスドプラ波形比較例．屈曲により，パルスドプラの波形が減弱し，収縮期加速時間（AT）が延長し，血流障害が生じていることが確認できる．

表 8-9 膝窩動脈外膜囊腫の鑑別疾患

	ガングリオン	ベーカー囊胞	膝窩動脈瘤	膝窩動脈捕捉症候群
超音波所見	膝関節付近から関節部に突出する囊胞性病変	膝関節付近から筋膜に皮下組織に連続する囊胞性病変	膝窩動脈の膨隆・拡張	膝窩動脈の走行異常，屈曲時の血流障害
膝窩動脈外膜囊腫との鑑別ポイント	通常，膝伸展時は圧迫による膝窩動脈の狭小化は認めない	膝窩動脈とは離れた位置に存在する	膝窩動脈自体が拡張する．カラードプラにて瘤全体の血流シグナルを認める．閉塞の場合は瘤全体が血栓化する	膝窩動脈の走行異常，膝の深屈曲もしくは足関節の能動的底屈時の狭小化は周囲筋組織による囊腫は存在しない

2）膝窩動脈外膜嚢腫の鑑別疾患（表8-9）

（1）ガングリオン
図8-42に，膝関節に発生したガングリオン例を示す．

（2）ベーカー嚢胞
場合によっては，静脈が圧迫されて血栓性静脈炎を引き起こすこともある．大きなものは破裂する場合があり，痛みや浮腫を生じる．

（3）膝窩動脈瘤
大腿部以下の下肢動脈で，膝窩動脈は最も瘤を生じやすい動脈である．通常は無症候性であるが，破裂や血栓閉塞で下肢痛，冷感，脈拍減弱を引き起こす．

（4）膝窩動脈捕捉症候群
膝窩動脈の偏位や，膝の深屈曲もしくは足関節の能動的底屈時に膝窩動脈の狭小化を認める．外膜嚢腫のような嚢腫は存在しない．

2. 膝窩動脈捕捉症候群（図8-43）

1）病態，超音波像

膝窩動脈捕捉症候群は，腓腹筋の付着異常や異常筋線維束の変異により膝窩動脈が捕捉あるいは圧迫され，膝窩動脈の内皮障害を生じ，最終的に狭窄や閉塞をきたし，下肢の虚血性障害を引き起こす疾患である．

男女比は2：1であり，男性に多い．筋組織の発達したスポーツマンに多いとされている．症状としては，運動時の間欠性跛行，感覚異常，安静時痛，潰瘍などである．身体所見として，足関節部の脈拍欠如または低下を認める場合と，通常は脈拍良好でも膝の深屈曲や足関節の能動的底屈時に減弱する場合などがある．2/3の症例が両側性に発生するとされている．

筋組織の変異と血管走行の関係から，病型はⅠ～Ⅴ型に分類される（図8-44）．

超音波では，動脈の偏位や狭小化もしくは閉塞所見，膝窩静脈との間に存在する筋腹の有無を評価する．膝の深屈曲や足関節の能動的底屈時に，末梢の血流低下をとらえるとより客観性が増す．膝の深屈曲や足関節の能動的底屈などの負荷時に膝窩動脈が観察可能であれば，負荷時に狭小化部分の血流動態（狭窄で高速血流，閉塞で血流シグナル欠損）を観察する．

2）膝窩動脈捕捉症候群の鑑別疾患（表8-10）

（1）膝窩動脈急性動脈閉塞
膝窩動脈内腔に塞栓による閉塞を認める．塞栓物は血圧変動により形状変化する．

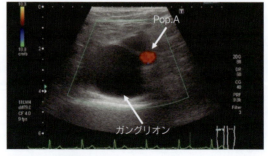

図8-42　膝関節に発生したガングリオン（70歳代，女性）
左膝窩部横断像（カラードプラ像）．
本症例は，膝の屈曲（正座）で膝窩動脈（Pop.A）を圧迫し，血流障害を生じていた．

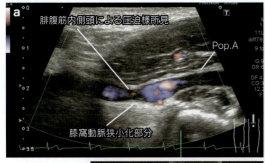
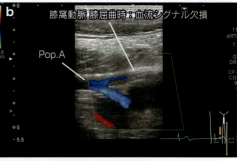
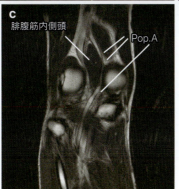

図 8-43 膝窩動脈捕捉症候群

20歳代，男性．症状：運動時右下肢の間欠性跛行，下肢痛．

運動負荷 ABI：右 0.76，左 1.08.

a：右膝窩部縦断像，b：右膝内側縦断像（a，b ともカラードプラ像），c：右膝部 MRI 冠状断．

超音波では，腓腹筋内側の発達と，膝窩動脈の内側変異，狭小化を認め，膝屈曲時のカラードプラでは血流シグナルがほぼ途絶していた．MRI では発達した腓腹筋内側頭のさらに内側を狭小化した膝窩動脈（Pop.A）が走行していた．Ⅰ型の膝窩動脈捕捉症候群と診断された．Pop.A：膝窩動脈．

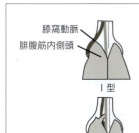

Ⅰ型：膝窩動脈は腓腹筋内側頭のさらに内側を走行し同筋より深部を通過する．
Ⅱ型：Ⅰ型と同様の走行異常であるが，腓腹筋内側頭がやや中央寄りに付着するため，膝窩動脈の走行はⅠ型より中央寄りとなる．
Ⅲ型：膝窩動脈の走行はⅡ型と同様であるが，腓腹筋内側頭から分離した副腓腹筋（いわゆる腓腹筋第3頭）により圧迫される．
Ⅳ型：膝窩動脈は通常よりやや内側を走行し，膝窩筋または異常線維束により圧迫される．
Ⅴ型：Ⅰ，Ⅳ型に膝窩静脈圧迫を伴う．

図 8-44 膝窩動脈捕捉症候群病型分類[8]

表 8-10 膝窩動脈捕捉症候群の鑑別疾患

	急性動脈閉塞	膝窩動脈外膜嚢腫
超音波所見	塞栓による閉塞．膝窩動脈〜後脛骨動脈・前脛骨動脈分岐部は好発部位	膝窩動脈内腔側を圧迫狭小化する嚢腫の存在
膝窩動脈捕捉症候群との鑑別ポイント	膝窩動脈，膝窩静脈の走行は通常通り．塞栓は血圧変動により形状変動する	膝窩動脈の位置は通常通り．嚢腫の存在を認める

(2) 膝窩動脈外膜嚢腫

膝窩動脈狭小化部分は，嚢腫の圧迫による．膝窩動脈の走行は正常．

(八鍬恒芳)

⑬ 医原性疾患

　動脈造影や血管内治療など，血管診療の進歩は目覚ましいものがあり，カテーテル，ガイドワイヤー，ステントグラフト，バルーン拡張など治療法や使用デバイスは種々に至る．一方で，それらの医療行為による合併症のリスクは避けて通れるものではなく，穿孔，解離，内膜損傷，粥腫塞栓，仮性瘤，動静脈瘻（arteriovenous fistula：AVF）などが起こりうることも事実である．

1. 主な疾患
　　(1) 血腫：穿刺部位から血管外に漏れ出た出血巣（図8-45 ①，8-46）
　　(2) 仮性動脈瘤：穿刺部位の動脈壁が破綻し，血管内と交通のある出血巣（図8-45 ②，8-47）
　　(3) 動静脈瘻（AVF）：穿刺手技により並走する動脈と静脈が交通したもの（図8-45 ③，8-48）

2. 超音波検査で確認する項目
　　(1) 病変部の位置
　　(2) 病変部の血流（to and fro，血流速度計測など）の確認
　　(3) 瘤がある場合は，その瘤径の計測とカラードプラによる瘤内部へ流入する血流シグナルの確認

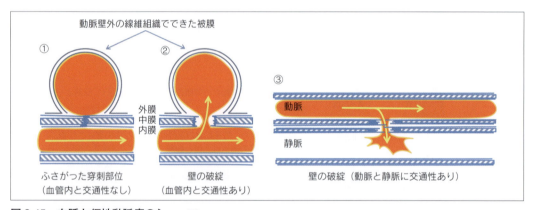

図8-45　血腫と仮性動脈瘤のシェーマ

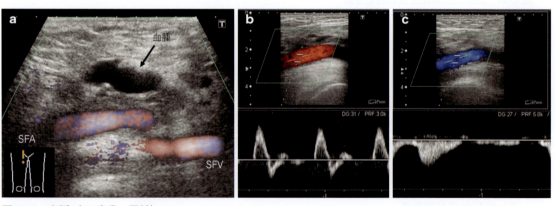

図8-46　血腫（70歳代，男性）
　心カテーテルアブレーション後の右浅大腿動静脈の観察．穿刺部位の表面に囊胞性腫瘤を認める．ドプラで血流シグナルを認めないことより，血管外に漏れ出た出血巣と判断した．
　　a：浅大腿動静脈縦断像，b：浅大腿動脈パルス波形，c：浅大腿静脈パルス波形．
　　SFA：浅大腿動脈，SFV：浅大腿静脈．

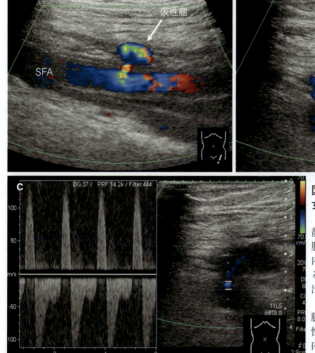

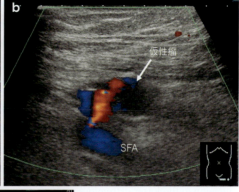

図8-47 仮性動脈瘤（60歳代，女性）
　カテーテル穿刺後の左浅大腿動静脈の観察．穿刺部位の表面に囊胞性腫瘤を認める．ドプラで腫瘤内に噴出する血流シグナルを認めることより，血管内と交通のある出血巣と判断した．
　a：浅大腿動脈縦断像，b：浅大腿動脈横断像，c：浅大腿動脈と仮性瘤の交通部分のパルス波形．瘤内へto and froパターンの波形を検出．

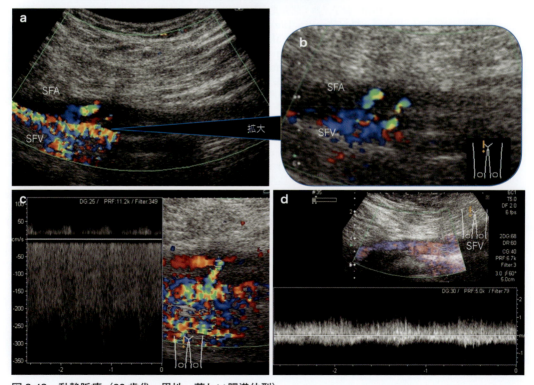

図8-48 動静脈瘻（20歳代，男性，著しい肥満体型）
　カテーテル穿刺後の右浅大腿動静脈の観察．穿刺手技により併走する動脈と静脈において2カ所の交通を認める．
　a：浅大腿動静脈縦断像，b：aの拡大像，c：浅大腿動脈（SFA）と浅大腿静脈（SFV）の交通部分のパルス波形，d：浅大腿静脈のパルス波形，交通部の遠位部．

> **ワンポイントアドバイス　　医療行為による合併症の観察**
>
> 穿刺は，体表に近い動脈の中央部とし，止血の際には適切な圧で圧迫して発症を予防することが望ましいとされている．しかしながら，手技による仮性瘤，AVF の多くは圧迫しにくい深部の動脈や動脈の側壁寄りに穿孔部が存在することが多く，血管の深部に至るまで十分に観察するように心がけることが必要である．

（工藤岳秀）

■参考文献

1) Cossman, D.V., et al.：Comparison of contrast arteriography to arterial mapping with color-flow duplex imaging in the lower extremities. *J. Vasc. Surg.*, **10** (5)：522～528, 1989.
2) Guidelines for Noninvasive Vascular Laboratory Testing：A Report from the American Society of Echocardiography and the Society of Vascular Medicine and Biology. 955～972, 2006.
3) Kawarada, O., Yokoi, Y., Honda, Y., Fitzgerald, P. J.：Awareness of anatomical variations for infrapopliteal intervention. *Catheter Cardiovasc. Interv.*, **76** (6)：888～894, 2010. doi：10.1002/ccd.22673.
4) Donald, T., Baril, M. D., et al.：Duplex criteria for determination of in-stent stenosis after angioplasty and stenting of the superficial femoral artery. *J. Vasc. Surg.*, **4**：133～139, 2009.
5) 内田　恒，他：下肢バイパスグラフト血流評価における術後 Duplex Scan の意義．脈管学，**39**：297～300, 1999.
6) Norgren, L., et al.：Inter-Society Consensus for Management of peripheral arterial disease (TASC II). *J. Vasc. Surg.*, **45** (Suppl)：S5～67, 2007.
7) 貴田岡正史，他：超音波検査による大動脈・末梢動脈病変の標準的評価法．超音波医学，**39** (2)：451～470, 2012.
8) 東　信良，他：2022年改訂版末梢動脈疾患ガイドライン．日本循環器学会/日本血管外科学会合同ガイドライン．
9) 平井都始子，吉川公彦，田仲三世子，他：超音波検査による骨盤・下肢閉塞性動脈疾患の診断；特に PTA 術前診断と効果判定．脈管学，**33**：27～32, 1993.
10) Jaff, M.R., Wite, C. J., Hiatt, W. R., et al.：An update on methods for revascularization and expansion of the TASC lesion classification to include below-the –knee arteries：A supplement to the Inter-Society Consensus for the Management of Peripheral Arterial Disease (TASC II). *Journal of Endovascular Therapy*, **22**：663～677, 2015.
11) 超音波による大動脈・末梢動脈病変の標準的評価法．*Jpn. J. Med. Ultrasonics*, **41** (3)：406～414, 2014.
12) 平井都始子，他：四肢動脈．*Medical Technology*, **25** (5)：451～470, 1997.
13) 松尾　汎：超音波下肢動脈．*Vascular Lab* 増刊，**2**：226～230, 2005.
14) 日本超音波検査学会監修：四肢動脈．血管超音波テキスト，57～86, 医歯薬出版，2005.
15) 高木英誠，高瀬　圭：解剖がわかれば走査がわかる　決定版　超音波検査テクニックマスター　腹部・下肢編（第 3 章）症例編　膝窩動脈外膜嚢腫・膝窩動脈捕捉症候群．*Vascular Lab*, **10**：226～231, 2013.
16) Rich, N. M., Collins, G. J. Jr., McDonald, P. T., Kozloff, L., Clagett, G. P., Collins, J. T.：Popliteal vascular entrapment. Its increasing interest. *Arch Surg.*, **114** (12)：1377～1384, 1979.
17) 師田哲郎，安藤太三，大北　裕，他：膝窩動脈捕捉症候群 7 肢の外科治療経験．日本血管外科学会雑誌，**5** (1)：51～56, 1996.
18) 笹嶋唯博：末梢血管障害を識る［治す］急性動脈閉塞の治療—外科治療か血栓溶解療法か．*Heart View*, **11**：1264～1268, 2007.

第9章 バスキュラーアクセス

❶ 要旨

　バスキュラーアクセス（vascular access：VA）とは，血液透析を行うために必要な血液の出入り口である．種類として，自己の動脈と静脈を吻合する自己血管内シャント（arteriovenous fistula：AVF），人工血管で動脈と静脈をバイパスする人工血管内シャント（arteriovenous graft：AVG），穿刺しやすいように動脈を手術で表層にもちあげる動脈表在化がある．現在わが国ではAVFが最も多い．以前は，"ブラッドアクセス"や"シャント"とよばれていた．本項においても，シャントという表現の方が馴染みがある場合に限り，一部でこの単語を使用している．

1. 対象となる代表的疾患

　血流不全（脱血不良，静脈圧の上昇），シャント狭窄，シャント閉塞，静脈高血圧症，瘤，穿刺困難，steal症候群，感染，過剰血流，血清腫など．

2. 重要な各国のガイドライン

　①慢性血液透析用バスキュラーアクセスの作製および修復に関するガイドライン（社団法人日本透析医学会）[1]
　②K-DOQI Clinical Practice Guidelines for Vascular Access（アメリカ）[2]
　③The CARI Guidelines Caring for Australians with Renal Impairment：Vascular Access（オーストラリア）[3]
　④Vascular Access Society（VAS）Guidelines（ヨーロッパ）[4]
　⑤Clinical practice guidelines for vascular access（カナダ）[5]

3. 対象

　バスキュラーアクセス（VA）トラブル（視診・触診・聴診上の異常や臨床症状を認める場合），VA作製術前の動静脈の評価

4. 探触子

　・中心周波数7.5～10MHz，リニア型：パルスドプラおよびカラードプラのステアリングが30°まで調整できるものが望ましい．
　・中心周波数10～18MHz，リニア型：形態評価では，より高周波の探触子を用いると鮮明な画像が得られる．
　・中心周波数5MHz程度，マイクロコンベックス型：中心静脈領域を観察する場合に使用する．セクタ型でも代用可能であるが，断層像の画質が低下する．

5. 評価項目

　①上腕動脈における血流量，末梢血管抵抗指数（RI），収縮期加速時間（AT）
　②狭窄径，狭窄形態，狭窄長，狭窄率
　③閉塞形態，閉塞長

6. 診断基準

　①血流量＜500mL/minの場合，血流を障害する病変が存在している可能性がある．

②RI＞0.6 の場合，血流を障害する病変が存在している可能性がある．

　※上記２項目はスクリーニング的な値であり，必ずしも治療域とはいえない．

③上腕動脈の血流速波形における AT ≧ 100 ～ 120msec の場合，上腕動脈よりも中枢側の動脈に病変が存在する可能性がある（ただし，シャントを有する症例においては適応外）．

④血流量＜ 350mL/min あるいは狭窄径＜ 1.3mm で，狭窄部位より末梢側（指先側）に側副血行路を形成しない場合に限り，血流低下を伴う脱血不良の臨床症状を認めることがある．

❷ 解剖・生理

1．動脈と深部静脈（図9-1）

1）上腕動脈

　上腕部の内側を走行する動脈．大部分の症例では１本で走行するが，まれに上腕部で２本走行する症例も存在する（動脈高位分岐例）．

2）橈骨動脈

　上腕動脈が肘部二横指末梢側で橈骨動脈と尺骨動脈に分岐する．橈骨動脈は親指側を走行し，AVF の多くの症例では，この動脈が第一選択となるきわめて重要な動脈である．また，手関節より末梢側では尺骨動脈とループを形成しているため，万が一，橈骨動脈が閉塞しても，尺骨動脈から手掌に血液が供給される．

3）尺骨動脈

　上腕動脈から分岐した後，総骨間動脈が分岐する．尺骨動脈は前腕部の小指側を走行する．橈側で AVF

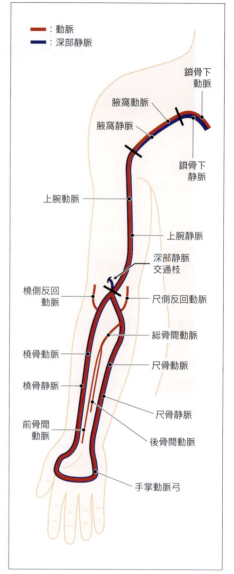

図 9-1　動脈と深部静脈

が作製できない場合は，この尺骨動脈を用いることもある．また，前骨間動脈は前腕部の正中を走行し，通常はエコーで描出されにくい．しかし，橈骨動脈が閉塞すると，このルートから末梢側への動脈血流量が増加するため，まれにエコーで描出できることがある．

4）鎖骨下動脈

　右側は大動脈弓から分岐した腕頭動脈が右鎖骨下動脈と右総頸動脈に分岐する．一方，左側は大動脈弓から直接左総頸動脈と左鎖骨下動脈が分岐する．

5）上腕静脈

　バスキュラーアクセス（VA）エコーを施行するうえで重要な深部静脈となる．上腕動脈１本に対して上腕静脈は２本伴走する．また，正中神経も並走している．

6）深部静脈交通枝

　皮静脈と深部静脈を連絡する．肘部で橈側皮静脈および肘正中皮静脈が閉塞した場合，この交通枝を逆流して上腕静脈に流れる．

> **ワンポイントアドバイス　上腕部の動脈高位分岐**
>
> 通常，上腕部を走行する基幹動脈は上腕動脈1本であるが，まれに上腕部において2本の動脈を認める症例に遭遇する．これらの大部分は腋窩付近で分岐し，上腕部ではすでに2本の状態で走行している．

2. 皮静脈

図9-2は皮静脈の基本的な血管走行として記載したが，患者によって若干走行が異なることに留意する．

1）橈側皮静脈

AVF作製の第一選択となる皮静脈である．手関節部では親指側に位置し，肘部に向かうにつれて正中を走行する．肘部やや中枢側では再び外側方向へ走行し，上腕部では浅い部位をまっすぐ走行する．肩付近で弓状に走行し，腋窩静脈（または鎖骨下静脈）に合流する．この部位をcephalic archという．

2）尺側皮静脈

小指側を走行する．橈側でAVFを作製できない場合，この尺側皮静脈と尺骨動脈とでAVFを作製する症例もある．前腕部では浅い部位を走行するものの，上腕部では深い走行を示すのが特徴である．腋窩付近で深部静脈（上腕静脈）と合流することが多い．

3）肘正中皮静脈

肘部で橈側皮静脈と尺側皮静脈とを結ぶ．穿刺部位として使用されることも多いが，一方で，動脈や神経と交差する部位でもある．

4）副橈側皮静脈

前腕中央部，あるいはそのやや中枢側で橈側皮静脈から外側に分岐する．肘部やや中枢側で上腕部の橈側皮静脈に合流する．ときにシャント血流が流入し，この静脈が発達する場合もある．

5）鎖骨下静脈

腋窩静脈から連続し鎖骨の後方を走行する．狭窄の好発部位でもある．

6）内頸静脈

総頸動脈と並走する．腕頭静脈の閉塞または高度の狭窄病変が原因で，内頸静脈が逆流する像が得られる．

7）腕頭静脈

内頸静脈と鎖骨下静脈が合流して腕頭静脈となる．

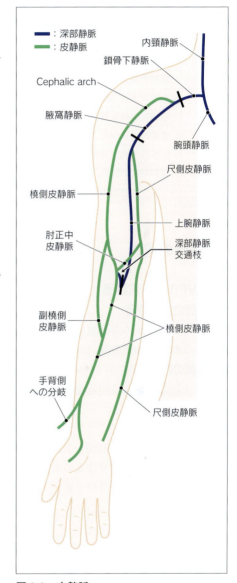

図9-2　皮静脈

❸ 検査対象となる患者

検査対象となる患者を**表 9-1**に示す．

表 9-1　検査対象となる患者

臨床症状・理学所見の異常	疑われる病態・疾患
シャント静脈が拍動	シャント静脈本幹の狭窄・閉塞
シャント静脈のスリルが減弱	シャント狭窄
狭窄音を聴取	シャント静脈の狭窄
シャント静脈のスリルが消失	閉塞
脱血不良，静脈圧の上昇	シャント狭窄・閉塞
シャント肢の腫脹	静脈高血圧症
前胸部の静脈怒張	静脈高血圧症（責任病変が中心静脈領域の場合）
透析時の穿刺ミス，血腫	穿刺困難（狭窄，血管蛇行，弁，深部走行，壁在血栓など）
手指の冷感，潰瘍，壊疽	steal 症候群
穿刺部位の発赤	シャント感染，血栓性静脈炎
シャント静脈の拡張・蛇行	過剰血流

❹ 検査の流れ

1．AVF作製術前評価

1）動脈血流の評価
　　①上腕動脈の血流速波形が 2〜3 相性の動脈波形であることを確認する．
　　②収縮期加速時間（acceleration time：AT）を計測する．

2）動脈の評価
　　上腕動脈および橈骨動脈を観察し，動脈壁の性状や血管径，連続性，狭窄や閉塞病変の有無を確認する．

3）静脈の評価
　　①橈側皮静脈（前腕・上腕），肘正中皮静脈，尺側皮静脈（上腕），交通枝を観察し，血管径や連続性，狭窄，閉塞病変の有無を確認する．
　　②穿刺が可能な部位を確認する．

2．シャント評価

1）血流の評価
　　上腕動脈における血流量と抵抗指数（resistance index：RI），AT を計測する．

2）動脈の評価
　　上腕動脈および橈骨動脈を観察し，動脈壁の性状や血管径，連続性，狭窄や閉塞病変の有無を確認する．

3）静脈の評価
　　動静脈吻合部，橈側皮静脈（前腕・上腕），肘正中皮静脈，尺側皮静脈（上腕），交通枝を観察し，血管径や連続性，狭窄，閉塞病変の有無を確認する．

4）総合評価
　　血流が低下していれば，高度の狭窄病変が存在している可能性が高い．一方で，高度の狭窄病変が存在しても，それより末梢側に側副血行路が形成されている場合は血流が良好である場合も

ある．このように，血流評価と狭窄病変の部位や程度から血行動態を把握し，総合的にシャントの良否を判断する．

❺ 描出方法

1．探触子走査

探触子による圧迫で血管は容易に扁平化する．したがって，血管を圧迫しない走査を心がける．探触子の素子面から指を出し，その指を患者の腕に当てることで走査が安定する．患者の皮膚面と探触子の素子面を少し浮かせるようなイメージで走査すると，血管の扁平化を避けることができる（図9-3）．超音波ゼリーを十分に使用するとよい．縦断像と横断像の2方向から観察する．

2．血流の評価（血流量，RI，ATの測定）

1）走査と設定

（1）上腕動脈の描出

①最初に上腕部内側から横断像で上腕動脈を同定する．その後，探触子を90°回転させ，縦断像を描出する．フォーカスなどを調整し，動脈壁が明瞭になる像を得る（図9-4）．

②超音波パルスドプラ法を施行する．血流と超音波ビームの入射角が60°以内になるように，パルスドプラのステアリングと角度補正を調整する．装置による調整ができない場合は，血管走行を斜めに描出するなど工夫する．また，サンプルボリュームの幅は，血管内径からはみださない最大径もしくは血管内径の2/3以上に設定し，高流速から低流速まで抽出できるようにする（図9-5）．

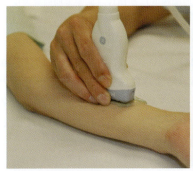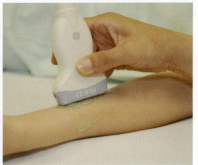

図9-3 探触子の持ち方
探触子の素子面を少し浮かせるようなイメージで走査すると血管を圧迫せず，より正円に近い血管の画像を得ることができる．

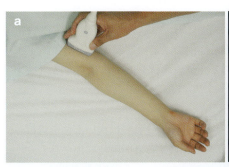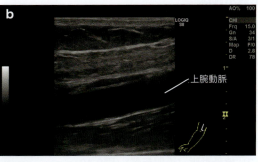

図9-4 上腕動脈の描出（a）と上腕動脈縦断像（b）
a：上腕部の内側からアプローチする．b：上腕動脈は1〜3cmの深さに描出されることが多い．

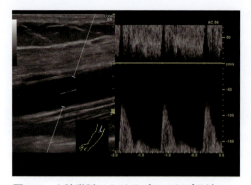

図9-5　上腕動脈におけるパルスドプラ法
　サンプルボリュームの幅や角度補正を調整する．次に，エイリアシングが発生している血流速波形に対して，ベースラインと流速レンジを調整して表示範囲内に入るようにする．

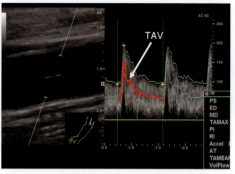

図9-6　上腕動脈における血流速波形
　血流量の算出には必ずTAV（time-averaged flow velocity，時間平均血流速度）を用いる．TAVの選択は装置内で設定できる．

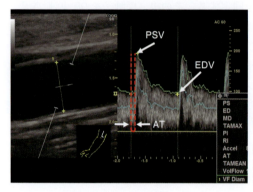

図9-7　上腕動脈における血流量，RI，ATの算出
　TAVの計測に続き，血管の直径を計測すると，自動で血流量が算出される．また，PSV（収縮期最高血流速度）とEDV（拡張末期血流速度）からRIも算出される．AT（収縮期加速時間）も計測する．

　③血流速波形が表示範囲内に入りきるように，ベースラインと流速レンジを調整する．また，血流速波形のゲインは高から低エコーまで得られるように調整する．次に，血管の前壁と後壁を明瞭に描出した状態でBモード断層像をフリーズさせ，パルスドプラのみをアクティブにするモードに切り替える．フリーズボタンを押した後，血流速波形の1心拍を選択し，時間平均血流速度（time-averaged flow velocity：TAV）を求める（図9-6）．

　④断層像における血管縦断像を適度に拡大し，血管直径を正確に計測する．血流量はTAVと血管を正円と仮定した断面積の積で算出する．RIは，収縮期最大血流速度（peak systolic velocity：PSV）と拡張末期血流速度（end-diastolic velocity：EDV）の差をPSVで除して算出する．また，血流速波形の立ち上がりからPSVまでの時間であるATも算出する（図9-7）．

3. 形態の評価

（1）上腕動脈（図9-8）

　上腕部の内側からアプローチすると，浅い部位に描出できる．筋膜下を上腕動脈1本，上腕静脈2本，正中神経も伴走しているのが特徴である．動脈高位分岐例に注意する（ワンポイントアドバイス）．

（2）橈骨動脈・尺骨動脈の分岐部（図9-9）

　肘窩部1〜2横指末梢で橈骨動脈と尺骨動脈に分岐する．橈骨動脈は浅い部位を走行し，尺骨動脈は深い部位を走行する．深い部位ではフォーカスを調整すると明瞭に描出できる．

（3）橈骨動脈（手関節部）（図9-10）

　前腕中央部付近の橈骨動脈はやや深い部位を走行するが，手関節部では浅い部位を走行する．

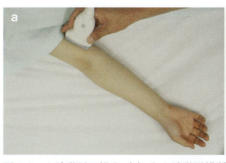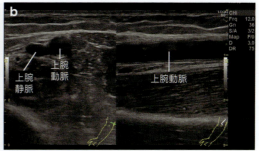

図9-8　上腕動脈の描出（a）と上腕動脈横断像（b左），縦断像（b右）
　a：上腕部の内側からアプローチする．
　b左：上腕動脈と上腕静脈が描出されている．
　b右：横断像で動脈を同定した後に，縦断像に切り替える．

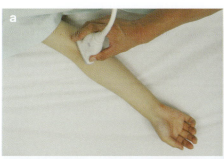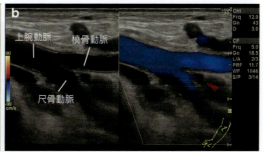

図9-9　橈骨動脈・尺骨動脈分岐部（a）と上腕動脈・橈骨動脈・尺骨動脈縦断像（b）
　a：肘関節部の1～2横指末梢側に探触子を当てる．
　b：橈骨動脈は浅い部位を，尺骨動脈は深い部位を走行する．

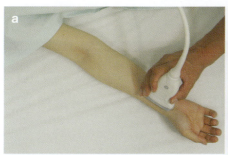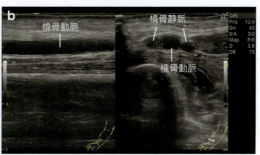

図9-10　橈骨動脈（手関節部）の描出（a）と橈骨動脈縦断像（b左），横断像（b右）
　a：親指側を意識して走査する．
　b左：触診でも確認できる程度の浅い部位を走行する．
　b右：橈骨動脈の両側に橈骨静脈が走行している．

そのため，触診による拍動で血管走行を確認すると描出しやすい．

(4) 尺骨動脈（手関節部）（図9-11）

　橈骨動脈でAVFが作製できない場合は尺骨動脈も観察する．全体的に走行が深いが，手関節部では浅い部位を走行する．

(5) 動静脈吻合部（図9-12）

　吻合部そのものを描出する場合，静脈側の側面から走査することで，この断面を得ることができる．吻合部直上や吻合口，吻合部動脈側の観察に適している．

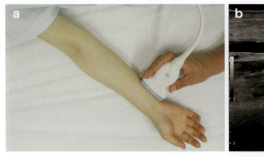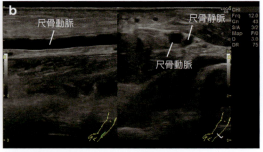

図9-11　尺骨動脈（手関節部）の描出（a）と尺骨動脈縦断像（b 左），横断像（b 右）
　a：小指側を意識して走査する．
　b 左：橈骨動脈と同様に，浅い部位を走行する．
　b 右：尺骨動脈に接して尺骨静脈が走行している．
　※図9-3から図9-11においては，腕のアプローチ写真およびエコー画像は健常例で示している．

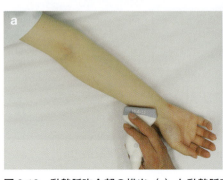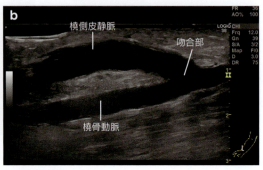

図9-12　動静脈吻合部の描出（a）と動静脈吻合部縦断像（b）
　a：吻合部直上シャント静脈の側面から走査する．
　b：動脈，吻合部，静脈が同一画面上で描出されている．

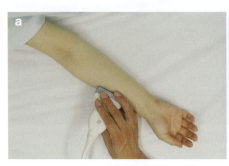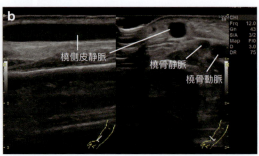

図9-13　橈側皮静脈（手関節部）の描出（a）と橈側皮静脈縦断像（b 左），横断像（b 右）
　a：エコーゼリーを多めに塗布すると，圧迫しない走査が可能となる．
　b 左：1cm 以内のきわめて浅い部位を走行している．
　b 右：圧迫しない走査をすることにより静脈はほぼ正円を保っている．

(6) 橈側皮静脈（手関節部）（図9-13）

　AVF 作製において第一選択となる皮静脈である．浅い部位を走行するため，圧迫しない走査を心がける．手関節部では前腕の外側に探触子を当てるが，肘部では正中を走行する．

(7) 上腕部の橈側皮静脈（図9-14）

　AVF 作製後，穿刺部位として使用されることも多い．中枢側では肩付近の cephalic arch に連続する．この部位は狭窄の好発部位であり，CAS（cephalic arch stenosis）という．

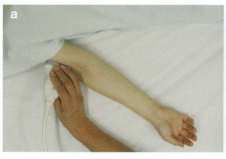 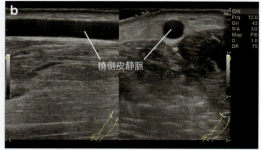

図9-14　上腕部の橈側皮静脈の描出（a）と橈側皮静脈縦断像（b左），横断像（b右）
　a：ルーチン検査では，上腕中央部付近まで走査する．
　b左：上腕部においても浅い部位を走行している．
　b右：横断像でみると，皮下組織内を走行していることがわかる．

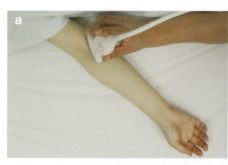 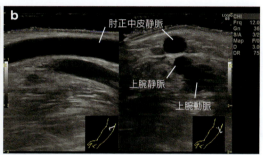

図9-15　肘正中皮静脈の描出（a）と肘正中皮静脈縦断像（b左），横断像（b右）
　a：探触子による血管の圧迫に注意する．
　b左：緩やかな弧を描いたような血管走行が描出されている．
　b右：肘正中皮静脈の真下に上腕動脈と上腕静脈が走行する．

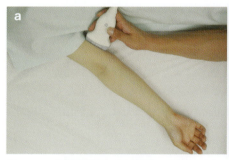 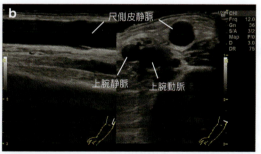

図9-16　尺側皮静脈（上腕部）の描出（a）と尺側皮静脈縦断像（b左），横断像（b右）
　a：この部位は血管走行が深いため，それほど圧迫を気にしなくてもよい．
　b左：太く描出されることが多い．
　b右：近傍に上腕動脈と上腕静脈が走行するため，間違えないよう注意する．

（8）肘正中皮静脈（図9-15）

穿刺部位として使用されることも多い．走査においては探触子による圧迫の影響を受けやすく，縦断像で狭窄様に描出されることがある．横断像も併用し評価することが重要である．

（9）尺側皮静脈（上腕部）（図9-16）

皮静脈でありながら血管走行が深いのが特徴である．また，尺側皮静脈転位内シャント（BVT：basilic vein transposition）や人工血管の流出路静脈として使用される．

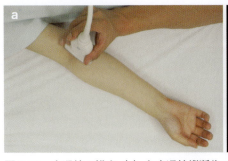 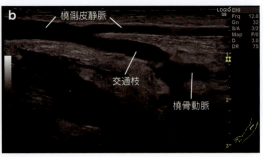

図9-17 交通枝の描出(a)と交通枝縦断像(b)
a:肘関節部の橈骨動脈と尺骨動脈の分岐部付近に探触子を当てる.
b:皮静脈と深部静脈を連絡する重要な血管である.
※図9-12から図9-17において,腕のアプローチ写真は健常例,エコー画像は臨床例で示している.

(10) 交通枝(図9-17)

　横断像で末梢側から観察していくと,深部から肘部の橈側皮静脈に合流してくる.蛇行していることも多いため,長軸での描出が難しい場合もある.AVF作製の静脈として使用されることもある.

(小林大樹)

❻ バスキュラーアクセス作製術前評価

　自己血管内シャント(AVF)は,開存成績がよいことや合併症の発生が少ないことなどから,バスキュラーアクセス(VA)の第一選択とされる.AVFが作製困難な場合は人工血管内シャント(AVG)が選択されるが,低心機能やsteal症候群などの合併症のリスクが高い場合は動脈表在化が選択される.内シャントや動脈表在化は穿刺するために作製するものであり,動静脈を吻合さえすればよいというものではない.術前評価では,穿刺可能なVAが作製できるかどうかが重要なポイントである.

1. 理学的観察

　VA作製の術評価は超音波検査の前に,視診,触診により血管走行や穿刺可能な部位を駆血下にて観察する.血液透析では脱血および返血の穿刺が必要となるため,少なくとも2カ所の穿刺が可能かどうかを念頭に観察する.また,肘関節部の上腕動脈および手関節部の橈骨動脈の拍動を確認する.

2. AVF作製における術前評価

　AVFは,橈骨動脈と橈側皮静脈を吻合することが多く,タバコ窩や手関節部付近など,なるべく末梢から作製される.
　動脈は,血管の性状(内膜肥厚や石灰化の有無)(図9-18),狭窄・閉塞病変の有無(図9-19),血管内径を評価する.血管内径は2.0mm以上が望ましい.ただし,血管の性状や吻合する静脈

> **ワンポイントアドバイス　　術前評価で求められること**
>
> 術前評価では,術者のVAに対する考え方や術式も認識しておく必要がある.したがって,検査時は術者と協同で行うことが望ましく,術者との意思疎通が不可欠である.また,検者はVA作製後,どのような血行動態になり,どこに穿刺可能かという術後のイメージを明確にして検査することが求められる.

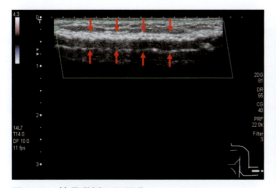

図 9-18 橈骨動脈の石灰化
音響陰影により血管内腔の情報が得られず，開存性の確認が困難である．

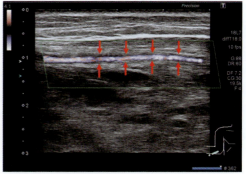

図 9-19 橈骨動脈狭小化
橈骨動脈は内腔約 1mm であり，全域にわたり狭小化している．

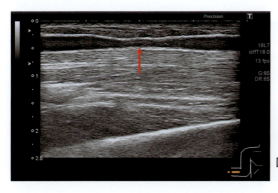

図 9-20 橈側皮静脈狭窄
橈側皮静脈縦断像．矢印：狭窄．

の状態により，血管内径が 2.0mm 未満でも作製することもある．

　静脈は，駆血下にて血管の連続性の確認，血管内径の計測，狭窄病変の有無（図 9-20），穿刺可能部位の検索を行う．血管の連続性の評価は，断層像だけでなく，カラードプラやパワードプラを用いて血流の通過性を観察する．血管内径は，駆血下にて 2.0mm 以上が望ましい．駆血直後は血管拡張が乏しいこともあるため，2〜3 分程度駆血する方がよい．穿刺可能部位の検索は，断層像にて血管の深さや血管内径を計測する．深さ 5mm 以上になると触知困難になることも多く，内シャントを作製しても穿刺困難が想定される．AVF 術前評価における観察ポイントと基準を表 9-2 に示す．

3. AVG作製における術前評価

　AVG は，術者や患者背景により移植デザインが異なるが，ループ型やストレート型が多い．移植部位は上肢前腕部が第一選択である．吻合する動脈は，肘窩の上腕動脈や橈骨動脈を用いることが多く，動脈内径は 2.5mm 以上が望ましい．吻合する静脈は，上腕尺側皮静脈や上腕静脈を用いることが多く，その連続性を吻合可能部位から中枢側まで（可能であれば鎖骨下静脈まで）観察することが望ましい．静脈径は，上腕尺側皮静脈は 2.5mm 以上，上腕静脈は 3.5mm 以上が望ましい．

4. 動脈表在化作製における術前評価

　動脈表在化は，筋膜下を走行する動脈を皮下へ転位させる非シャント性の VA であり（図 9-21），生体への負荷はきわめて少ない．転位対象となる血管はほとんどが上腕動脈であり，血管内径，石灰化の程度を評価する．血管内径は 4mm 以上が望ましく，石灰化が高度であると穿刺困難や止血困難になることもある．また，動脈表在化を VA にする場合は，浄化した血液を返血するための穿刺可能な皮静脈が確保できるかの評価も行う．

表 9-2 AVF 作製術前評価基準

	評価項目	作製可能	作製困難（他の部位，他のアクセスも考慮）
動脈	血流速度波形	2 または 3 相性波形	狭窄後波形（acceleration time ≧ 100 〜 120msec）
	血管の性状	内膜肥厚を認めず，血管内腔と中内膜の境界が明瞭 石灰化を認めない（石灰化中等度までは吻合可能）	内膜肥厚を認め，血管内腔が狭小化 高度石灰化により血管内腔の開存性が不明
	血管内径	2.0mm 以上	1.5mm 未満または閉塞
静脈	連続性	狭窄や閉塞を認めず，内部血流を認める	狭窄や閉塞を認める（中枢側での作製を考慮する）
	血管内径	駆血下にて 2.0mm 以上	駆血下にて 1.5mm 未満
	穿刺部位	穿刺を想定する部位の深さが 5mm 未満 駆血下にて触知可能部位が 2 カ所以上ある	穿刺を想定する部位の深さが 5mm 以上 駆血下にて血管走行が触知できない

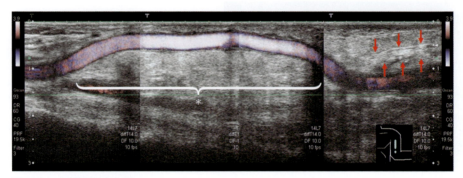

図 9-21　上腕動脈表在化
　上腕動脈縦断像．筋膜下を走行している動脈を外科的に皮膚直下へ転位させている．
　＊：表在化された上腕動脈．矢印：筋膜．

> **ひとくちメモ　　狭窄病変の評価**
>
> 　狭窄病変の評価は，主として縦断面による内径を計測する．狭窄病変前後の血管は拡張し，血管径が一定していないことも多い．したがって，参照血管径の設定が困難なこともあり，狭窄率による評価は臨床的にはあまり用いられない．ただし，人工血管内やステント内の内膜肥厚による狭窄病変に対しては参照血管径が明確であり，径狭窄率および面積狭窄率ともに評価が可能である．また，狭窄部の最大血流速度による評価の有用性に関してエビデンスが少なく，有用性は明らかではない．ただし，鎖骨下静脈などの中心静脈領域や石灰化などにより断層像が描出困難な場合において，病変の推定には最大血流速度の測定は有用である．

7　代表的疾患

1．シャント静脈狭窄・閉塞病変
1）病態と原因

　VA のなかでも内シャントは非生理的な血行動態であり，圧力の高い動脈血が静脈に流入し，ずり応力の増大や乱流などの影響により狭窄病変が発生すると考えられている[1]．VA に発生する合併症や透析時のトラブルの多くが，静脈の狭窄・閉塞病変に起因する．VA に発生する静脈の狭窄病変は，内膜過形成，陰性リモデリング，静脈弁の硬化などの形態が存在し，その他に血管石灰化など多種多様である．

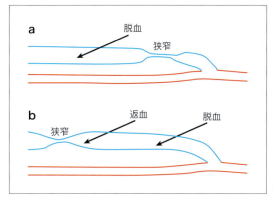

図 9-22 透析時トラブルとして発生する脱血不良および静脈圧上昇の代表例
　a：脱血不良例．脱血穿刺部より上流に狭窄病変が存在すると血流が妨げられ，脱血困難となる．
　b：静脈圧上昇例．返血穿刺部より下流に狭窄病変が存在すると，狭窄部より上流側の血管内圧が高くなり，返血が困難となる．

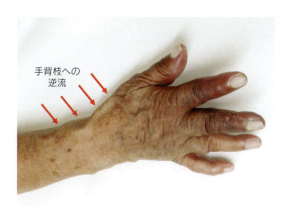

図 9-23 ソアサム症候群
　第1～3指の腫脹，皮膚の変色が認められる．ソアサム症候群の場合，視診にて逆流枝が観察されることが多い（矢印）．

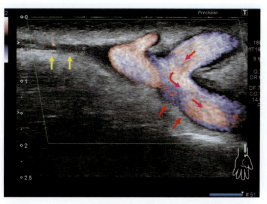

図 9-24 ソアサム症候群の原因となった閉塞病変
　本幹静脈の閉塞（黄矢印）により，手背枝への逆流（赤矢印）が観察される．

狭窄病変は，縦断面による血管内径，狭窄率，狭窄部の最大血流速度などで評価されているが，縦断面による血管内径の計測が機能評価との相関も良好である[2]．

2）閉塞病変の形態と評価

閉塞病変は，血栓性閉塞と非血栓性閉塞に分類される．閉塞病変は，責任狭窄病変の特定，病変長，血栓の有無，下流血管の開存の有無などを評価する．血栓性閉塞は，責任狭窄病変部付近まで血栓が形成されることが多い．パワードプラを併用し，血管内腔の血流の有無を観察する．

2. 脱血不良と静脈圧（返血圧）上昇

透析時に発生するトラブルの代表例として，脱血不良と静脈圧上昇がある．両者とも狭窄や閉塞病変が原因となることが多い．脱血不良は，脱血穿刺部より上流（末梢）に病変が存在し，血流が低下することにより発生することが多い（図9-22a）．一方，静脈圧上昇は，返血穿刺部より下流（中枢）に病変が存在し，病変部より上流の血管内圧が高くなり，浄化した血液を返血することが困難になる（図9-22b）．透析時のトラブルは，穿刺部と病変部の位置関係により発生するトラブルが異なるため，これらを考慮しながら検査を行うことが重要である．

3. 静脈高血圧症

1）病態と原因

静脈高血圧症とは，シャント血管へ流入する血液が流出可能な容量を上回り，血液がシャント肢にうっ滞することにより腫脹を呈する病態である．その原因は，シャント静脈の狭窄や閉塞病変による流出路障害が大半を占めるが，まれに過剰血流の内シャントで発生することもある．静

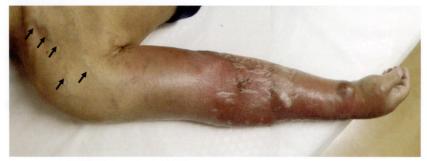

図 9-25　中心静脈病変による静脈高血圧症
上肢全体に腫脹がみられ，前胸部の表在血管の怒張が著明（矢印）．

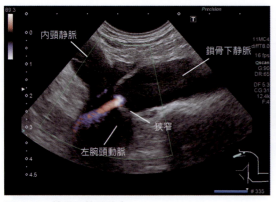

図 9-26　鎖骨下静脈狭窄
内頸静脈との合流部末梢には静脈弁があり，狭窄の好発部位である．マイクロコンベックス型探触子による鎖骨上アプローチ．

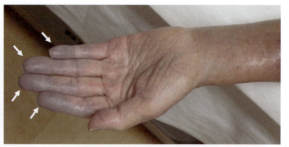

図 9-27　チアノーゼを呈した steal 症候群
第 2 指〜第 5 指にチアノーゼが認められる（矢印）．

脈高血圧症は責任病変よりも末梢側に腫脹を呈することが多いため，腫脹の範囲を観察することにより病変部の推測が可能である．

2）検査のポイント

腫脹の原因となっている狭窄や閉塞病変の検索を行い，血液の逆流を観察することにより診断が可能である．腫脹の強い部位は敷石状の浮腫像が認められる．

3）ソアサム症候群

静脈高血圧症のなかでも，特に手背部を中心に腫脹を呈するものをソアサム症候群（sore thumb syndrome）という（図 9-23）．手背枝の合流部より下流の橈側皮静脈の狭窄・閉塞病変により，血液が手背枝へ逆流することで発生することが多い（図 9-24）．

4）中心静脈病変による静脈高血圧症

鎖骨下静脈や腕頭静脈の病変による静脈高血圧症は，シャント肢全体に腫脹を呈する（図 9-25）．また，前胸部に血管の怒張が認められることも多い．中心静脈は血管走行が深く，アプローチウインドウも狭いため，セクタ型探触子やマイクロコンベックス型探触子による描出が有効である（図 9-26）．

4．steal症候群

1）病態と原因

steal 症候群とは，末梢循環を担っていた血液が内シャントに盗血されることにより発生する虚血症状のことである．末梢動脈疾患や，頻回の VA 作製による末梢動脈の荒廃などを伴うと発

ひとくちメモ　　　ePTFE製人工血管内シャント

expanded-polytetrafluoroethylene（ePTFE）製人工血管を用いた内シャントは，術後早期からシャント肢全体に著明な腫脹を呈し，静脈高血圧症状と誤認される場合がある．AVG作製による腫脹は通常1〜2カ月で消失する．

ワンポイントアドバイス　　　腕頭静脈病変の推測

腕頭静脈（特に左腕頭静脈）は解剖学的位置関係から描出が困難であり，直接的な評価が困難なことが多い．腕頭静脈病変が存在すると血液が内頸静脈へ逆流することが多く，その観察により病変の推測が可能である（図9-28）．

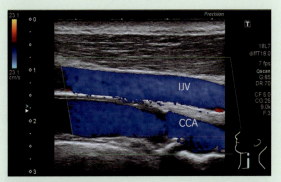

図9-28　内頸静脈の逆流
　腕頭静脈に狭窄・閉塞病変が存在すると内頸静脈への逆流が認められる．IJV：内頸静脈，CCA：総頸動脈．

生頻度が高い．重症化するとチアノーゼ（図9-27），潰瘍，壊死などを呈する．また，橈骨動脈や尺骨動脈で吻合する内シャントよりも，上腕動脈で吻合する方が発生頻度は高い[3, 4]．

2）検査のポイント

steal症候群に対する超音波検査の役割は，主因の特定および血行動態の把握にある．

(1) 主因の特定

まず，steal症候群の発生が内シャントの過剰血流が主体なのか，末梢動脈疾患などによる末梢動脈の血管抵抗の増大が主体なのかを評価することが必要である．過剰血流が主体となっている場合は，血流抑制術を考慮することもあるため，血流量測定は必須である．一方，末梢動脈疾患が主体の場合は，血流抑制術による症状改善が困難な場合も多く，内シャントの閉鎖を考慮せざるをえないこともある．したがって，吻合部末梢の動脈の性状や狭窄・閉塞病変の評価が重要である．また，鎖骨下動脈や腋窩動脈などの中枢動脈の狭窄や閉塞により発生する場合もある．超音波検査による原因検索のフローチャートを図9-29に示す．

(2) 血行動態の把握

多くの内シャントにおいて，吻合部より末梢の動脈は逆行性血流（スチール現象）が認められるが，虚血症状を呈することは少ない．したがって，スチール現象の有無でスチール症候群の診断はできない．しかし，吻合部末梢からの逆行性血流量が多ければ，その動脈を外科的に結紮するだけで症状が改善することもあるため，その評価は重要である．

橈骨動脈に吻合したVAにおいて，吻合部末梢動脈の逆行性血流は尺骨動脈から手掌動脈弓を介した血流に由来する．上腕動脈に吻合したVAにおける吻合部末梢動脈の逆行性血流は，橈骨動脈と尺骨動脈にそれぞれ合流する反回動脈からの血流に由来する[5]．

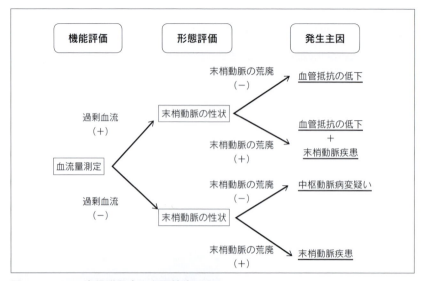

図 9-29　steal 症候群発生の主因検索のためのフローチャート
（大平整爾監修，春口洋昭編集：バスキュラーアクセス診断学．240，中外医学社，2012 より）

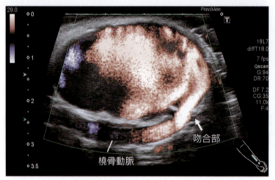

図 9-30　AVF 吻合部瘤
AVF 吻合部縦断像．吻合部付近の静脈は瘤の好発部位である．

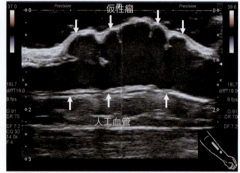

図 9-31　AVG 穿刺部の仮性瘤
人工血管穿刺部の縦断像．穿刺により人工血管壁が欠損し仮性瘤を形成する．

5．瘤

　内シャントに発生する瘤は，真性瘤と仮性瘤に分類される．真性瘤は，血管壁構造を維持したまま拡張するものであり，その発生は血管壁の易伸展性，穿刺による血管壁の脆弱化，血流によるストレス，狭窄や閉塞病変による血管内圧の上昇などに依存しており，それぞれが複合的に作用している．AVF における真性瘤の好発部位は，動静脈吻合部付近（図 9-30）や穿刺部である．仮性瘤は血管壁の外に血液が瘤状に漏出するもので，人工血管穿刺部（図 9-31），穿刺や止血の失敗，経皮的血管形成術（PTA）時の血管損傷，術後血管吻合部からの出血などが原因となる．

1）検査のポイント

　真性瘤の評価は，発生原因の検索，大きさの計測，瘤内部の状態を観察する．縦断像および横断像にて瘤の大きさを計測し，経時的変化を記録することでその増大傾向を客観的に把握することができる．また，瘤の増大に伴い皮膚が菲薄化するため，血管壁厚を計測する．

　仮性瘤の評価は，開口部の特定，瘤の大きさ，内部血流や血栓の有無を観察する．開口部を特定することにより圧迫止血時や外科的処置の際に有用な情報となる．仮性瘤では，開口部にて to and fro pattern が観察される（図 9-32）．

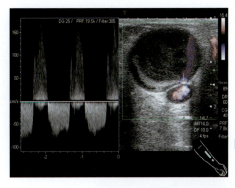

図9-32　AVF穿刺部の仮性瘤
　パルスドプラにて to and fro pattern が観察される．

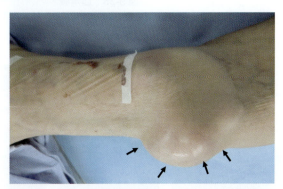

図9-33　AVG動脈側吻合部付近に発生した血清腫

表9-3　血清腫，膿瘍，血腫の鑑別診断

	血清腫	膿瘍	血腫
内部エコー	均一～不均一	均一～不均一	均一～不均一
内部性状	無エコー～等エコー	低エコー～等エコー	低エコー～等エコー
被膜	有	無	無
形状	類円形～楕円形	不整形	不整形
境界	明瞭	不明瞭～明瞭	不明瞭～明瞭
側方陰影	有	無	無

6．血清腫

1）病態

　血清腫は，ePTFE製人工血管を用いた内シャント作製後に発生する腫瘤性病変であり，動脈側吻合部付近が好発部位である（図9-33）．血清腫の発生機序は不明であるが，手術操作や患者側の要因が指摘されている[6]．血清腫はVAに悪影響を及ぼすことは少ないが，まれに血管を圧迫することがある．

2）検査のポイント

　血清腫に対する超音波検査では，人工血管の感染や血腫との鑑別（表9-3），大きさの計測，血管への圧迫の有無を観察する．経時的変化を観察することで増大傾向を知ることができ，治療方針決定の重要な情報となる．大きさは，瘤と同様に縦断像および横断像にて計測する．

　血清腫の内部エコーは，均一（図9-34）や不均一（図9-35）のものがあり，内部性状は無エコー～等エコーである．腫瘤内の性状が無エコーの場合は，カラードプラやパワードプラで内部血流の有無を確認する．内部に血流を認めた場合は瘤であり，血清腫は否定できる．

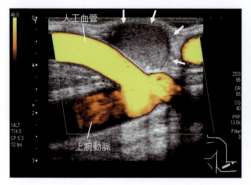

図 9-34　血清腫
血清腫（矢印）の内部は均一で等エコー．

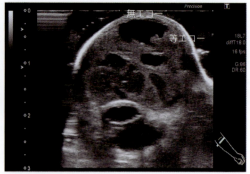

図 9-35　血清腫
血清腫の内部は不均一で無エコー，等エコーが混在している．

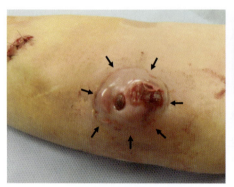

図 9-36　人工血管穿刺部感染（矢印）

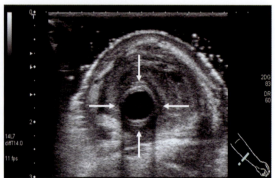

図 9-37　人工血管穿刺部感染
グラフト（矢印）の全周性に低エコー域が及んでおり，明らかな被膜を認めず，境界が不明瞭で典型的な感染像．

7. 感染

　感染は VA 廃絶の原因となるだけでなく，敗血症から多臓器不全に至ると致死率の高い合併症である．主として穿刺部に発生するが（図 9-36），術後の血管吻合部などに発生することもある．発生頻度は AVF より AVG の方が圧倒的に多い．超音波検査では，膿瘍が及んでいる範囲を特定することが重要な評価ポイントとなる．
　感染巣の内部エコーは均一または不均一であり，内部性状は低エコー〜等エコーである．感染巣は，境界が不明瞭で辺縁部は不整であることが多い（図 9-37）．人工血管の感染は，血清腫や血腫との鑑別が必要である（表 9-3）．しかし，血清腫や血腫との鑑別が困難なこともあるため確定診断はできず，起炎菌の同定，血液データ，全身所見などにより診断する．

8. 穿刺困難

1）病態と原因

　内シャントや動脈表在化を VA とした血液透析の際には，必ず穿刺が必要になる．穿刺の不成功は，血液透析ができないだけでなく，透析患者と現場スタッフとの信頼関係にも大きく影響するため，もっとも頭を悩ませるトラブルである．穿刺困難の原因は主に血管の形態，血流不全，穿刺技術の 3 つに分類される．

（1）血管の形態

　①血管内径：深さや穿刺技術にもよるが，血管内径が約 3mm 未満では穿刺の難易度は高くなる．

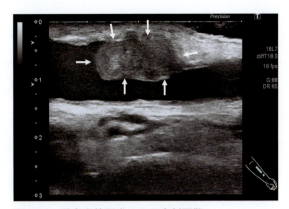

図 9-38　壁在血栓形成による穿刺困難
瘤化した血管に壁在血栓（矢印）を認め，穿刺の際に血管内腔をとらえることが困難であった症例.

②深さ：血管走行が皮下 5 mm 以上の場合は，触知も困難となり穿刺の難易度は高くなる．
③蛇行：血管の蛇行により穿刺針の先端が血管壁に接触し穿刺困難になる．
④壁在血栓：血管内に刺入しても血栓の存在により内腔へ到達することが困難になる（図9-38）．
⑤狭窄：穿刺針の先端が狭窄に接触して穿刺困難になる．
⑥静脈弁：穿刺針の先端が静脈弁に接触して穿刺困難になる．
⑦石灰化：血管の硬化により刺入が困難になる．とくに人工血管は石灰化の好発部位である．

(2) 血流不全

内シャントの血流不全により血管が虚脱し，穿刺困難になることがある．その場合は，PTAなどにより血流を改善させると穿刺が容易になる．

(3) 穿刺技術

穿刺技術が問題となる場合は適時指導・教育が必要であるが，超音波画像を用いた指導は，血管走行，深さ，血管の形状をイメージしやすく，穿刺や触診技術の向上にもつながると思われる．

最近は，超音波ガイド下による穿刺も行われるようになり，穿刺困難症例に対する活用が報告されている．

〈山本裕也〉

■参考文献

1) 2011年版　社団法人　日本透析医学会：慢性血液透析用バスキュラーアクセスの作製および修復に関するガイドライン．透析会誌，**44**：855〜937, 2011.
2) National Kidney Foundation.K/DOQI clinical practice guidelines for vascularaccess：update 2000. *Am. J. Kidney Dis.*, **37**(Suppl.1)：S137〜S181, 2001.
3) The CARI Guidelines (Caring for Australians with Renal Impairment)：Kidney Organization of Australia. http：//www.kidney.org.au/cari/drafts/drafts.html
4) Vascular Access Society(Europe)：Management of the renal patient：Clinical algorithms on vascular access for hemodialysis(VAS Guidelines). http：//www.vascularaccesssociety.com/guidelines
5) Ethier, J.H., Lindsay, R.M., Barre, P.E., Kappel, J.E., Carlisle, E.J., Common, A.：Clinical practice guidelines For Vascular access. Canadian Society of Nephrology. *J. Am. Soc. Nephrol.*, **10**(Suppl.13)：S297〜305, 1999.
6) Roy-Chaudhury, P.I., Sukhatme, V.P., Cheung, A.K.：Hemodialysis vascular access dysfunction： a

cellular and molecular viewpoint. *J. Am. Soc. Nephrol.*, **17**(4)：1112～1127, 2006.
7) 山本裕也，中村順一，中山祐治，日野紘子，角城靖子：自己血管内シャントにおける脱血不良発生と超音波検査における機能評価及び形態評価との関連性．透析会誌，**45**(11)：1021～1026, 2012.
8) Morsy, A.H., Kulbaski, M., Chen, C., Isiklar, H., Lumsden, A.B.： Incidence and characteristics of patients with hand ischemia after a hemodialysis access procedure. *J. Surg. Res.*, **74**(1)：8～10, 1998.
9) Davidson, D., Louridas, G., Guzman, R., Tanner, J., Weighell, W., Spelay, J., Chateau, D.： Steal syndrome complicating upper extremity hemoaccess procedures： incidence and risk factors. *Can. J. Surg.*, **46**(6)：408～412, 2003.
10) 山本裕也，日野紘子，小林大樹，中山祐治，中村順一：スチール症候群に対する超音波診断装置を用いた血行動態モニタリングによる絞扼術．腎と透析，**71**：196～200, 2011.
11) 中村順一，平中俊行，木村英二，山川智之，金　昌雄：ePTFEグラフト内シャントに合併する血清腫．透析会誌，**36**：1207～1210, 2003.

第10章 上肢静脈・頸静脈

1 要旨

1. **対象となる代表的疾患**
   深部静脈血栓症，Paget-Schroetter症候群，上腕静脈症候群，上大静脈症候群
2. **重要なガイドライン**
   ① Upper Extremity Venous Doppler Ultrasound（Radiologic Clinics of North America）[1]
   ②安全な中心静脈カテーテル挿入・管理のための手引き2009（日本麻酔科学会・安全委員会）[2]
3. **対象となる患者**
   ①Dダイマー上昇
   ②上肢浮腫
   ③肺塞栓症
   ④カテーテル留置
4. **探触子**
   中心周波数7.5〜10MHz，リニア型探触子
5. **評価項目**
   ①Bモードによる血栓の描出
   ②血管圧排試験
   ③遠位血管における血流の呼吸性変動評価

2 解剖（図10-1）

　上肢静脈の検査では，内頸静脈や鎖骨下静脈を含む中枢側の血管が臨床的に重要であるが，中心静脈カテーテル留置やバスキュラーアクセス作製などの際には，表在および深部に存在する静脈を含めた上腕の解剖の知識が必要となる．

　上肢静脈では，深部静脈のみ動脈が併走しており，表在静脈と区別される．深部静脈である橈骨静脈および尺骨静脈は肘窩で合流して上腕静脈につながる．一方，動脈が併走しない表在静脈は，前腕で貫通静脈を介して深部静脈と連絡しながら複数の皮静脈が肘部で肘正中皮静脈および上腕二頭筋外側縁を走行する橈側皮静脈や上腕二頭筋内側縁を走行する尺側皮静脈へつながる．橈側皮静脈は鎖骨胸筋三角に入った後に腋窩静脈に注ぎ，尺側皮静脈はバリエーションがあるものの大円筋レベルで上腕静脈に合流する．

　上腕静脈は，上腕二頭筋の内側を走行しながら腋窩の下縁（大胸筋の下縁）で腋窩静脈へ移行する．その後，腋窩静脈は小胸筋下を走行した後，第1肋骨を通過して鎖骨下静脈に移行し，鎖骨下静脈中部で外頸静脈，内頸静脈および椎骨静脈などが合流して腕頭静脈となる．さらに，両側の腕頭静脈が合流して上大静脈となり右房へ注ぐ．

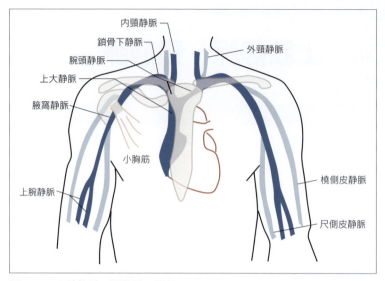

図 10-1　上肢静脈，頸静脈の解剖
　薄い青で示したのが表在静脈で，濃い青で示したのが深部静脈である．

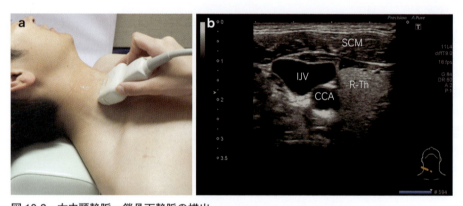

図 10-2　右内頸静脈・鎖骨下静脈の描出
　a：検査体位．b：右頸部横断像．
　IJV：内頸静脈，CCA：総頸動脈，SCM：胸鎖乳突筋，R-Th：右甲状腺．

❸ 検査対象となる患者

①Dダイマー上昇，②上肢浮腫，③肺塞栓症，④カテーテル留置

❹ 検査手技

　超音波検査の主な目的は，静脈内血栓の検索および中心静脈カテーテルやペースメーカーリード挿入における血管の同定である．検査手技は下肢静脈エコーの場合に類似するが，上肢静脈エコー検査では，鎖骨の存在や腕頭静脈から上大静脈の直接観察が困難であるなどの理由により，上肢静脈の描出および評価には工夫が必要である．

1. 検査体位

　検査体位は仰臥位を基本とするが，内頸静脈や鎖骨下静脈の内側を観察するためには顎先をやや挙上し頭を対側へ回旋する（図 10-2）．頭部回旋において，回旋が強いと胸鎖乳突筋の緊張に

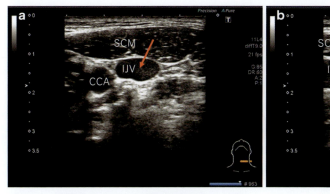
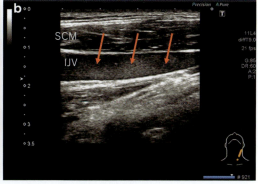

図10-3　頸部伸展に伴う内頸静脈血流のうっ滞
　a：左内頸静脈横断像，b：左内頸静脈縦断像．
　IJV：内頸静脈，CCA：総頸動脈，SCM：胸鎖乳突筋．
　内頸静脈の血流うっ滞に伴い生じたもやもやエコー（矢印）を血栓と誤認する場合がある．血栓との鑑別点として，静脈内をよく観察すると，もやもやエコーの場合には流動性があり，血管の圧迫により血管の虚脱がみられる．血栓の場合は，血管の圧迫による血栓遊離により肺塞栓症を引き起こす場合もあるため注意が必要である．

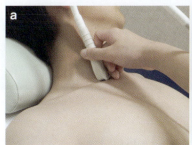
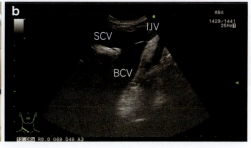

図10-4　探触子の選択
　a：検査体位，b：右腕頭静脈・鎖骨下静脈縦断像．
　SCV：鎖骨下静脈，IJV：内頸静脈，BCV：腕頭静脈．
　鎖骨下静脈・内頸静脈合流部近傍からの腕頭静脈の描出では，リニア型探触子は鎖骨や胸鎖乳突筋の影響を受け，アプローチが困難なことが多い．リニア型探触子に比較しマイクロコンベックス型やセクタ型探触子は周囲の障害を避けながら広い範囲の描出が可能となる．

より描出アプローチが困難となる．また，肩に枕を入れ頸部を伸展させると頸部の観察範囲は広がるが，同時に頸部の伸展などに伴う頸静脈中枢側の物理的な狭窄により静脈血はうっ滞し，ときにもやもやエコーを血栓と誤認する場合がある（図10-3）ので注意が必要である．腋窩静脈から上腕静脈の観察では，腕を外転させ掌を上へ向けた状態とする．

2．探触子の選択，装置の設定

通常，中心周波数が7.5〜10MHzのリニア型探触子が用いられる．前腕や上腕の表在静脈を描出する際には，可能な範囲でより高周波の探触子を用いる．腋窩静脈を観察する際に，体格が大きな患者では5〜7MHzのコンベックス型探触子が有用なこともあり，鎖骨下静脈と内頸静脈の合流部近傍から腕頭静脈にかけて，体表から深部に向かう血管の描出にはマイクロコンベックス型探触子やセクタ型探触子を用いると観察可能範囲を広げることができる（図10-4）．また，良質な画像を得るためには装置の設定が重要である．

3．上肢静脈検査に用いる手技

1）探触子による圧迫法

上肢静脈検査では，まずBモードにて血栓や狭窄病変の有無を確認する．血栓の性状や装置の設定（ゲインやダイナミックレンジ）および患者の体型により血栓の描出が困難な場合もあり，

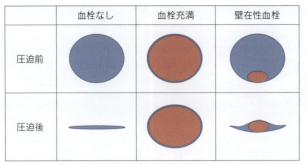

図 10-5　探触子による圧迫法
青：血管内腔，赤：血栓．

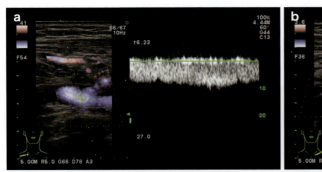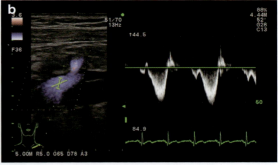

図 10-6　ドプラ法による静脈血流変動
a：右鎖骨下静脈縦断像．右鎖骨下静脈血流呼吸性変動なし．患側．
b：左鎖骨下静脈縦断像．左鎖骨下静脈血流呼吸性変動あり．健側．
上肢静脈において，中枢側に血栓などによる狭窄がある場合，呼吸による胸腔内圧の変動が末梢に伝わらないため，血流の呼吸性変動が減弱もしくは消失する．

　横断像にて観察可能なすべての静脈を約 1 〜 2cm おきに圧排して検査を行う．血栓が存在しない場合には，圧迫により静脈の完全な虚脱が得られる．一方，血栓が充満もしくは壁在性に存在する場合には，まったく虚脱が得られない，あるいは一部の虚脱が不完全となる（図 10-5）．圧迫法において，血管の位置や周囲組織の状況によっては，圧迫する圧が対側へ逃げる場合や，鎖骨や肋骨が妨げとなり血管に圧を十分に伝えられないこともあり，静脈圧迫が不完全となることがあるので，周囲の組織および血管の変形などを観察して，血管に圧が加わっていることを確認する．

2）ドプラ法による静脈血流変動評価

　上大静脈から腕頭静脈にかけては，血管が縦隔へ向けて深部へ向かうため断層像の描出は困難であり，鎖骨や肋骨の存在により血管の圧迫が不完全となる部位も存在するため，上肢静脈検査においてはドプラ法による評価が重大な意味をもつ．

　腕頭静脈や上大静脈といった中枢側の開存を間接的に確認するには，パルスドプラ法を用いて鎖骨下静脈などの末梢側血管の血流評価を行う．中枢側に有意狭窄や閉塞がない場合，静脈血流が呼吸による胸郭内圧変化に伴い変動することを利用し，安静換気における血流の呼吸性変動をとらえ，対側と比較することで腕頭静脈や上大静脈の開存を間接的に評価できる（図 10-6）．しかし，胸腔圧変化が乏しい患者など血流の変化がとらえがたい例も存在し，その場合には sniff（鼻をすする呼吸）やバルサルバ負荷（胸腔内圧上昇）により血流や血管径の変化を確認することで，静脈開存の診断を補助することができる．

　鎖骨下静脈などでは，Ｂモードによる血管の描出は可能なものの，鎖骨や肋骨の存在により圧

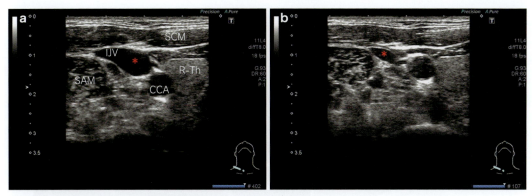

図 10-7 内頸静脈の圧排（内頸静脈横断像）
　a：圧排なし．b：圧排あり．
　IJV：内頸静脈，CCA：総頸動脈，SCM：胸鎖乳突筋，SAM：前斜角筋，R-Th：右甲状腺．
　内頸静脈圧の正常値は 3〜9cmH$_2$O 程度であり，容易に圧排される（*）．内頸静脈同定の際には皮膚に探触子が触れる程度で観察するのがよい．

> **ワンポイントアドバイス　　腕頭静脈を描出したい！**
>
> 腕頭静脈は肋骨，鎖骨，肺の影響により描出困難な例も多いが，呼気位にて描出することで，肺の縮小および横隔膜の挙上に伴い，より中枢側まで観察可能となる症例もある（図 10-8）．
>
>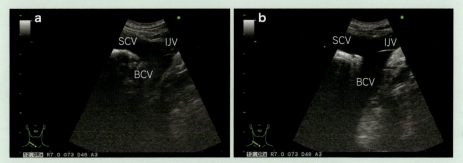
>
> 図 10-8　腕頭静脈呼気・吸気描出（右腕頭静脈・鎖骨下静脈縦断像）
> 　a：吸気．b：呼気．
> 　SCV：鎖骨下静脈，IJV：内頸静脈，BCV：腕頭動脈．

迫が困難であるが，カラードプラ法によるカラーシグナルの欠損を確認することで血栓を指摘できる．静脈血流は低流速であり，血流シグナルを検出するには流速レンジを十分に下げる必要がある．また，末梢側のミルキングにより血流を誘発することで血流シグナルを検出することもできるが，血栓の遊離を起こす可能性もあり注意を要する．

4．検査の流れ

閉塞および狭窄起点の検索は中枢側から行うのが一般的である．解剖や血管走行を念頭において，下記の順に探触子走査を工夫して描出可能な範囲をできるかぎり広げながら検索を行う．また，静脈内圧は通常低値であり，探触子により容易に圧迫虚脱されるため，探触子が皮膚に触れる程度から徐々に圧を加え観察する必要がある（図 10-7）．

①内頸静脈：尾側，頭側（図 10-2b），腕頭静脈

内頸静脈の横断像を描出し，Bモードによる観察および圧迫による虚脱を確認していく（併走する総頸動脈は容易には圧排されないため静脈と区別できる）．また，心不全患者においては，

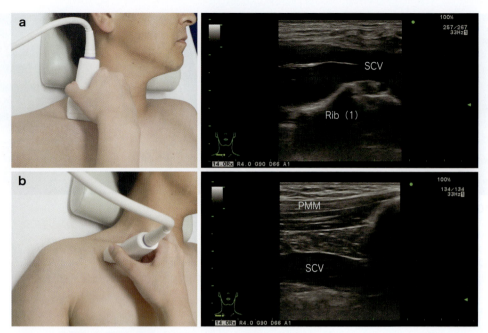

図 10-9　右鎖骨下静脈縦断像（中部 (a) および外側 (b) の描出）
SCV：鎖骨下静脈，PMM：大胸筋，Rib（1）：第一肋骨．
鎖骨下静脈の描出には，鎖骨上窩から胸腔内を覗き込むアプローチや，鎖骨下から鎖骨の背側をやや見上げるような走査が有効である．

中心静脈圧上昇に伴い静脈が拡張し，ときに動脈との鑑別を要することもあり，探触子による圧迫やカラードプラを併用することも必要となる．内頸静脈中枢側から腕頭静脈は鎖骨および胸鎖乳突筋が存在し描出困難であるが，呼吸の調整や扇状走査，探触子の変更を行い，観察可能な範囲について限界まで描出を試みる．

②鎖骨下静脈：内側，中部，外側

鎖骨下静脈内側および中部は鎖骨背側に存在するため，鎖骨上窩より覗き込むように観察する（図10-9）．また，鎖骨の存在により静脈の圧迫検査が困難であるため，Bモードでの観察に加えて流速レンジを十分に下げた（約10cm/sec）カラードプラを用いて，血流欠損の有無を間接所見として観察する．さらに，鎖骨下静脈内側では鎖骨下静脈縦断像を描出して，ドプラアングルを60°以内にしたパルスドプラ法により血流の呼吸性変動を観察する．左右差があった場合，呼吸性変動が乏しい側の血管中枢側に狭窄もしくは閉塞病変が存在することが疑われる（図10-6）．中心静脈カテーテルの穿刺などにも用いられる鎖骨下静脈外側は，Bモードおよび圧迫法での観察が可能である．

③腋窩静脈から上腕静脈：頭側，中部，尾側

鎖骨下静脈は第1肋骨をこえると腋窩静脈となる．腋窩静脈から上腕静脈の観察では腕を外転させ掌を上へ向けた状態とする（図10-10）．この辺りから静脈は徐々に深部へ向かうため，体型によっては5〜7MHzのコンベックス型探触子を用いる．腋窩静脈は腋窩の下縁より上腕静脈となり，再び浅く上腕二頭筋に沿って走行するために，リニア型探触子での観察が可能となる．いずれの血管もBモードおよび圧迫法を中心に評価するが，体型を考慮しながら，圧迫が困難な場合にはカラードプラによる評価を併用する．

④橈側皮静脈および尺側皮静脈

橈側皮静脈は腋窩静脈，尺側皮静脈は上腕静脈より連続する．いずれも表在を走行するため，

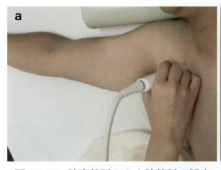
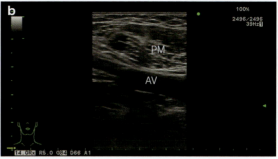

図10-10　腋窩静脈から上腕静脈の観察
　a：検査体位，b：腋窩静脈縦断像．
　AV：腋窩静脈，PM：大胸筋．
　大胸筋の背側を走行する腋窩静脈や，上腕二頭筋内側を沿うように走行する上腕静脈は，上肢を外転させ掌を上に向けることで脇を開く体位をとると観察しやすい．

リニア型探触子で圧迫法により評価するが，探触子走査により容易に虚脱するため，探触子が皮膚に触れる程度の圧で検査を行う．

❺ 中心静脈カテーテル留置における注意点

中心静脈カテーテルは，薬物投与や栄養管理あるいは中心静脈圧測定など，さまざまな目的で使用される．穿刺部位として，主に内頸静脈，鎖骨下静脈，大腿静脈が選択される．かつては，動脈の拍動触知や筋肉の走行などから解剖学的な血管走行を予測し穿刺するランドマーク法が用いられていたが，近年では超音波を用いた穿刺の有用性が広く認識されている[2, 3]．ランドマーク法と比較して，超音波を用いた穿刺は，挿入時間の短縮，1回目の穿刺での成功率の向上，内頸静脈穿刺における動脈誤穿刺や血腫形成といった合併症発生率の軽減が報告されている．中心静脈カテーテル留置は医療行為であり医師が施行するが，穿刺可能な血管の同定やマーキングを超音波検査士に求める場面は少なくない．そこで本項では，中心静脈カテーテル穿刺，特に超音波の有用性が顕著であり頻用される内頸静脈穿刺における血管同定のチェックポイントや注意点について述べる．

1. 穿刺静脈の同定

血管の同定は横断像にて行い，内頸静脈穿刺では内頸静脈と頸動脈の解剖学的位置関係を確認する．通常，内頸静脈は頸動脈より外側に存在し，探触子により容易に圧排されるため，動脈との鑑別に苦慮することは少ない．しかし，初心者では血管同定時に探触子を当てる力が強く，静脈を圧排して虚脱させてしまうために静脈の同定が困難となる場合もあるので，探触子は軽く触れる程度に当てるのがよい（図10-7参照）．

2. 穿刺部位の決定

中心静脈カテーテル留置のための静脈穿刺を安全かつ正確に行うために，穿刺は超音波ガイド下で施行することが推奨されている．超音波検査士は，超音波により針先の確認や安全な穿刺部位の確認，マーキングを行いながら静脈穿刺する医師をサポートし，必要に応じて清潔操作で穿刺の介助をすることもある．

穿刺部位は，仰臥位で頸部を穿刺の反対側に30〜45°回転させて決定する．安全かつ確実に静脈穿刺を行うには，静脈への正確なアプローチと合併症の回避が重要となる．穿刺針は血管内圧の低い静脈壁を容易には通過しない場合もあり，目標とする対象静脈は太い方が成功率は高いので，穿刺部位決定の際には血管壁の緊張を高めるために血管内圧を上げる必要があり，実際に

表 10-1　内頸静脈内圧を上昇させる一般的な手技

① 呼気止めを行う
② Valsalva 法（息止めのうえ，腹筋に力を入れるよう指示）
③ 下肢の挙上
④ Trendelenburg position：ベッドを10°程度傾け，頭低位にする
⑤ 人工呼吸中の場合は，PEEP などを付加し胸腔内圧を上昇させる

PEEP：呼吸終末陽圧．

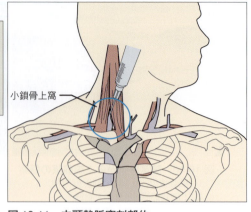

図 10-11　内頸静脈穿刺部位

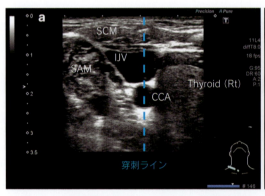 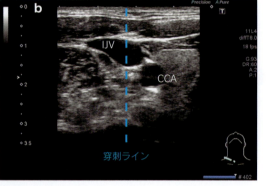

図 10-12　内頸静脈穿刺ラインの決定（右頸部横断像）
　　IJV：内頸静脈，CCA：総頸動脈，SCM：胸鎖乳突筋，SAM：前斜角筋，Thyroid (Rt)：右甲状腺．
　穿刺ライン上に静脈，動脈が重なると動脈誤穿刺の原因となるため（a），頭部の回旋やアプローチ部位の変更を行うことで動静脈が重ならない場所を探す必要がある（b）．

は表 10-1 のような手技を行いながら穿刺部位を確認するとよい．そして，胸鎖乳突筋を避ける（胸鎖乳突筋を貫いた穿刺ではダイレーター挿入時の抵抗が大きくなる）ために，胸鎖乳突筋の胸骨頭と鎖骨頭が作る三角形（小鎖骨上窩）から穿刺することが望ましい（図 10-11）．また，内頸静脈穿刺における頸動脈の誤穿刺に伴う血腫の形成は，内頸静脈の圧排による穿刺血管の虚脱や気道閉塞，脳梗塞といった重篤な合併症を引き起こすため，静脈への穿刺ライン上に動脈が重ならない場所を選択する（図 10-12）．一方で，深部の血管に気をとられるあまりに，表在にある外頸静脈を貫いて穿刺してしまうことにも注意を要する．

　穿刺部位が決定したら同部位の消毒前にマーキングを行うが，穿刺部のマーキングでは皮膚からの血管の深さに関する情報が重要となる．対象血管が浅い位置にある場合は穿刺針と探触子のなす角度が大きく，穿刺針の先端を確認するうえで特に問題は生じない．しかし，対象血管が深い位置にある場合は穿刺針と探触子のなす角度が小さくなるために，その角度を大きくするか，探触子から少し離れた位置から穿刺しなければ針先が確認できず，誤穿刺の原因となりうる（図10-13）．

　静脈穿刺を行うのは医師であるが，超音波検査士は太さ，張り，深さといった対象血管の詳細な情報を提供するとともに清潔操作の介助を行うこともあるので，セルジンガー法，ワイヤー操作に伴う合併症（不整脈など），カテーテル固定法などの中心静脈カテーテル留置に関する知識を習得するべきであることは論を待たない．

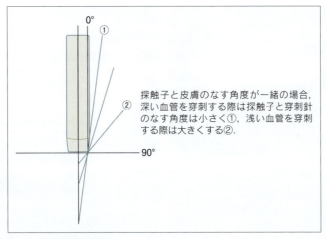

図 10-13　穿刺の深さ

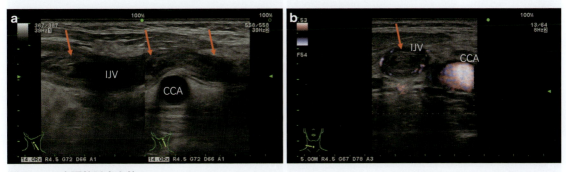

図 10-14　内頸静脈内血栓
IJV：内頸静脈，CCA：総頸動脈．
a：右内頸静脈縦断像．内頸静脈内に連続する内部エコー不均一な血栓像（矢印）を認める．
b：右内頸静脈横断像．カラードプラ上，内頸静脈血流は血栓周囲にわずかに認められるのみである．

6 検査の実際

1. 上肢静脈血栓症

　長期臥床，担癌患者，術後などにおいて深部静脈血栓が疑われる症例では，上肢静脈における深部静脈血栓による死亡は非常にまれであり，深部静脈血栓の検索は致死的な肺塞栓症をもたらすリスクのある下肢静脈を中心に超音波検査が施行される．しかし，深部静脈血栓症のうち4〜13％の症例は上肢で発生するともいわれており，Dダイマー上昇などにより深部静脈血栓症が疑われる患者で下肢静脈内に血栓がみられない場合には，上肢静脈をスクリーニングする必要がある．

【症例】
　CPA（cardiopulmonary arrest，心肺停止）蘇生後にDダイマー上昇を認め，深部静脈血栓症の除外目的にて下肢静脈エコーを依頼された患者である．下肢静脈エコー上は深部静脈血栓症を疑う所見はみられなかったが，内頸静脈カテーテル抜去後であったため引き続き内頸静脈および上肢静脈エコーを施行したところ，右内頸静脈内腔は血栓がほぼ充満しており，その周囲にわずかに血流を認めるのみであった（図 10-14）．さらに，腕頭静脈内および右鎖骨下静脈内にも血栓を認め，末梢側の鎖骨下静脈および腋窩静脈で血流はみられるものの呼吸性変動が消失して

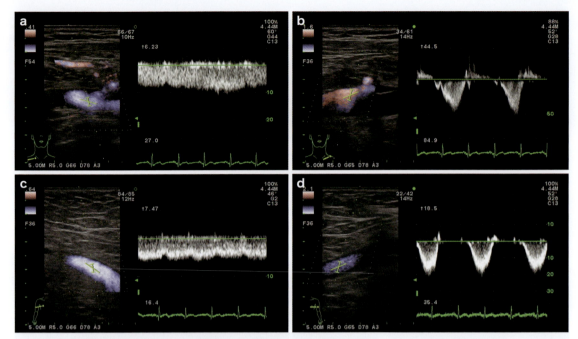

図 10-15　右腕頭静脈血栓症における鎖骨下・腋窩静脈血流の呼吸性変動
　a：右鎖骨下静脈縦断像，b：左鎖骨下静脈縦断像，c：右腋窩静脈縦断像，d：左腋窩静脈縦断像．
　a，c は右側を中枢，b，d は左側を中枢として描出しており，ドプラ波形上いずれの静脈も順行性の血流である．しかし，左と比較し右鎖骨下静脈および右腋窩静脈血流の呼吸性変動は明らかに減弱しており，中枢側静脈の狭窄もしくは閉塞が疑われる．

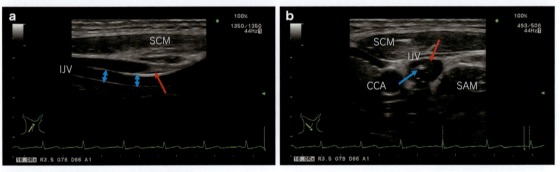

図 10-16　内頸静脈カテーテル周囲血栓
　a：左内頸静脈縦断像，b：左内頸静脈横断像．
IJV：内頸静脈，CCA：総頸動脈，SCM：胸鎖乳突筋，SAM：前斜角筋，青矢印：カテーテル，赤矢印：カテーテル周囲血栓．
内頸静脈内に留置されたカテーテル周囲に付着する内部エコー不均一な血栓像を認める．

おり，中枢側血栓閉塞に矛盾しない所見であった（図10-15）．カテーテル留置患者では，異物であるカテーテルに血栓が付着する症例や，カテーテル抜去後に血栓が残存している症例もあり（図10-16，10-17），肺塞栓症やDダイマー上昇症例におけるスクリーニング時に内頸静脈内および鎖骨下静脈内の血栓検索や呼吸性変動を含めた血流評価を行うことは有用である．

　また，Paget-Schroetter症候群とよばれる静脈性血栓症を合併した胸郭出口症候群といった症例が，発生頻度は年間10万人あたり1〜2人とまれではあるが，上肢の運動を頻繁に行う若年者でみられるため[5]，若年者における肺塞栓症や上肢の腫脹や疼痛といった臨床症状を認めた際には，上肢静脈血栓のスクリーニングが必要不可欠である．

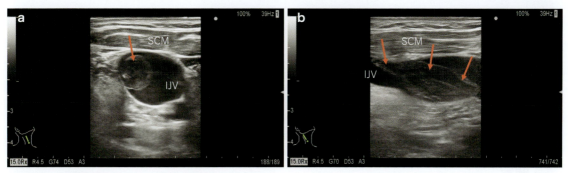

図 10-17 内頸静脈カテーテル抜去後血栓
　IJV：内頸静脈，SCM：胸鎖乳突筋，矢印：血栓．
　66歳，女性．a：右内頸静脈横断像，b：右内頸静脈縦断像．
　内頸静脈カテーテル抜去後の刺入部近傍の内頸静脈内に，カテーテルの走行に一致するように長軸方向に伸びる血栓像を認める．

（有吉　亨・和田靖明）

■参考文献
1) Therese, M. W., et al.：Upper Extremity Venous Doppler Ultrasound. *Radiol. Clin. N. Am.*, **45**：513〜524, 2007.
2) 安全な中心静脈カテーテル挿入・管理のための手引き2009．日本麻酔科学会・安全委員会．
3) David, C. M., Michael, K. G.：Preventing Complications of Central Venous Catheterization. *N. Engl. J. Med.*, **348**：1123〜1133, 2003.
4) 徳嶺譲芳：超音波ガイド下中心静脈穿刺法マニュアル（須加原一博編）．総合医学社，2007．
5) Karl, A. I., et al.：A comprehensive review of Paget-Schroetter syndrome. *J. Vasc. Surg.*, **51**：1538〜1547, 2010.

第11章 大静脈

1 要旨

1. **対象となる代表的疾患**
    上大静脈：上大静脈症候群，左上大静脈遺残，上肢静脈深部静脈血栓症
    下大静脈：下大静脈血栓症，下大静脈腫瘍塞栓，下大静脈奇形

2. **重要なガイドライン**
    ①肺血栓塞栓症および深部静脈血栓症の診断，治療，予防に関するガイドライン（2017年改訂版）（日本循環器学会）

3. **対象となる患者**
    ①上肢・顔面浮腫
    ②上肢・胸壁静脈怒張
    ③静脈留置ライントラブル
    ④下肢深部静脈血栓症
    ⑤下肢腫脹

4. **探触子**
    中心周波数 3.5MHz 前後のセクタ型探触子：上大静脈の描出に用いる．
    中心周波数 3MHz 前後のコンベックス型探触子：下大静脈の描出に用いる．
    中心周波数 9Hz 前後のリニア型探触子：腹壁から 4cm 程度以内の下大静脈の描出に用いる．

5. **評価項目**
    ①静脈の拡大の有無
    ②圧排の有無
    ③静脈内血栓，その他内容物の有無，範囲，血管壁への固定性のチェック
    ④走行異常のチェック

    下大静脈の観察により循環量の推定や肺水腫の原因鑑別を行うが，その評価方法については省略している．他を参考にしてほしい．

2 解剖

　　大静脈は，頭，頸，上肢や胸壁などからの静脈が集合する上大静脈と，横隔膜以下の静脈が集合する下大静脈に分けられる（図11-1）．
　　上大静脈は，左右の腕頭静脈が合流した部位から右房までの短い範囲をいう．右第1肋軟骨後下で左右の腕頭静脈が合流後，右側に軽く湾曲しながら胸骨右縁を下行し，右第3胸肋関節下縁で右房に入る．右の腕頭静脈は左鎖骨下動脈，左総頸動脈，腕頭動脈の前面を通り左の腕頭静脈に合流するが，合流後，上大静脈は上行大動脈の背側を走行する（図11-2）．上大静脈に直接合流する静脈として，奇静脈がある．

第11章 大静脈

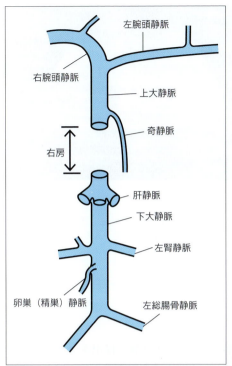

図11-1 大静脈解剖図
　上大静脈は，右鎖骨下静脈と右総頸静脈が合流し右腕頭静脈となった後，左側より左腕頭静脈が合流する．
　下大静脈は，左右総腸骨静脈が臍部付近で合流し下大静脈となり，腹部大動脈の右側を上行する．

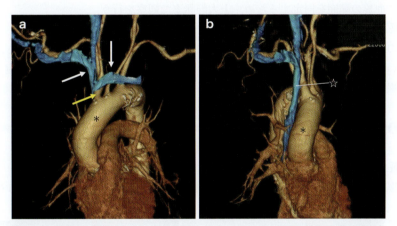

図11-2 胸部大動脈（＊），上大静脈（☆）（3D-CT画像：静脈は青く表示）
　a：正面図．左右の腕頭静脈（白矢印）は腕頭動脈（黄矢印）の前面で合流する．
　b：右後方図．上大静脈（☆）は上行大動脈（＊）の背面を肺動脈に挟まれる格好で下降している．

　下大静脈は，左右の総腸骨静脈が合流した部位からをいい，腹部大動脈の右側を上方に向かって走行する．腸骨静脈合流部では腹部大動脈に近接しているが，上行するにつれ，次第に右側に離れていくことに注意が必要である（図11-3）．肝臓右の縦裂後部に入り，横隔膜の大静脈孔を通って右房に開口する．下大静脈に直接合流する静脈として，中枢側から順に，下横隔膜静脈，右・左・中肝静脈，左右腎静脈，精巣（または卵巣）静脈などがある（図11-1）．

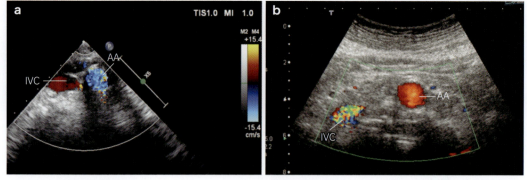

図11-3 下大静脈横断像
a：臍部横断像．下大静脈（IVC）と腹部大動脈（AA）は近接している．
b：腎動脈分岐レベル横断像．下大静脈（IVC）と腹部大動脈（AA）は2cmほど離れている．下大静脈描出には並走する腹部大動脈を目印にするが，上行するにつれ両者は離れていくことを認識する必要がある．

③ 対象となる患者

1）上大静脈

上肢や顔面に浮腫のある患者では，上大静脈症候群を疑い，上大静脈の描出を試みる．また，内頸静脈や鎖骨下静脈に血栓を認めた場合や中心静脈ライン留置に合併した血栓症が疑われる場合にも，血栓の範囲を同定するため，上大静脈まで観察を行う．

2）下大静脈

下肢の腫脹がある場合や下肢に深部静脈血栓を認めた場合，下大静脈を観察し，血栓や腫瘍塞栓がないか，周囲からの静脈圧排がないかチェックする．まれではあるが，重複下大静脈や下大静脈欠損などの走行異常にも注意が必要である．

④ 検査の流れ，描出法，正常像

1）上大静脈

左側臥位で胸骨左縁第3〜4肋間付近の上行大動脈を描出し，その部位から右下方をみるよ

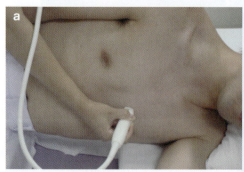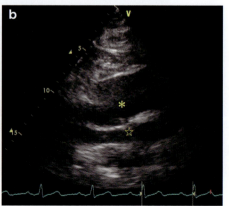

図11-4 上大静脈描出方法①
a：左側臥位で第3〜4肋間胸骨左縁からアプローチする．
b：上行大動脈を描出後，探触子を右下方を覗き込むように倒し，上行大動脈（＊）の背面を並走する上大静脈（☆）を描出する．

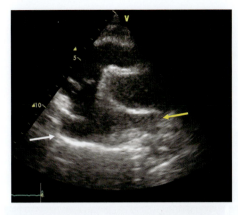

図 11-5　上大静脈描出方法②
　右室流入路縦断像を描出すると，右房背面に下大静脈（白矢印）と上大静脈（黄矢印）が描出される．ここから上大静脈を頭側へ追従し描出する．

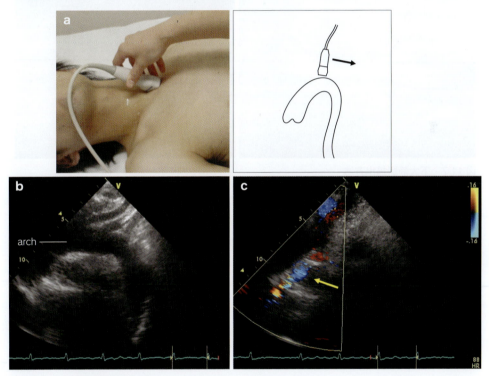

図 11-6　上大静脈描出方法③
　a，b：仰臥位で胸骨上窩から大動脈弓部（arch）を描出する．
　c：さらに右側をみるように探触子を傾けると，上行大動脈に並走する上大静脈（黄矢印）が描出される．この時，カラードプラの流速範囲は 15cm/sec 程度に設定する．

うに探触子を傾けると，右房へとつながる上大静脈を上行大動脈の背側に描出できる（図 11-4）．そのまま探触子を上位肋間に移動させ，上大静脈の起始部方向を観察する．右室流入路縦断像を描出時に，画面の右下に描出される右房–上大静脈合流部から上大静脈を描出する方法もある（図 11-5）．また，仰臥位で胸骨上窩から大動脈弓部を描出し，そこから右側をみるように探触子を傾けると，右腕頭静脈から上大静脈への移行部を観察することができる（図 11-6）．

2）下大静脈

　仰臥位で，肋弓下から縦断像と横断像の両方を観察する（図 11-7）．横断像では，断面が楕円形か，血栓などの腫瘤性病変がないかをチェックする．縦断像では，拡大や呼吸性変動を観察するとともに，血栓などを認めた場合はその範囲を確認する．周囲からの圧排や浸潤がないかの

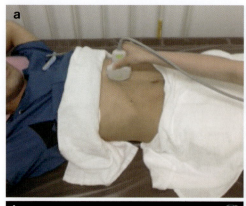
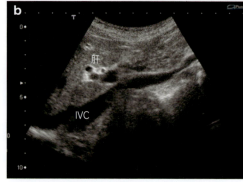
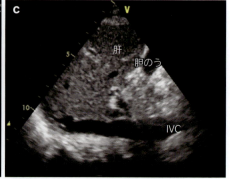

図 11-7 下大静脈描出方法
　a：仰臥位で肋弓下から観察を始める．探触子はコンベックス型を主に用いるが，セクタ型探触子でも可能である．下大静脈（IVC）が4cmよりも浅い位置にある場合は，リニア型探触子を用いると明瞭に描出できる．
　b：下大静脈縦断像．
　c：右肋間走査．肋弓下から描出できない場合，右肋間からも観察が可能である．第9肋間またはその上下の肋間から描出する．

チェックも大切である．
　下大静脈は腹部大動脈の右側を走行するが，まれに走行異常も認められる．動脈の横断像は正円形なのに対し，下大静脈は楕円形であることから，両者を区別することができる．

（富田文子）

❺ 主な疾患

1．上大静脈の疾患
　上大静脈の代表的疾患として上大静脈症候群があげられる．また，先天性の異常として最も多いのが左上大静脈遺残である．上肢の深部静脈血栓症（deep venous thrombosis：DVT）の頻度は，DVT全体の約4％程度であるが，末梢からの血栓が上大静脈まで進展する症例もあり，ていねいな観察が必要となる．

1）上大静脈症候群（superior vena cava syndrome：SVC syndrome）
　上大静脈が閉塞，または外部からの圧迫，血栓形成などにより内腔が狭くなる疾患で，静脈の灌流障害を起こす．上大静脈は血管壁が薄く静脈圧も低いため，前・中縦隔の腫瘤により圧迫を受けやすい．上大静脈症候群は症状からつけられた病態名なので，基本的に原疾患は別にある．最も多い原因は肺癌で70～80％を占める．また，肺癌の2～3％に上大静脈症候群の症状を

表 11-1　上大静脈症候群の症状に基づく重症度分類[1]

Grade	カテゴリー	頻度 (%)	定義
0	無症状	10	画像上，上大静脈の閉塞を認めるが無症状
1	軽度	25	頭部もしくは頸部の浮腫（静脈怒張），チアノーゼ，顔面発赤
2	中等度	50	機能障害を伴う頭部もしくは頸部の浮腫（軽度の嚥下障害，咳嗽，軽度もしくは中等度の頭部・頸・眼瞼の運動障害，浮腫に伴う視力障害）
3	重症	10	軽度もしくは中等度の頭蓋内浮腫（頭痛，めまい），軽度から中等度の咽頭浮腫，心予備機能の低下（前屈の後の失神など）
4	致死的	5	重度の頭蓋内浮腫（錯乱，鈍麻），重度の咽頭浮腫（stridor），重度の循環障害（誘因のない失神，低血圧，腎血流低下）
5	死亡	<1	死亡

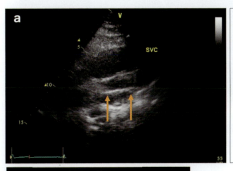

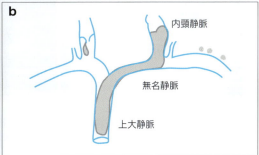

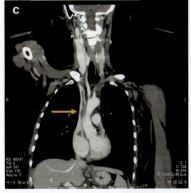

図 11-8　上大静脈内の血栓

　40 歳代，女性．Sjögren 症候群にて治療中に左上肢のむくみのため超音波検査施行．
　傍胸骨上位肋間からのアプローチにて，上大静脈内に進展する血栓中枢端を認める（a，矢印）．血栓は左内頸静脈から無名静脈内を進展し，上大静脈の右房開口付近まで認めた（b）．CTでも上大静脈内に血栓を認める（c，矢印）．中心静脈栄養のため中心静脈カテーテルが挿入されていた．ヘパリン起因性血小板減少による血栓形成であった．

認め，ほとんどが進行癌である．他には，縦隔腫瘍や胸部大動脈瘤などがある．静脈カテーテル挿入などの内皮損傷や，Behçet 病に伴う血栓性静脈炎により，血栓が形成されたことによる狭窄あるいは閉塞が原因になることもある．

①臨床所見

　上肢の静脈灌流障害のため，上肢の静脈圧は 30～50mmHg 上昇する．上腕，胸壁の静脈は怒張し，顔面や上肢に浮腫が出現する．しかし，閉塞の速度・程度，側副血行路の発達の程度により，症状の現れ方は異なる．進行が急速な場合，脳浮腫を呈することもあるが，まれである．

②検査方法

　超音波では上大静脈を直接描出し，狭窄・閉塞がないかを確認する．上大静脈そのものが観察できなくとも，頸静脈や鎖骨下静脈など末梢の静脈がうっ滞・拡張していたり，血栓の進展を認めれば，次の検査を行う手がかりとなる．原疾患の精密検査のため，CT や MRI が必要となる．症例を図 11-8 に示す．

> **ワンポイントアドバイス　　上大静脈へのデバイス留置**
>
> 　ペースメーカーやCVポート（皮膚植込み型ポート）のカテーテルは，上大静脈へ留置または通過して心臓に入る．ペースメーカーの多くは，左または右の前胸部皮下に本体を入れるペースメーカーポケットを作り，近くの鎖骨下静脈からリード線を心臓内へ挿入させる．CVポートは，抗癌剤を用いた化学療法や長期間の高カロリー輸液投与に用いられる中心静脈カテーテルの一種である．本体を前胸部に埋め込んだ場合，鎖骨下静脈から血管内にカテーテルを留置し，先端は上大静脈に留置する．いずれも合併症として，感染や内膜損傷による血栓形成のリスクがあり，臨床症状にあわせて留置部位の観察が必要となる（図11-9）．
>
>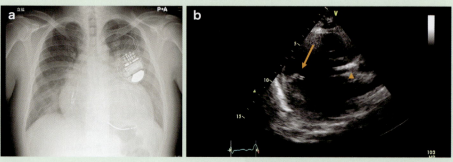
>
> **図11-9　デバイス感染症例**
> 　20歳代，男性．拡張型心筋症にてCRT-D埋め込み後（a）に発熱を認め，デバイス感染が疑われた．右胸壁アプローチ（b）では，上大静脈内のリード（矢頭）と右房壁に付着する疣贅（矢印）を認める．

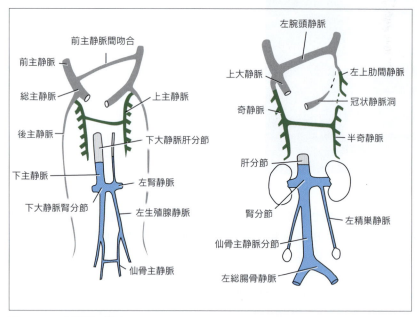

図11-10　大静脈の発生
（J. Langman：人体発生学―正常と異常―．第4版，医歯薬出版，1982より）

2）左上大静脈遺残（persistens left superior vena cava：PLSVC）

　上大静脈の先天性異常として最も多く，一般剖検例では0.4％，先天性心疾患患者では2～4％に合併するといわれる．上大静脈の発生は，胚の時点では左右対称である静脈が，発達するにつれて右に偏ってくる．右総主静脈と右前主静脈の一部が上大静脈となり，左総主静脈は冠静脈洞

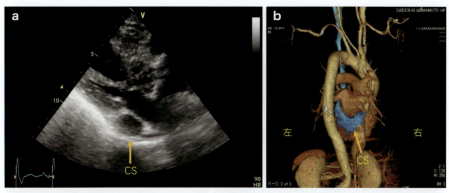

図11-11　左上大静脈遺残症例
　a：傍胸骨左室縦断像．左房後方に15mm大に拡大したCS（冠静脈洞）を認める（矢印）．
　b：CTでは左内頸静脈から心臓方向へ垂直に伸びる左上大静脈（青い血管）を認め，CSへ灌流することが確認される（b）．

> **ひとくちメモ　　側副血行路の発達**
>
> 　上大静脈が閉塞すると頸静脈圧は上昇するが，数週間の経過で下大静脈や奇静脈などに流入する多数の側副血行路が発達していく．原疾患が良性で慢性的に経過する場合では，側副血行路が発達し症状が出ない場合がある．側副血行路としては，①奇静脈（内胸静脈→肋間静脈→奇静脈）へ流れるもの，②浅腸骨回旋静脈・下腹壁静脈（外側胸静脈，内胸静脈→胸腹壁静脈・上腹壁静脈→浅腸骨回旋静脈・下腹壁静脈）へ流れ，下大静脈へと還流するものがある．また，奇静脈や内胸静脈を介して食道静脈瘤が生じることもある．

（coronary sinus：CS）となり，左前主静脈は退縮する（図11-10）．この退縮するはずの左前主静脈がまれに残り，PLSVCとなる．PLSVCはCSに開口するのがほとんどであり，超音波検査では10mm以上に拡大したCSを認めた場合，本症例を疑う（図11-11）．ほとんどの症例は臨床的に無症状であり，左鎖骨下静脈からのペースメーカーやカテーテル挿入時に偶然発見される．
　両方の上大静脈を結合する無名静脈は約60％の症例で存在し，1～4％は左房と直接交通するタイプで，冠静脈洞-左房交通症（unroofed CS）とよばれる．

3）両側上大静脈

　左右両方に上大静脈があるまれな奇形である．右上大静脈は右房へ，左上大静脈は左房へ灌流し，シャント血流となる．複数の内臓分化障害を合併している場合が多く，単心房へ両側が灌流する場合もある．内臓錯位症候群（無脾症，多脾症）の約47％に上大静脈の奇形が生じるといわれている．

（山本多美）

2．下大静脈疾患

1）下大静脈の先天性奇形

　下大静脈の先天的な走行異常には，下大静脈欠損，重複下大静脈（図11-12），左側下大静脈（図11-13）などがあげられる．これらは血行動態的に問題がない場合，特に目立った臨床症状を示さないが，胸腹部などの手術時は，事前に把握しておかないと致死的な合併症を招くおそれがある．

2）下大静脈塞栓症

　下大静脈の塞栓症の原因として，主に血栓や腫瘍があげられる．

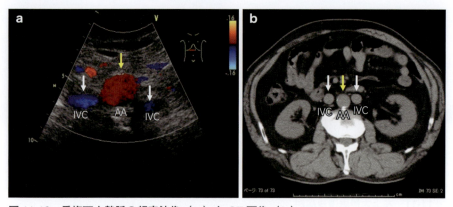

図 11-12　重複下大静脈の超音波像（a）と CT 画像（b）
　図 11-3（正常）と比較して，腹部大動脈（黄矢印，AA）の両サイドに下大静脈（白矢印，IVC）が観察される．

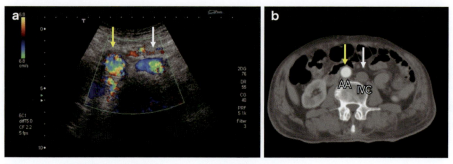

図 11-13　左下大静脈の超音波像（a）と CT 画像（b）
　腹部大動脈（黄矢印）の左側に下大静脈（白矢印）が観察される．

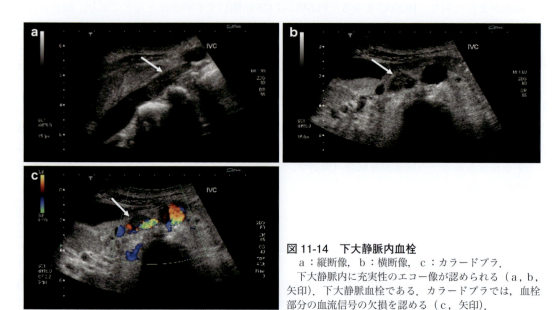

図 11-14　下大静脈内血栓
　a：縦断像，b：横断像，c：カラードプラ．
　下大静脈内に充実性のエコー像が認められる（a, b, 矢印）．下大静脈血栓である．カラードプラでは，血栓部分の血流信号の欠損を認める（c，矢印）．

（1）下大静脈血栓症

　下大静脈に単独で血栓が発生するのは非常にまれである．多くは，下肢の深部静脈血栓の遊離や骨盤内静脈血栓からの進展である．

> **ひとくちメモ**　　急性肺塞栓症
>
> 　急性肺塞栓症とは，静脈や心臓内で形成された血栓が遊離して，急激に肺動脈を閉塞することにより生じる疾患である．その塞栓源の90％以上が下肢や骨盤内の静脈血栓といわれている[11]．急性肺塞栓症は，ときにショック死を招く重篤な疾患である．
> 　心エコーでは，右心系の拡大とそれに伴う心室中隔の扁平化を認める（図11-15）．このような所見から急性肺塞栓症を疑い，下大静脈血栓の存在に気づくこともある．

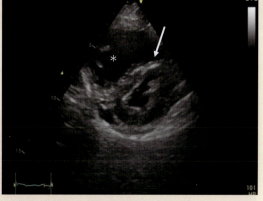

図 11-15　急性肺塞栓症
　左室横断像．心エコーでは，右心系の拡大（＊）とそれに伴う心室中隔の扁平化（矢印）を認める．

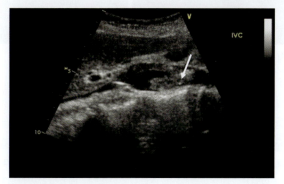

図 11-16　下大静脈フィルター内の血栓（矢印）：下大静脈縦断像
　フィルター：Opt Ease．

　図 11-14 に下大静脈血栓を示す．血栓が大きく，静脈灌流を障害するような場合は下肢の腫脹や疼痛を生じる．また，下大静脈血内の血栓が心臓や肺に遊離して急性肺塞栓症（ひとくちメモ参照）を合併した場合は，息切れや胸痛を伴うことがある．

(2) 下大静脈フィルター

　下大静脈フィルターは，下肢静脈血栓から遊離した血栓を捕獲することで急性肺塞栓症を予防する治療法で，永久型と非永久型（一時型，回収型）がある．現時点では，永久型下大静脈フィルターの適応は限定されている．また，長期間の下大静脈フィルター留置は逆に血栓が生じやすくなるという報告も出ている．
　図 11-16 は，下大静脈フィルター内に捕獲された血栓である．血栓が大きい場合はBモードのみで観察が可能であるが，血栓が小さい場合やエコー輝度が低い場合は，カラードプラやパワードプラを併用し，血流シグナルの欠損がないかを指標にしながら評価するとよい（図 11-17）．また，抗凝固管理が不十分だと，図 11-18 のように下大静脈フィルター内に血栓が充満し

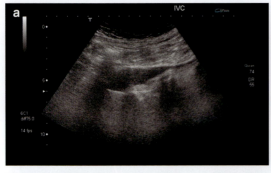 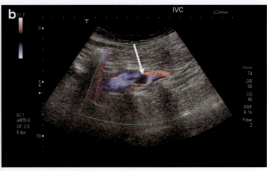

図 11-17　血流シグナル欠損の確認：下大静脈縦断像
　a：Bモード，b：パワードプラ．
　aでは下大静脈フィルター内に血栓があるか明瞭ではないが，bではパワードプラの欠損を認め（矢印），血栓の存在が確認された．

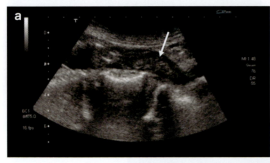 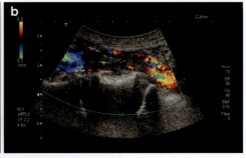

図 11-18　フィルター内の充満血栓（矢印）：下大静脈縦断像
　フィルター：Opt Ease．
　a：Bモード，b：カラードプラ．

> **ワンポイントアドバイス　　下大静脈血栓の評価ポイント**
>
> 　下大静脈や骨盤腔内静脈に血栓を認めた場合，超音波検査では以下の点に注意して評価する．
> 　1．血栓の血管壁への固定の有無：血栓が静脈内に浮遊していたり，血管壁との付着範囲が狭い場合は，塞栓の危険性が高まる．また，血栓中枢端に可動性を認める場合も注意が必要である．
> 　2．血栓の進展範囲：通常，下大静脈フィルターは腎静脈直下に留置される．血栓が腎静脈上まで進展し，腎静脈よりも中枢側に留置された場合，腎静脈への微小血栓の塞栓や，下大静脈留置後の下大静脈閉塞に伴う腎静脈の閉塞で腎不全を合併することがある．

て灌流障害を起こし，最悪の場合，下大静脈閉塞をきたすこともある．
　その他の合併症として，下大静脈フィルターの移動や破損，静脈壁の穿孔，感染などがあげられる．

（3）下大静脈腫瘍塞栓
　下大静脈の腫瘍塞栓は，腎細胞癌由来が高率である．図 11-20a は右腎細胞癌が下大静脈に塞栓したものである．血栓との鑑別のため全身の CT 検査や超音波検査などで悪性腫瘍の有無を調べ，腫瘍部分からの連続性がないかを確認する（図 11-20b）．腫瘍の場合，血流信号を認めることもあるので，カラードプラを併用するとよい．この際，流速レンジを 3〜4cm/sec ほどに下げて観察を行うことがポイントである．
　下大静脈腫瘍塞栓も血栓と同様，肺塞栓症を合併する危険性が高い．ときに腫瘍が肝静脈内や

ワンポイントアドバイス　　下大静脈フィルター内血栓の性状を観察するコツ

下大静脈が体表から5cm以内にある場合，リニア型探触子にもちかえて観察すると下大静脈フィルター内の血栓を詳細に観察できることがある．図11-19aはコンベックス型探触子を用いた時の画像である．フィルター内にぼんやりと棍棒状のエコー像を認めるが，血栓なのかアーチファクトなのかはっきりとしない．リニア型探触子に変えてみると血栓が明瞭に描出され（図11-19b），しかも可動性があることが確認された．

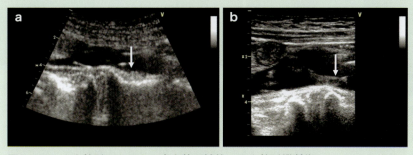

図11-19　下大静脈フィルター内血栓の性状：下大静脈縦断像
　　a：コンベックス型探触子，b：リニア型探触子．
　　コンベックス型ではぼんやりとした棍棒状にしか観察されなかったが（a矢印），リニア型では明瞭に血栓を観察できた（b矢印）．

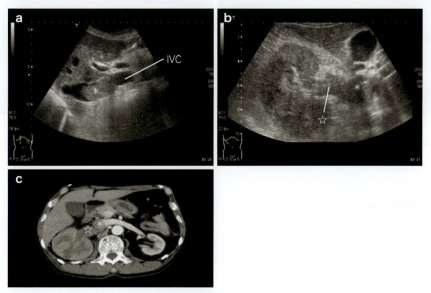

図11-20　右腎細胞癌からの下大静脈腫瘍塞栓
　　a：下大静脈縦断像．下大静脈腫瘍塞栓（＊）．腫瘍は右腎静脈（☆）を介して下大静脈（IVC）に進展している（＊）．
　　b：腎静脈横断像．
　　c：横断面．右腎細胞癌から右腎静脈（☆）を介して下大静脈（＊）に連続する腫瘍塞栓を認める．

右房まで進展し，肝不全や心不全を合併することもある．
　その他，肝細胞癌からの下大静脈塞栓やリンパ節転移からの下大静脈浸潤（図11-21）も報告されている．

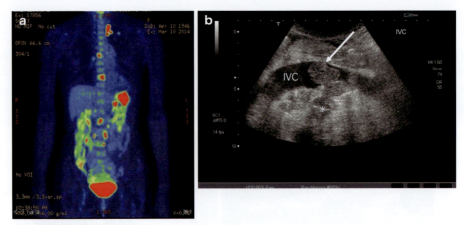

図 11-21 下大静脈浸潤
　a：PET-CT 像，b：超音波像．
　a では，胃および大静脈周囲のリンパ節に異常集積を認める．b では，腫大したリンパ節（＊）から下大静脈（IVC）に浸潤する腫瘤（矢印）を認める．腫瘤は進行胃癌のリンパ節転移から下大静脈に浸潤したものと考えられる．

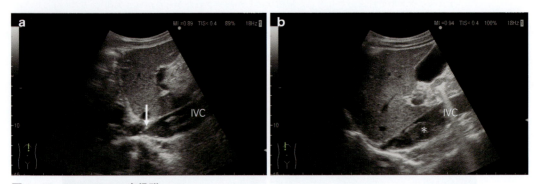

図 11-22 Budd-Chiari 症候群
　a：下大静脈に膜様構造物による狭窄を認める（矢印）．
　b：狭窄部より末梢側の下大静脈は拡張し，内部に血栓（＊）を認める．

3）門脈－大静脈シャント

　門脈系と大静脈との間にシャントを形成し，静脈血が肝臓を経由せずに消化管から直接大静脈に流入する病態である．そのため，腸内で産生されたアンモニアが解毒されず，高アンモニア血症や肝性脳症を合併することが知られている．

4）Budd-Chiari 症候群

　Budd-Chiari 症候群（Budd-Chiari syndrome：BCS）とは，肝静脈の主幹あるいは肝部下大静脈の閉塞や狭窄により門脈圧亢進症をきたした疾患である．分類として，原因不明の特発性と，肝癌や転移性肝腫瘍，うっ血性心不全など原因が明らかな二次性のものがある．血液疾患，血管炎，血液凝固異常，自己免疫性疾患などの血栓を生じやすい基礎疾患を有する BCS では，肝静脈に血栓や閉塞を生じた後に，広範囲にわたり下大静脈閉塞をきたす例もある（図 11-22）．

（満瀬亜弥）

■参考文献
1）Yu, J. B., et al.：Superior vena cava syndrome—a proposed classification system and algorithm for management. *J. Thorac. Oncol.*, **3**（8）：811～814, 2008.

2) 武 裕, 他：がんの手術以外の侵襲的処置・治療 内視鏡治療&IVR. プロフェッショナルがんナーシング, **4**（1）：2004.
3) 近藤啓太, 他：左上大静脈遺残を介したと考えられる奇異性脳塞栓症の1例. 臨床神経学, **48**（7）：2008.
4) 中野由加理, 他：左上大静脈遺残症例へdual chamber pacemaker植え込みを行った1例. 心臓, **43**（5）：688〜693, 2011.
5) 一瀬哲夫, 他：上大静脈の深部静脈血栓症に対してRetrival Type Vena Cava Filterを留置した一例. 順天堂医学, **53**（4）：647〜650, 2007.
6) Horattas, M. C., Wright, D. J., Fenton, A. H., et al.：Changing concepts of deep venous thrombosis of the upper extremity：report of aseries and review of the literature. *Surgery*, **104**：561〜567, 1988.
7) Spence, L. D., Gironta, M. G., Malde, H. M., et al.：Acute upper extremity deep venous thrombosis：safty and effectiveness of superior vena caval filter. *Radiology*, **210**：53〜58, 1999.
8) Lee, B. B.：Venous embryology：the key to understanding anomalous venous conditions.
9) 循環器病の診断と治療に関するガイドライン. 2008年度合同研究班報告. 肺血栓塞栓症および深部静脈血栓症の診断, 治療, 予防に関するガイドライン（2009年改訂版）. *Circ. Journal*, 31〜34, 2009.

第12章 下肢静脈（DVT）

❶ 要旨

1. 対象となる代表的疾患
深部静脈血栓症，肺塞栓症，奇異性脳塞栓症．

2. 重要なガイドライン
①肺血栓塞栓症および深部静脈血栓症の診断，治療，予防に関するガイドライン（2017年改訂版）[1]（日本循環器学会，他）
②2014年版災害時循環器疾患の予防・管理に関するガイドライン（日本循環器学会，他）
③超音波による深部静脈血栓症と下肢静脈瘤の標準的評価法[2]（日本超音波医学会，他）
④肺血栓塞栓症／深部静脈血栓症（静脈血栓塞栓症）予防ガイドライン[3]（日本血栓止血学会）
⑤虚血性脳卒中に対する抗血栓療法および血栓溶解療法のガイドライン第9版（アメリカ胸部疾患学会）

3. 対象となる患者
①下肢腫脹，②肺血栓塞栓症，③奇異性塞栓症，④Dダイマー高値，⑤深部静脈血栓症の危険因子を有する患者など（表12-1）

4. 探触子
骨盤部：3.5～5.0 MHzのコンベックス型，またはセクタ型探触子
大腿・膝窩・下腿部：5～10 MHzのリニア型，または3.5～5.0 MHzコンベックス型探触子

表12-1 深部静脈血栓症の危険因子[1]

事項	危険因子
背景	加齢 長時間坐位：旅行，災害時
病態	外傷：下肢骨折，下肢麻痺，脊椎損傷 悪性腫瘍 先天性凝固亢進：凝固抑制因子欠乏症 後天性凝固亢進：手術後 心不全 炎症性腸疾患，抗リン脂質抗体症候群，血管炎 下肢静脈瘤 脱水・多血症 肥満，妊娠・産後 先天性 iliac band や web，腸骨動脈による iliac compression 静脈血栓塞栓症既往：静脈血栓症・肺血栓塞栓症
治療	手術：整形外科，脳外科，腹部外科 薬剤服用：女性ホルモン，止血薬，ステロイド カテーテル検査・治療 長期臥床：重症管理，術後管理，脳血管障害

5. 評価項目
①血栓の有無
②血栓の存在範囲
③血栓の中枢端の位置と血管壁との固定性
④血栓の性状と形態
⑤血管開存性（完全閉塞，部分開通）
⑥静脈逆流による静脈弁不全，側副血行路の有無

6. 診断基準
①直接所見（静脈内血栓エコー，静脈非圧縮性所見）　⇒静脈血栓の確定診断
②間接所見（静脈内血流欠損と誘発法での反応不良所見）⇒静脈血栓の疑い
急性や慢性などの病期に際しては，安静時評価と血流誘発法，静脈圧迫法から総合的に判定．

（山本哲也）

❷ 解剖・生理

1. 骨盤部の解剖

下肢の血流を集めた総大腿静脈は，鼠径部の血管裂孔を通り外腸骨静脈へと名称が変わる．外腸骨静脈は同名動脈と並走し，仙骨関節の前で内腸骨静脈（内腸骨動脈の分布区域（骨盤壁および骨盤内諸臓器）からの血液を集める静脈）と合流し総腸骨静脈となる．第5腰椎の右前方で左右の総腸骨静脈は下大静脈に合流する（図12-1）．

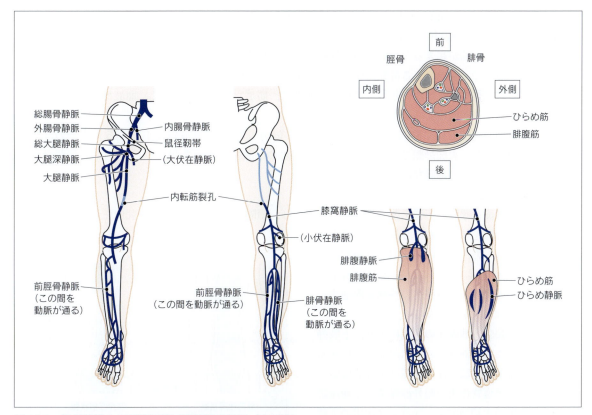

図12-1　腸骨静脈から下肢深部下腿静脈の解剖（右下肢）
図左から正面像，背面像，下腿背面像（腓腹筋），下腿背面像（ひらめ筋），右上：下腿横断像．

2. 大腿部の解剖

膝窩静脈は内転筋管を通り大腿静脈へと名称が変わった後，鼠径部の手前で大腿深静脈が合流して総大腿静脈となる（図 12-1）．

下肢の深部静脈は同静脈より分枝し，同方向に伴走する随伴静脈を伴う．

静脈血栓症の際，側副血行路として重要な役割をしている[4]．

3. 下腿部の解剖

下腿の筋肉枝（ひらめ静脈，腓腹静脈）はいずれも静脈洞とよばれる拡張・迂曲した静脈幹を有する．ひらめ筋の静脈洞は多数の筋静脈（内側枝，中央枝，外側枝）を介して後脛骨静脈，腓骨静脈へ合流する．さらに前脛骨静脈が合流して膝窩静脈となり，そこに腓腹静脈（内側，外側）が合流する．

4. 骨盤内から下肢深部静脈の生理

健常成人の全血液量の 6 〜 7 割は静脈に存在する．静脈の壁は薄く，弾性線維がほとんどないので，静脈血は単純に静脈を伸展させてそこに貯留する．静脈系は血液の貯留場所として働いており，それゆえ容量血管（capacitance vessel）とよばれている．静脈の血液を還流させるのは，主に重力，骨格筋ポンプ，そして呼吸による静脈圧の変化である[5]．

1) 重力作用

通常，安静臥位での静脈圧は細静脈で最も高く，血液が細静脈に流入する時の圧は約 12 〜 20mmHg であるが，大腿静脈のような大きな静脈では約 8mmHg 程度まで低下する．この程度の圧でも血液を中心静脈そして右心房に移動させるに十分であるのは，それらの部位の血圧がほぼゼロのためである．立位では，重力の影響を強く受け，心臓より下部のすべての血管で血圧が上昇し，心臓より上部のすべての血管で血圧は低下する．成人では，立ち上がることで下腿の静脈圧はさらに 90mmHg 程度上昇し，静脈を拡張させる．

2) 骨格筋ポンプと静脈弁（図12-2）

骨格筋の収縮が起きると骨格筋内の静脈が圧迫される．静脈には弁があり，血液の逆流が防がれているので，筋肉による静脈の圧迫は血液を心臓の方向へ移動させる．これを骨格筋ポンプという．寝たきりや長時間の起位，坐位の状態では，筋ポンプの働きが悪く，血液は貯留しやすくなり，深部静脈血栓症の発生リスクが高まる．

静脈血の逆流を防ぐ静脈弁の数は末梢側ほど多い．前・後脛骨静脈で 10 〜 15 個といわれているのに対し，大腿静脈で 3 〜 4 個，外腸骨静脈の静脈弁は 0 〜 2 個（多くは 1 個），総腸骨静脈より中枢側には静脈弁は存在しない．

3) 呼吸による血液還流

静脈還流は呼吸の影響を強く受ける．吸気では，横隔膜が下がることで胸郭内圧が低下し，胸郭内の静脈を拡張させ中心静脈圧が低下する．その一方，腹腔内が圧迫され腹腔内静脈の圧が上昇する．これら 2 つの因子が静脈血の腹腔から胸腔への移動を促進する．呼気では状況が逆になる[5]．

この腹腔内静脈圧の変化により，下肢静脈（特に大腿静脈）の静脈還流も変化する．

骨盤から下肢の深部静脈は生理的機能により，①導管作用の腸骨静脈系，②逆流防止作用の大腿静脈系，③ポンプ作用の下腿静脈系の 3 つに区分される[1]．

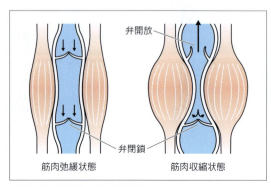

図 12-2 　筋ポンプと静脈弁

ひとくちメモ　iliac compression syndrome（腸骨静脈圧迫症候群）

　左総腸骨静脈は，前方から右総腸骨動脈，背側から腰椎に挟まれて圧迫されている（図 12-3）．この圧迫が強くなると内腔の狭窄や閉塞をきたし，血流が停滞し深部静脈血栓の原因となることがある．これを iliac compression syndrome（腸骨静脈圧迫症候群）という．また，本症では静脈が圧迫されているため，腸骨静脈の血栓が中枢側へ伸展，遊離する危険性は低いと考えられる．

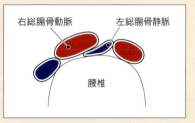

図 12-3　腸骨静脈合流部付近の解剖（横断像）

ひとくちメモ　血管が通る孔（図 12-4）

〈血管裂孔と筋裂孔〉
　鼠径靭帯と寛骨の間の隙間の一部である．隙間は腸骨筋膜によって二分されており，大腿動静脈が通る内側の隙間を血管裂孔といい，大腿神経が通る外側の隙間を筋裂孔という．

〈内転筋管と内転筋裂孔〉
　内側広筋と大内転筋の間にできる谷間と広筋内転筋板という腱膜により管のようになった部分のことを内転筋管という．大腿動静脈は内転筋管を通り，大内転筋の筋性部と腱性部の裂け目である内転筋裂孔をくぐって膝窩動静脈となる．

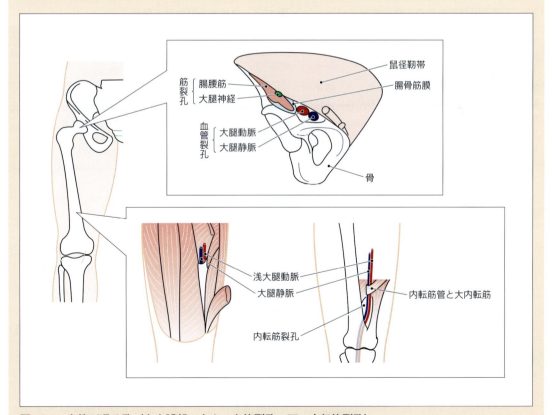

図 12-4　血管が通る孔（右大腿部，右上：血管裂孔，下：内転筋裂孔）

> **ひとくちメモ　　血管の走行**
>
> 太い血管は体の伸側ではなく屈側を通過する．これは伸側に太い血管が通過すると繰り返しの伸展により血管が伸びてしまうためである．股関節では屈側が前面であるが，膝関節では後面となる．

表 12-2　静脈血栓症のおもな危険因子（Virchow の 3 徴）[1]

	後天性因子	先天性因子
1. 血流の停滞	長期臥床，肥満，妊娠，心臓疾患（うっ血性心不全，慢性肺性心），全身麻酔，下肢麻痺，下肢ギプス包帯固定，下肢静脈瘤	
2. 静脈内皮障害	各種手術，外傷，骨折，中心静脈カテーテル留置，カテーテル検査・治療，血管炎，抗リン脂質抗体症候群，高ホモシステイン血症	高ホモシステイン血症
3. 血液凝固能の亢進	悪性疾患，妊娠，各種手術，外傷，骨折，熱傷，薬物（経口避妊薬，エストロゲン製剤など），心筋梗塞，感染症，ネフローゼ症候群，炎症性腸疾患，骨髄増殖性疾患，多血症，発作性夜間血色素尿症，抗リン脂質抗体症候群，脱水	アンチトロンビン欠損症，プロテインC欠損症，プロテインS欠損症，プラスミノゲン異常症，異常フィブリノゲン血症，VII因子欠乏症，組織プラスミノゲン活性化因子インヒビター増加，トロンボモジュリン異常，活性化プロテインC抵抗性，プロトロンビン遺伝子の点変異（G20210A）

表 12-3　下肢深部静脈血栓症の臨床症状[7]

- 下肢全体の鈍い緊満痛（臥位になると軽快）
- 腓腹部の凝った痛み
- 下肢の重量感
- 急性の浮腫（はじめは足関節部の浮腫だが，腸骨静脈血栓症では時間経過とともに下肢全体に浮腫が生じてくる）
- チアノーゼ
- しばしば足背部に静脈炎（Pratt-Warn 静脈）

表 12-4　血栓症を疑わせる徴候[7]

徴候	疼痛
Payr 徴候	叩いたり，体重負荷で足底部に疼痛
Bisgaard 徴候	足関節後方部の圧痛
Homans 徴候	足関節背屈で腓腹部に疼痛
Lowenberg テスト	血圧測定用カフで加圧すると，腓腹部に疼痛（左右差を比較）
Meyer の圧痛点	深部静脈の走行に沿って圧痛
Pratt 徴候	膝窩部に圧痛

❸ 検査対象

　検査対象は既存の深部静脈血栓症や肺動脈血栓塞栓症例の他，静脈血栓の誘発因子（**表 12-2**）を有し，血栓症を疑わせる臨床所見（**表 12-3，12-4**）がみられる症例や，臨床所見に乏しくともDダイマーの上昇がみられる症例，血行動態の急激な変化（リハビリの開始や手術による静脈圧迫の解除）により肺動脈血栓塞栓症が予測される症例などがあげられる．

（数野直美）

❹ 検査の流れ・描出法

　検査に先立って，現病歴や既往歴，血液凝固線溶系検査データを確認する．特にDダイマーは血栓除外診断として有用である．被検者の下肢をよく観察し，症状を確認する．腫脹，疼痛，色調変化などの有無は，検査を進めるうえで参考になる所見である．すぐに検査が実施できない

表12-5 深部静脈血栓症の臨床確率（Wells DVT score）[11]

臨床所見	点数
担癌状態（6カ月以内の診断または姑息的）	1
完全・不全麻痺，下肢ギプス固定	1
3日以上のベッド上安静，4週間以内の大手術	1
静脈血栓に沿う圧痛	1
下肢全体の腫脹	1
下腿の周径差3cm以上	1
圧痕を残す浮腫	1
側副静脈の発達（下肢静脈瘤以外）	1
深部静脈血栓症以外の診断	－2

PTP スコア
≦0…低リスク
1～2…中リスク
≧3…高リスク

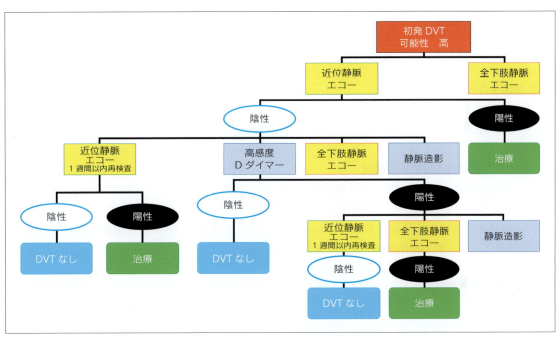

図12-5 深部静脈血栓症のスクリーニング（可能性が高い場合）

場合，深部静脈血栓症の臨床確率（表12-5）によるリスクレベルの把握が有効である．中リスク以下の場合，最初の検査としてDダイマーを推奨．高リスクの場合，エコー検査が推奨される（図12-5）．

1. 検査手順

超音波による深部静脈血栓症の標準的評価法[2]では，全下肢静脈エコー法 whole leg ultrasonography（whole-leg US）と，近位静脈エコー法 proximal compression ultrasonography（proximal CUS）を推奨している．

① whole leg ultrasonography（whole-leg US）

下肢を近位側から遠位側まで，一度にすべて検索する全下肢静脈エコーで，従来から行われている方法．総大腿静脈から検査を開始し，大腿静脈，膝窩静脈，下腿静脈の順に血栓を検索する．血栓を有する場合，血栓の中枢端を確認する．

② proximal compression ultrasonography（proximal CUS）

中枢側静脈（大腿から膝窩まで）を圧迫でみる方法で，救急診療などでは，鼠径部の総大腿静

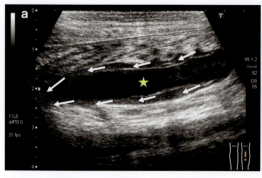 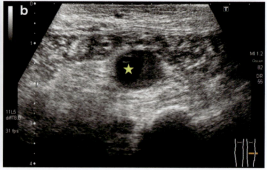

図 12-6　流動エコーの描出
　a：ひらめ静脈縦断像，b：ひらめ静脈横断像．
　拡張したひらめ静脈内部に低輝度の血栓像（★印）が観察される．血栓の周囲には流動エコー（可動性を有する微細な点状エコー）が観察され，血栓と血流部分を容易に区別できる．カラードプラ法を用いずに血管開存性を確認できる（矢印は流動エコーを示す）．

脈と膝窩部の膝窩静脈の 2 カ所（2 point compression ultrasonography；2 point CUS），大腿静脈を含めた 3 カ所（3 point compression ultrasonography；3 point CUS）に限定して行われる．ただし，陰性であった際には，検索していない下腿限局型 DVT の近位部進展を見逃さないために，1 週間後の再検が必要であることに留意する．

2．描出法

1）超音波診断装置と探触子の選択

　下肢静脈のエコー検査は，上位機種を用いなくても汎用機やポータブル機でも十分行える．ただし，リニア型やコンベックス型探触子が接続可能なことが条件である．

　探触子と周波数は検査対象となる血管深度により選択する．通常，大腿部や膝窩部で 5〜12MHz リニア型，腸骨部や下腿部で 3.5〜5.0MHz コンベックス型探触子が用いられることが多い．

2）装置条件の調整方法[9]

（1）B モード

　フォーカスを対象血管の深度に合わせ，ゲインをやや高く，ダイナミックレンジを広く調節し，静脈内部に流動エコー（可動性を有する微細な点状エコー）[9,10]が描出されるように設定する（図 12-6）．

（2）カラードプラ法

　B モードのゲインを低めに調整し，血管外にノイズが出現しない程度にカラーゲインを高めに調整する．また，静脈の血流は遅いため，流速レンジ（10〜20cm/sec 程度）やドプラフィルタを低めに設定し，超音波ビームを血管に対し斜めに入射させるようスラント機能を調整する（ワンポイントアドバイス，図 12-7）．

（3）パルスドプラ法

　血流速度の呼吸性変動や弁逆流時間を精度よく測定するには，低流速血流を検出できるようなドプラフィルタやドプラゲインの調整が重要である．また，スイープ速度を 1 画面に 5 秒程度記録できるように遅く設定すると，計測が容易になる．

3）各部位における描出法と正常像[9]

　下肢静脈は検査体位により血管径が大きく変化する．そのため，患者の全身状態に合わせて上半身を少しでも高くした検査体位を選択すると描出はしやすくなる．観察範囲の広い下肢領域では，画面上にボディマークとプローブマークを用いて観察部位・方向を示すことを忘れてはなら

> **ワンポイントアドバイス**　血流シグナルが描出不良な場合の調整方法（図12-7）
>
> 上記カラードプラの調整方法で十分な血流表示がされない場合，さらに流速レンジを下げる（10cm/sec以下）．また，display priorityのlevel colorを少し下げたり，display priorityのlevel B/Wを少し上げることも有効である．対象血管が深部にある場合，スラント機能を用いると感度が低下するため，血管を斜めに描出させるように走査を工夫したい．また，カラードプラの参照周波数を下げることも忘れてはならない．
>
>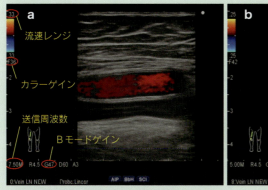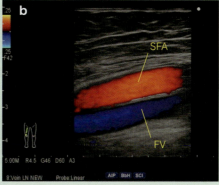
>
> **図12-7　血流シグナルの調整方法**
> 　a：静脈内に血流シグナルが検出されていない．
> 　b：カラードプラの参照周波数を下げる．次にBモードゲインを下げ，カラーゲインを上げる．さらに流速レンジを折り返し現象が起きない程度に低く設定し，フィルタはノイズが出現しない程度に低く調節すると，血管内部全体に血流シグナルが確認できる．また，display priorityの調整も有効である．
> 　SFA：浅大腿動脈，FV：大腿静脈．

> **ひとくちメモ**　display priority（ディスプレイ プライオリティー）機能
>
> カラー信号と白黒信号の表示の優先度を設定できる機能である．実質臓器の白黒信号にカラー信号が埋もれて血流を観察しにくい場合，グレイスケールの明るい信号に対し，カラー信号を優先させる設定にすると血流が良好に描出されるようになる．血管内の血流シグナルが十分に描出されない症例に有効性が高い．

ない．

（1）腸骨部

　体位は仰臥位が基本である．臍のやや上方から横断面で観察し，探触子を末梢側へ移動させる．腹部大動脈が左右の総腸骨動脈に分岐し，そのやや末梢側で下大静脈に左右の総腸骨静脈が合流する（図12-8a）．同部位で探触子を時計方向に回転させると，総腸骨静脈の縦断面が描出できる．総腸骨静脈が最も深部を走行する付近で，深部から内腸骨静脈，表在側から外腸骨静脈が合流する．通常，腸骨動脈の背側を腸骨静脈が走行するため，動脈を目印にすると描出しやすい（図12-8b）．

（2）大腿部

　体位は仰臥位を基本とするが，体位変換可能な症例では鼠径靱帯付近を除き，坐位で観察すると静脈は拡張し描出しやすい．鼠径靱帯付近から横断面走査で観察すると，大腿動脈と大腿静脈が並んで描出される（図12-9a）．その際，膝をまっすぐ伸ばして走査するより，外側に曲げた方が観察しやすい．鼠径部からやや末梢側へ探触子を移動させると，大伏在静脈の大腿静脈合流部が描出される．さらに末梢側へ移動させると，大腿静脈と大腿深静脈の合流部が観察される．静脈走行を見失う時，伴走する動脈を目印にしたい（図12-9b）．

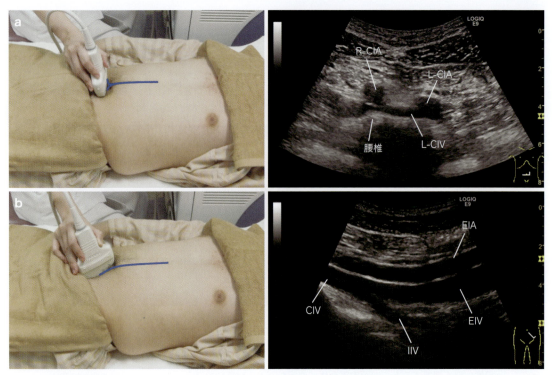

図12-8　腸骨部の描出
　a：総腸骨静脈合流部，b：外腸骨静脈と内腸骨静脈合流部．
　CIA：総腸骨動脈，CIV：総腸骨静脈，EIA：外腸骨動脈，EIV：外腸骨静脈，IIV：内腸骨静脈．L：左側，R：右側．

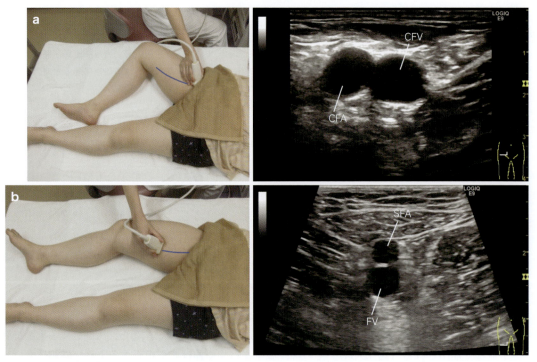

図12-9　大腿部の描出
　a：総大腿静脈横断像，b：大腿静脈横断像．
　CFA：総大腿動脈，CFV：総大腿静脈，SFA：浅大腿動脈，FV：大腿静脈．

第12章 下肢静脈（DVT）

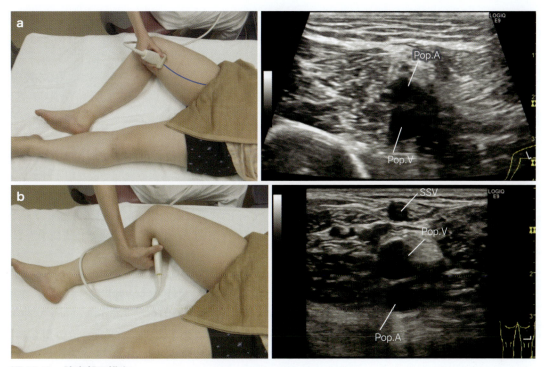

図 12-10　膝窩部の描出
　a：大腿部内側からの観察，b：膝関節背面からの観察．
　Pop.A：膝窩動脈，Pop.V：膝窩静脈，SSV：小伏在静脈．

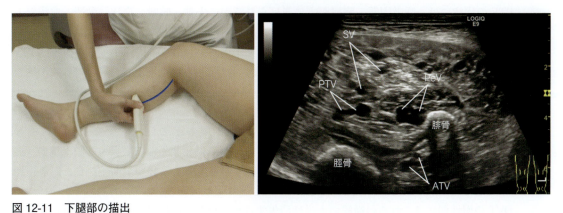

図 12-11　下腿部の描出
　ATV：前脛骨静脈，PeV：腓骨静脈，PTV：後脛骨静脈，SV：ひらめ静脈．

(3) 膝窩部

　体位は仰臥位，あるいは体位変換可能な症例では坐位が基本である．大腿部内側を大腿静脈から膝窩静脈へ連続して観察する（図 12-10a）．

　描出不良な場合，探触子を膝関節背面に移動させて描出し，膝裏から中枢側へ走査する．この時，浅部に表示されている血管が静脈，深部が動脈となり，動静脈の位置関係が逆に表示される（図 12-10b）．

(4) 下腿部

　体位変換ができる例では坐位，できない例では仰臥位で膝を軽く立てるか，膝を軽く曲げ外転させて実施する．下腿部では，横断面走査で骨（脛骨と腓骨），筋肉（ひらめ筋と腓腹筋），およ

261

び動脈（後脛骨動脈と腓骨動脈，前脛骨動脈）を目印にして検索すると静脈を同定しやすい（図12-11）．後脛骨静脈と腓骨静脈，前脛骨静脈は同名の動脈を挟むように2本ずつ描出され，ひらめ静脈はひらめ筋内部に複数本，腓腹静脈は腓腹筋内側頭と外側頭の内部に描出される．

（山本哲也）

⑤ 静脈血栓塞栓症の診断，予防と治療

わが国では，2004年に静脈血栓塞栓症（venous thromboembolism：VTE）に対する予防と治療に関するガイドラインが発刊[1, 12]され，予防や治療に関して各医療機関で取り組まれている．VTEは肺血栓塞栓症（pulmonary thromboembolism：PTE）と深部静脈血栓症（deep vein thrombosis：DVT）からなるが，わが国においてもPTE発症後の死亡率は11.9%と報告[13]されており，特に重症化後の救命は困難である．本項では，VTEの診断，予防と治療を概説する．

1. 静脈血栓塞栓症の診断
1）VTEの特徴

VTEの発生しやすい状態は外科系手術（特に整形外科），重度外傷や脊髄損傷，脳卒中，集中治療，安静を要する内科急性期治療などがあげられる．また，誘因なく（unprovoked）VTEを発生する，誘因のある（provoked：手術や外傷などの続発性を含む）VTEという分類もあり，unprovoked VTEの方が高頻度に再発すると報告[14]されている．続発性VTEの場合は，最も侵襲が加わっている時期，手術であれば術中，麻痺や安静であればその期間となる．リスク因子には表12-6のような項目があげられている．

2）PTEの診断

PTEの症状には，呼吸困難，胸痛が主にあげられるが，失神，咳嗽，冷汗，動悸，血痰などの症状を訴えることもあり，症状からはその他の心呼吸器疾患と区別することが困難である．鑑別診断と除外診断が重要となるが，無症候の場合もある．症候性DVT患者を調べると約40%に無症候性PTEがみつかるとの報告[15]もあるので，急性期DVTを検出した場合には追加検査としてPTEの診断もあわせて行うことが望ましい．

3）DVTの診断

DVT急性期には，下肢の腫脹，発赤，疼痛，歩行困難などの症状およびHomans徴候，Lowenberg徴候などがみられる．鑑別診断として，蜂窩織炎，壊死性筋膜炎，筋膜下出血，血栓性静脈炎，リンパ浮腫やその他の原因による浮腫などを除外する必要がある．また，急性期DVTでもその大半の症例は無症候に経過するので注意が必要である．

DVTの慢性期にはこれらの徴候の大半は消失するが，なかには症候が遺残あるいは再発する場合がある．治療3カ月を経過して下肢浮腫，腫脹，発赤と色素沈着や疼痛，筋痙攣や静脈性跛行などの静脈うっ滞症状を認める時に血栓後症候群と診断する．

表12-6　VTEのリスク因子

手術	静脈の圧迫（腫瘍，血腫，動脈異常）	選択的エストロゲン受容体拮抗薬	骨髄増殖性疾患
外傷（重度外傷 or 下肢の損傷）	VTEの既往	赤血球生成促進剤	発作性夜間ヘモグロビン尿症
不動，下肢の麻痺	加齢	急性内科疾患	肥満
癌（活動性 or 潜在性）	妊娠および産褥期	炎症性腸疾患	中心静脈カテーテル留置
癌治療（ホルモン療法，化学療法，血管新生抑制剤，放射線療法）	経口避妊薬 or ホルモン補充療法	ネフローゼ症候群	先天性 or 後天性凝固素因

4）VTEの疾患可能性とVTEリスクの評価

VTE診断の際には，Wellsおよび改訂Genevaスコアが用いられる．PTE用とDVT用があり，表12-7に示す．いずれも低，中リスクにはDダイマーなどを用いたVTE除外診断を行い，高リスクには診断治療に関わる検査や処置を優先させる．

予防のリスク判定には，外科系ではCapriniスコア[16]が，内科系入院患者ではPadua predictionスコア[17]がある．これらはリスク因子を点数化し合計点数で予防を行うべきかを判定するが，作業が煩雑なわりに早い段階で薬物予防が導入されている．わが国でも周術期VTE予防の判定法を主題としたテキストブック[18]が出版されているので参照いただきたい．

5）凝固素因

注意すべき凝固素因について表12-8に示す．凝固線溶マーカーの欠損症や欠乏症は各々の凝

表12-7　Clinical Probability assessment（疾患可能性の評価）

PTE用				DVT用	
Wellsスコア（PTE）	Point	改訂Genevaスコア	Point	Wellsスコア（DVT）	Point
PEまたはDVTの既往	1	年齢>65歳	1	癌	1
心拍数>100/分	1	PEまたはDVTの既往	1	麻痺または最近のギプス装着	1
最近の手術または長期臥床	1	1カ月以内の手術または骨折	1	臥床安静>3日または	1
DVTの臨床徴候	1	活動性の癌	1	4週間以内の手術	1
PE以外の可能性が低い	1	片側性の下肢痛	1	下肢深部静脈分布に沿った圧痛	1
血痰	1	血痰	1	下肢全体の腫脹	1
癌	1	心拍数		腓腹部の左右差>3cm	1
		75〜94/分	1	片側の圧痕浮腫	1
		≧95/分	2	表在静脈の拡張	1
		下肢深部静脈分布に沿った圧痛と片側の浮腫	1	DVTより疑わしい他疾患の存在	−2
低い	0〜1	低い	0〜1	低い（5%）	0
		中等度	2〜4	中等度（15%）	1〜2
高い	2以上	高い	≧5	高い（70%）	≧3

初診時の所見でこれらの項目をチェックし，リスクが高いに分類される時はDダイマーによる除外診断は推奨されない．

表12-8　先天性・後天性凝固素因

	主な疾患
先天性	アンチトロンビン欠損症 プロテインC欠損症 プロテインS欠損症 高ホモシステイン血症 異常フィブリノゲン血症 異常プラスミノゲン血症 低プラスミノゲン血症 活性化プロテインC抵抗性（Factor V Leiden）* プロトロンビン遺伝子変異（G20210A）*
後天性	抗リン脂質抗体症候群 ヘパリン起因性血小板減少症（HIT-Ⅱ型）

若年発症（40歳台以下），まれな部位の血栓症（脳静脈洞，門脈，腸間膜静脈など），再発性，家族歴，習慣性胎児死亡などで疑う．
＊は日本人での発症例はない．

固線溶因子の活性値を測定すればおおよそ診断が可能であるが，後天性のHIT-II型は抗体測定に保険適用が承認され，治療薬アルガトロバン使用に際するDPC副傷病名も設定されている．抗リン脂質抗体症候群（APS）とHIT-II型は診断指針[20]が示されている．

2. 静脈血栓塞栓症の予防

予防法は薬物予防と理学的予防に大別される．詳細は2017年に日本循環器学会からガイドライン[1]が発行されているので確認していただきたい．

1）薬物予防

リスクレベルの高い症例では，一般に抗凝固療法の使用が推奨される．未分画ヘパリン，低分子量ヘパリン，Xa阻害薬（間接型），近年では新規経口抗凝固薬（direct oral anticoagulants：DOAC）などがあるが，ACCPガイドラインでは低分子量ヘパリンの使用が主に推奨されている．薬物療法としては，1日1～2回の皮下注射投与による低分子量ヘパリンや間接型第Xa因子阻害薬（フォンダパリヌクスNa）に対し，DOACは経口投与可能であるが，予防での適応があるのはエドキサバン（直接型Xa阻害薬）のみで整形外科の一部の疾患に限られる．2014年9月VTEの治療に対しエドキサバンが使用できるようになり，VTEの発症抑止の効能も追加され，VTE既往者の予防（発症の抑止目的）には疾患限定の基準はなくなった．また，まれにVTE合併症例の術前に重症化防止を目的に下大静脈フィルターを留置することがあるが，留置後かえってDVTは増悪すること，長期予後の改善を示すエビデンスが示されていないことから，一時留置型あるいは回収可能型が選択されることが多い．

2）理学的予防

早期離床と積極的な運動，弾性ストッキング（ES），間欠的空気圧迫法（IPC）があげられる．これらは血流を改善することにより血栓形成を抑止する．最も効果的な予防は早期離床と積極的な運動である．また，IPCとESは下肢の静脈還流を促進することにより血栓傾向を改善する医療機器である．したがって，凝固亢進状態や血管内皮の損傷がある場合には十分な予防効果が発揮できない可能性がある．わが国では，中リスク以上のVTEリスクのある場合に単独あるいは抗凝固薬との併用で用いられる．また，IPCやESは，出血リスクがあり抗凝固療法が行えない場合にも推奨されている．

IPCにおける注意点であるが，装着前に急性の下肢DVTを発症している場合や，重度の慢性動脈閉塞症合併例では使用できない．下肢血行動態をスクリーニングした後に使用する必要がある．

3. 静脈血栓塞栓症の治療

VTEの治療は抗凝固療法，線溶療法が主に行われ，その他にカテーテル線溶療法や手術療法なども行われる．従来の治療の詳細は日本循環器学会のHPに掲載されているガイドライン[1]を参照していただきたい．本項では，治療の要点と近年保険適用となったNOACについて概説する．

1）呼吸循環管理

PTEの場合，呼吸循環障害を改善することにより救命率を向上させることが可能である．ヨーロッパ心臓病学会のガイドライン2019[21]によると，肺塞栓症の重症度を早期死亡率により4段階のリスク群に分類し，中間（高・低）リスク群以上を入院加療，低リスク群を早期退院と外来治療に分け，肺塞栓症の重症度分類と治療指針を示している．右心負荷（心エコーやCTで測定）を伴う急性PTEのうち心筋障害マーカー（トロポニンTなど）の上昇例では死亡率が上昇するため，PCPSの導入の検討を含めた集中治療が必要となる．詳細はガイドラインを参照していただきたい．

2）抗凝固療法

　未分画ヘパリン（持続静注および皮下注射），間接型 Xa 阻害薬（皮下注射），DOAC（わが国では Xa 阻害薬のみ），ワーファリンなどが保険適用となっている．未分画ヘパリンやワーファリンの一般的な用法については日本におけるエビデンスが加味された文献[1]を参考に使用するのがよいと考える．ただし，周術期に VTE が発症した場合は，個々の出血リスクを考えて使用量を減量する必要がある．また，新薬については以下に詳述する．欧米では VTE 治療に最も一般的に使用される低分子量ヘパリン（持続静注と皮下注製剤の両方が使用できる）はわが国では保険適用がない．代わりに未分画ヘパリンを用いる場合はヘパリン起因性血小板減少症（HIT）の発生頻度が高く，部分トロンボプラスチン時間（APTT）によるモニタリングも必要である．

　2011 年から間接型 Xa 阻害薬（フォンダパリヌクス Na，皮下注射）が VTE の予防と治療に保険適用となったため，未分画ヘパリンに変更して使用されることも多くなっている．1 日 1 回の皮下注射で管理可能であり，通院治療にも応用できる．2014 年からは，NOAC のエドキサバンが VTE の治療と再発抑止に保険適用が認められた．現在はリバーロキサバンやアピキサバンなどの NOAC（いずれも経口 Xa 阻害薬）も VTE 治療と再発抑止に使用可能であるが，エドキサバンのような減量規定はない．

　エドキサバンは 15mg，30mg，60mg 製剤が用意されており，当初，VTE 予防の適応があった 15mg と 30mg 製剤も VTE 治療に用いることができる．用法と用量は，体重 60kg 超は 60mg/ 日，体重 60kg 以下は 30mg/ 日の経口投薬を行う．なお，腎機能低下例は 30mg に減量投薬することが推奨されている．

3）線溶療法

　わが国では，肺血栓塞栓症には組織プラスミノーゲンアクチベーター（t-PA）とウロキナーゼ（UPA），深部静脈血栓症では UPA に保険適用がある．抗凝固療法に比較し，血栓溶解療法は迅速な血栓溶解作用や血行動態改善作用は優れているにもかかわらず，予後の改善は指摘できていない．最近では，血栓溶解療法は死亡率を改善し肺血栓塞栓症の再発を防ぐが，出血性合併症も多くなる傾向[22]を示す報告が多い．すなわち，重症例の急性期に対しては有効な可能性が高いと考える．

4）カテーテル血栓溶解療法

　カテーテルを用い肺動脈内の血栓を破砕および吸引する，線溶療法と併用したカテーテル血栓溶解療法（catheter-directed thrombolysis：CDT）などを行う治療が肺血栓塞栓症と深部静脈血栓症で行われ，循環不全を伴っている場合，肺動脈造影の後に引き続き行われる．

5）手術療法

　循環不全の管理が困難な急性肺動脈血栓症および肺高血圧症を呈する慢性肺血栓塞栓症に手術適応がある．近年，急性 PTE はカテーテル治療が主流となっており，肺動脈血栓摘除術に対応できる医療期間は少ない．しかしながら，カテーテル治療ですべての血栓塞栓症に対応できるわけではないので，治療の選択肢の一つとして熟考し治療を進めるのがよいと考える．また，慢性血栓塞栓性肺高血圧症（chronic thromboembolic pulmonary hypertension：CTEPH）は薬物療法が無効の場合，肺動脈血栓内膜摘除術が QOL と予防改善を得るのに効果がある．血栓付着部にもよるが，内科治療に抵抗する場合が多いので，適応があれば積極的に導入する

　静脈血栓塞栓症の診断，予防と治療を概説した．主に最近のエビデンスを中心に記載した．詳細は参考文献を参照いただきたい．

（椎名昌美・保田知生）

❻ 病理からみた下肢深部静脈血栓症

　臨床的に問題となる下肢深部静脈血栓塞栓症は，①遊離塞栓化による肺血栓塞栓症，もしくは②器質化による静脈血栓後遺症に大別される．

　しかし，病理からみると両者は別の疾患ではなく，静脈血栓の経時的変化の過程のどの段階で症状が発現したかの違いととらえることができる．

　静脈血栓は発症した後，線溶，塞栓化，器質化のいずれかの経過をとる．線溶を受け自然に消失するか，遊離して塞栓化が起こる場合を除き，血栓は静脈壁からの反応を受けて器質化する．

　下肢静脈血栓の器質化の過程は，経時的に早期血栓（①新鮮血栓，②器質化過程）から晩期血栓（③器質化血栓，④退縮・閉塞）へと経過する．

　早期血栓による症状が肺血栓塞栓症，晩期血栓による症状が静脈血栓後遺症といえる．以下に両者の特徴を記す．

1. 早期血栓（血栓が線維化する前の状態．肺血栓塞栓症との関連が深い）

- 静脈血栓発生より数日以内の血栓である．
- 病理組織像は，血球塊をフィブリン層がコーティングするいわゆる赤色血栓を呈する．
- 新鮮血栓の内腔の閉塞により，静脈径が高度に拡張する．
- 静脈径の拡張により，超音波による血栓の検出は比較的容易と考えられる．
- 静脈壁からの器質化の反応がほとんどないため，遊離して塞栓化しうる．
- 特にフリーフロート血栓とよばれる，血栓の一部のみが静脈壁と付着し，血栓の大部分が管腔内に浮遊する状態の血栓は塞栓化の危険が高く，塊状の血栓による急性広範性肺血栓塞栓症となりうる．
- 静脈弁は器質化による損傷を伴わない．
- 血栓溶解療法が有効であり，血栓消失による静脈機能の回復が期待できる．

2. 晩期血栓（血栓が線維化した状態．静脈血栓後遺症との関連が深い）

- 静脈血栓発症から数週間以上の経過を認める．

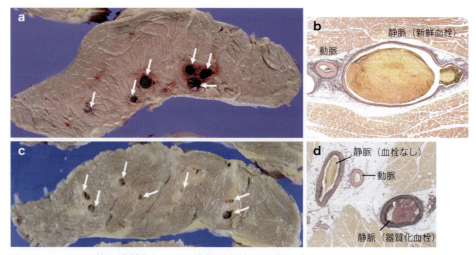

図12-12　ひらめ筋の横断像とひらめ筋静脈血栓の組織像（エラスチカワンギーソン染色）
　a：早期血栓．矢印に示した静脈内に黒色の新鮮血栓が存在し，血管径が拡張している．
　b：早期血栓の組織像．血栓の存在により血管径が高度に拡張している（伴走動脈との対比に着目）．
　c：晩期血栓．矢印に血栓が存在し，内腔は線維化により白色調に変化しつつある．血管径は退縮にむかう．
　d：晩期血栓の組織像．静脈経は退縮し，内腔は器質化血栓により高度に狭窄している．

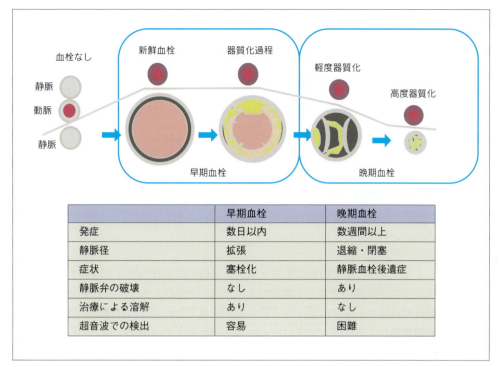

図 12-13　経時変化による静脈血栓の特徴

- 病理組織像は，血栓が血管壁からの器質化反応を受け線維組織に置換された状態．
- 静脈径は，器質化の進行にしたがい退縮して細くなる．
- 静脈弁や血管壁を巻き込んだ不規則な器質化構造物は band や web とよばれる．
- 高度の器質化によって閉塞する静脈が糸状に細くなる場合もある．閉塞して血流が途絶した静脈は超音波では描出されず，「動脈と一対で併走するはずの部に静脈を描出できない」という間接的所見でその存在を確認することになる．
- しばしば静脈弁の破壊を伴う．
- 器質化された血栓は溶解療法に反応しない．
- 晩期血栓による静脈構造の破壊は，不可逆的な静脈還流障害をきたす．

　早期血栓と晩期血栓の違いは，血栓が器質化による血管壁からの線維化を受ける前か後かであり，これによって症状や経過が異なってくる．

　早期血栓は血栓の線維化がないため，血栓が血管壁から遊離し塞栓化する危険性がある一方で，血栓の溶解による血管構造と静脈機能の正常化が期待できる．

　一方で，晩期血栓は線維化による血管壁の構造変化を伴い，溶解療法では治癒しない．さらに，静脈灌流機能の多くを担う静脈弁の破壊を伴うことで血流のうっ滞を増悪させ，慢性的な静脈灌流障害や再発性静脈血栓症の要因となる．

　器質化は，発生した血栓を消失させるための生体反応として重要な機能だが，静脈血栓症においてはなるだけ器質化を進めずに，新鮮血栓の段階で発見し溶解を促すことが長期的な予後の改善に重要である．

（呂　彩子・景山則正）

7 深部静脈血栓症評価

1. 静脈血栓の診断基準[2]

　静脈血栓の超音波所見には，直接所見として①Bモードでの血栓像の描出，②静脈圧迫法による静脈非圧縮性所見，間接所見として③カラードプラによる静脈内カラー欠損像，④血流誘発法による反応不良がある．直接所見がみられれば静脈血栓の確定診断となる．間接所見のみの場合は静脈血栓疑いとする．

　血栓を認めた場合，血栓の中枢端を確認し，血栓の性状や可動性，存在範囲を確認する．得られた情報から病型（中枢型（腸骨型），中枢型（大腿型），末梢型）や病期（急性期，慢性期）を判断する（図12-14，表12-9）．

1）血栓の評価
（1）直接所見
①断層法（Bモード）

　Bモードによる横断像で血管内腔を観察する．正常例では血管内腔はほぼ無エコーに描出される．血管内部に不均一な部位やエコー輝度の上昇を認めた場合，血栓の存在を疑う．ただし，急性期の新鮮血栓ではエコーレベルの上昇を認めず，一見しただけでは見落としてしまう可能性がある．血栓を直接描出することができれば血栓症と判断できる（図12-15）．

　血栓がみつかったら縦断像で観察し，血栓の性状や形態，エコー輝度，血流情報などの詳細評

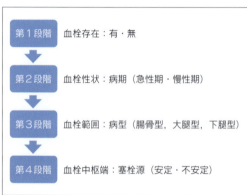

図12-14　静脈エコーによる下肢深部静脈血栓症の診断フローチャート[12]

表12-9　静脈エコーによる急性期と慢性期の診断[24]

	判定指標	急性期	慢性期
静脈	狭窄度（圧縮性） 拡大度	閉塞（非圧縮） 拡大	狭窄（部分圧縮） 縮小
血栓	浮遊 退縮 硬度 表面 輝度 内容	移動 無・中等度 軟 平滑 低・中 均一	固定 高度 硬 不整 高・中 不均一
血流	欠損 疎通（血栓内） 側副（分枝内）	全 無 無	部分 有 有

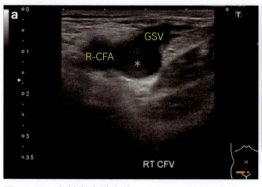
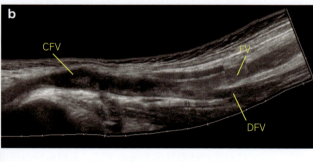

図12-15　急性期充満血栓
a：右鼠径部横断像．右総大腿静脈内の急性期充満血栓（＊）．血栓は大伏在静脈（GSV）内にもみられる．R-CFA：右総大腿動脈．
b：縦断像（パノラマ像）．総大腿静脈（CFV），大腿静脈（FV），大腿深静脈（DFV）に充満血栓が観察される．

価を行う[9].

内腔の観察とともに血管の形態にも注意する．急性期の充満血栓では，緊満感とともに血管径の拡張を呈することがある．また，血栓が存在しなくても，静脈圧の亢進状態では血管が緊満感を伴い，類円形に観察される．

慢性期の器質化した血栓は比較的高輝度に描出される．壁在血栓や線状・膜状エコーを呈する索状血栓として残存する場合がある（陳旧性血栓）（図12-16，12-17）．陳旧性血栓では，石灰化により音響陰影を伴うことがある（図12-18，ひとくちメモ）．

血栓は，急性期では低エコーの充満血栓として観察される．血管壁との間で炎症を引き起こし（血栓性静脈炎），壁に固着される．さらに器質化が進行すると血栓容積は減少・退縮し，内部は不均一なエコー輝度の上昇を認めるようになる．

(2) 静脈圧迫法（Bモード）

静脈を横断像で描出し，探触子による静脈圧迫を行う．通常，静脈内は圧が低く，血管壁も動脈に比べ薄いため，圧迫によって容易に内腔の虚脱を認める．内腔が完全に虚脱すれば血栓なし

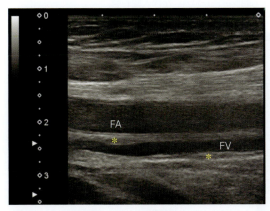

図12-16 大腿静脈（FV）縦断像
壁在血栓（＊）．静脈壁が厚く観察される．
FA：大腿動脈．

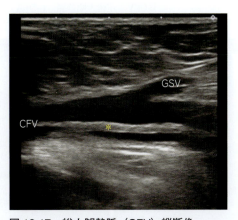

図12-17 総大腿静脈（CFV）縦断像
索状血栓（＊）．
総大腿静脈内に索状の高エコー血栓が確認できる．

ひとくちメモ　静脈内の石灰化

静脈内に石灰化病変がみられれば，陳旧性血栓であると考えられる．表在の静脈瘤内血栓やひらめ静脈内血栓が長期にわたり残存した場合に観察されることが多い．伴走する動脈壁の石灰化と間違わないように慎重な判断が必要である（図12-18）．

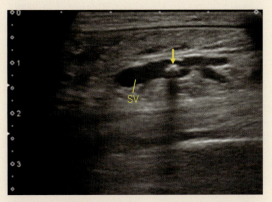

図12-18 静脈内の石灰化
腓腹部縦断像．拡張したひらめ静脈（SV）内に音響陰影を伴う石灰化病変（矢印）を認める．索状構造の連続性も認められ，陳旧性血栓の変化によるものと思われる．

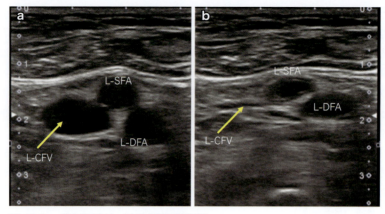

図12-19 静脈圧迫法(左鼠径部横断像)
探触子により圧迫を加え,内腔の虚脱を確認する.
a:圧迫前.b:圧迫により総大腿静脈内腔は虚脱している.血栓が存在する例では完全な内腔虚脱は認めない.
L-CFV:左総大腿静脈,L-DFA:左深大腿動脈,L-SFA:左浅大腿動脈.

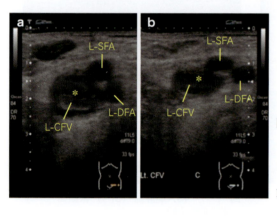

図12-20 静脈圧迫法(左鼠径部横断像)
a:非圧迫時,b:圧迫時.
左総大腿静脈内に血栓(＊)が観察される.圧迫により静脈は変形(b＊)するが,内腔の虚脱は認めない.
L-SFA:左浅大腿動脈,L-CFV:左総大腿静脈,L-DFA:左深大腿動脈.

と確診できる(図12-19).血栓が存在する場合は,軽度の変形はするものの内腔の完全な虚脱は認めない(図12-20).

　縦断像で圧迫する場合は,圧迫とともに描出断面のズレが生じやすく,実際には血管を圧迫しきれていないにもかかわらず血栓なしと判断し,偽陰性となる場合があるので慎重を要する.
　静脈圧迫法により血栓の存在が疑われた場合は,再度断層法で血栓の性状や大きさを確認する.また,低エコー血栓や,描出不明瞭例など,圧迫してはじめて血栓の存在に気づくこともある.圧迫試験の際には,確信をもてるようにしっかりと内腔の虚脱を確認する必要がある.
　脆弱な血栓は静脈圧迫法により離断し,塞栓子として中枢へ流れてしまうことがあるため,断層法で血栓の存在が明らかである場合は施行する必要はない.
　圧迫しても内腔の虚脱を認めない時には,手技的に正しく圧迫できているか確認する必要がある.探触子による圧迫が不十分な時は,探触子の反対側の下肢に手を当て,筋肉を探触子に押し付けるようにするとよい.

(2) 間接所見
①カラー欠損像(カラードプラ法)
　静脈内腔全体にカラー信号が描出されることで血栓は否定できる.壁在の血栓が存在する場合,その部位にカラー信号の消失を認める(カラーの欠損像).
　カラードプラやパワードプラでは,カラーのはみ出し(ブルーミングアーチファクト)により

> **ワンポイントアドバイス　　血栓像の記録**
>
> 静脈圧迫法の結果は2画面分割にし、一方に非圧迫時、もう一方に圧迫時の画像を記録する。また、血栓の全体像や範囲を伝えるためには、縦断像、分割による合成像、パノラマ像も有用である（図12-21）。

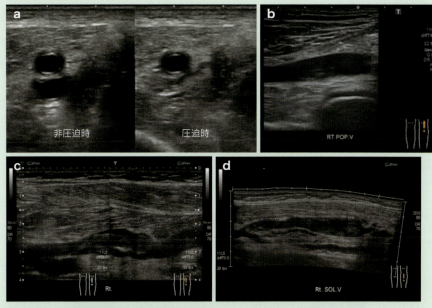

図12-21　画像の記録
　a：静脈圧迫法の結果．b：血栓縦断像．血栓の存在範囲が狭い場合に有効．
　c：血栓縦断像（分割合成）．d：血栓縦断像（パノラマ像）．

> **ワンポイントアドバイス　　静脈圧迫法の偽陽性に注意**
>
> 腸骨領域や大腿静脈の末梢側は深部に位置するため、通常の圧迫の強さでは十分な血管の変形が観察できないことがある．圧迫の方向を変えることで評価可能になることもある．
> 下腿部外背側から腓骨静脈を観察する際、圧迫した力が腓骨で遮られ、骨よりも深部に位置する腓骨静脈が十分に圧迫されないことがある（図12-22）．

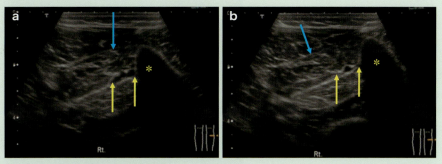

図12-22　腓骨静脈圧迫法偽陽性
　a：腓骨（＊）によって圧迫の力が遮られ、腓骨静脈（黄矢印）の変形が乏しい．
　b：筋肉の側から圧迫することによって内腔の虚脱が確認できる．
　青矢印：圧迫の方向．

偽陰性や過小評価となりうるので注意を要する．

②血流誘発による血流低下（パルスドプラ法）

　大腿部において，血流の呼吸性変動を確認する．呼吸の変化（腹腔内圧の変化）に応じて血流速の変動が良好であれば，中枢側の閉塞は否定できる．膝窩部や下腿部では，正常例であっても呼吸性変動は乏しくなる．

　ミルキングによる反応不良においても中枢側の閉塞が疑われる．

③閉塞部末梢での逆流所見

　総大腿静脈を縦断像で観察すると，背側から内側大腿回旋静脈が合流する．中枢側の閉塞があれば，この内側大腿回旋静脈に逆流を確認できることがある（図12-23）．

　総大腿静脈内側前方には，大伏在静脈が合流する（図12-24）．大伏在静脈には通常，頭側から浅腹壁静脈，外側から浅腸骨回旋静脈，そして内側から外陰部静脈が合流する．中枢側の閉塞によって，これらの表在静脈や大腿深静脈の逆流を確認できることがある（図12-25）．

2）血流誘発法

　通常の静脈血流は，低速でカラー信号の描出が困難であることも多い．その際，以下に示す血

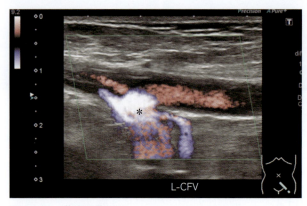

図12-23　逆流所見
　外腸骨静脈の閉塞により，総大腿静脈背側に合流する内側大腿回旋静脈（＊）に逆流がみられる．
　L-CFV：左総大腿静脈．

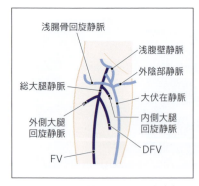

図12-24　鼠径部に合流する表在静脈

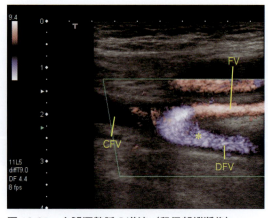

図12-25　大腿深静脈の逆流（鼠径部縦断像）
　総大腿静脈（CFV）の閉塞によって大腿深静脈（＊，DFV）への逆流を認める．大腿静脈（FV）の血流は順行性に観察される．

流誘発法を試みる．
(1) 呼吸負荷法
　パルスドプラ法を用いて大腿静脈血流速度の呼吸性変動を確認する．吸気で横隔膜が下がり，腹腔内圧が上昇すると下肢の静脈血流速は低下する．呼気で横隔膜が挙上し，腹腔内圧が低下すると，下肢に溜まった血液が骨盤内へ流れ込む．
　腸骨静脈が閉塞していると，下肢静脈血のうっ滞が生じ，下肢静脈圧が上昇する．呼吸により

　ワンポイントアドバイス　　もやもやエコーと血栓の鑑別

　もやもやエコーとは，静脈内部にみられる流動エコー（可動性を有する微細な点状エコー）[9, 10]のことで，血球の反射によるものと考えられる．うっ滞傾向により観察されることが多いが，超音波透過性のよい被検者においてはうっ滞傾向になくてももやもやエコーが観察されることがある．
　静脈弁付着部のポケット部分は血流が停滞しやすく，血栓が形成されることがある．しばしばこの部分にもやもやエコーが観察され，血栓像と紛らわしいことがあるが，軽い圧迫や末梢側のミルキングを数回行うことにより，もやもやエコーは消失する（図 12-26）．
　うっ滞傾向の静脈では，静脈の緊満感とともに内腔にもやもやエコーが観察されることがあり，血栓と誤認する危険性がある．上記同様，Bモード上でミルキングを数回行うことにより，血液が移動する様子が観察され，もやもやエコーは消失する（図 12-27）．
　また，慎重に圧迫し，内腔の完全な虚脱を認めれば血栓なしと判断できる（図 12-28）．

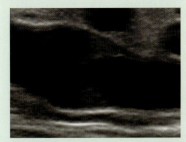

図 12-26　静脈弁ポケットに観察されるもやもやエコー

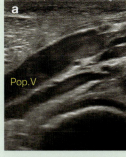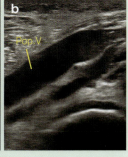

図 12-27　もやもやエコー
　a：膝窩静脈内にもやもやエコーが観察される．
　b：ふくらはぎを数回ミルキングすることにより，もやもやエコーが移動し，血栓の存在は否定できる．
　Pop.V：膝窩静脈．

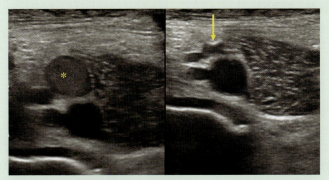

図 12-28　もやもやエコー（圧迫試験）
　膝窩静脈内にもやもやエコーが観察されるが（＊），圧迫により内腔の完全な虚脱が認められ（矢印），血栓の存在は否定できる．

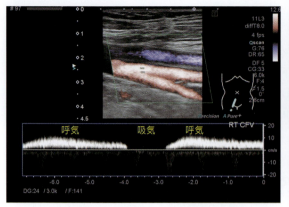
図12-29 呼吸性変動の確認（左鼠径部縦断像）
呼吸性変動は良好である．

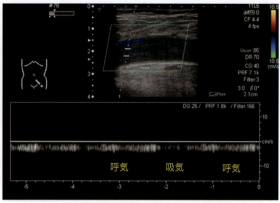
図12-30 呼吸性変動反応不良例（左鼠径部縦断像）

腹腔内圧が変化しても，下肢静脈圧がこれよりも高い場合変動は乏しくなる（図12-29）．このような一連の呼吸性変動が良好であれば，少なくとも腸骨静脈領域での閉塞はないものと考えられる．

本法は腹式呼吸で行う．胸式呼吸では反応不良（図12-30）となることがあるので，「おなかを膨らませるように息を吸って」と指示するとよい．また，指示が伝わりにくい被検者の場合は，腹部を用手的に軽く圧迫することで同様の反応を確認することができる．

スクリーニング検査時には，本所見より腸骨領域の閉塞を否定できるが，壁在血栓や不完全閉塞が存在する場合に見落とす可能性がある．Dダイマーの上昇がみられる場合には，コンベックス型探触子に持ち替えて，直接腸骨静脈を観察する必要がある．

(2) ミルキング法

ミルキング（milking）とは，文字通り乳搾りの意である．用手的な圧迫によって，ふくらはぎや足底部の血管床の血液を中枢へ押し出す（絞り出す）血流誘発法のことである．

通常，静止状態での静脈血流は低速なので，カラー信号の検出が難しいことが多い．そこで，観察部位より末梢側をミルキングすることで血流を誘発する．偏在血栓がある場合，カラーの欠損像を確認することができる．

また，ミルキング反応不良所見から，中枢側の閉塞を確認することもできる．

浮遊型血栓が存在する場合には，過度なミルキングにより血栓が中枢へ移動するリスクがあり，禁忌である．

3) 病期の確認（急性期，慢性期）[1]

臨床症状と静脈還流障害から，急性期と慢性期に区別される．

急性期の症候の発現には，血栓の進展速度と静脈の閉塞範囲が関与する．中枢型の急性静脈還流障害では，三大症候である腫脹，疼痛，色調変化が出現する．

中枢型の腸骨型では，急速発症した広範閉塞の場合には静脈の高度還流障害に伴う動脈還流障害により静脈性壊死となることがある．臨床的重症度として，有痛性腫脹，有痛性変色腫脹（白股腫，青股腫），静脈性壊死に分類される（図12-31）．

慢性期の再発では，急性と慢性の還流障害が混在した症候となる．慢性還流障害による静脈瘤，色素沈着，皮膚炎に加えて，急性還流障害の症候が出現する．理学的所見では，下腿筋の硬化や圧痛が重要となる（図12-32）．

4) 病型の確認（腸骨型，大腿型，下腿型）[1]

血栓の存在部位によって，膝窩静脈から中枢側の中枢型（腸骨型，大腿型）と，末梢側の末梢

> **ワンポイントアドバイス　　ミルキングのコツ**
>
> 　ミルキングは「強く・速く」行う必要はない．強さや速さよりも「量」を押し出すように意識することが大切である．ただし，通常の血流確認においては軽く押さえる程度で十分な反応が得られる．
> 　短時間に繰り返しミルキングを行うと，ミルキング反応不良となる．この場合は，少し時間を空けて，末梢側に十分血液が流れ込むのを待った後，あらためてミルキングを行うとよい．
> 　鼠径部から大腿部において，大腿静脈の血流を確認したい場合は下腿部を，大腿深静脈の血流を確認したい場合には大腿下部の筋肉を押さえると効果的である．

図12-31　急性期DVTの重症度

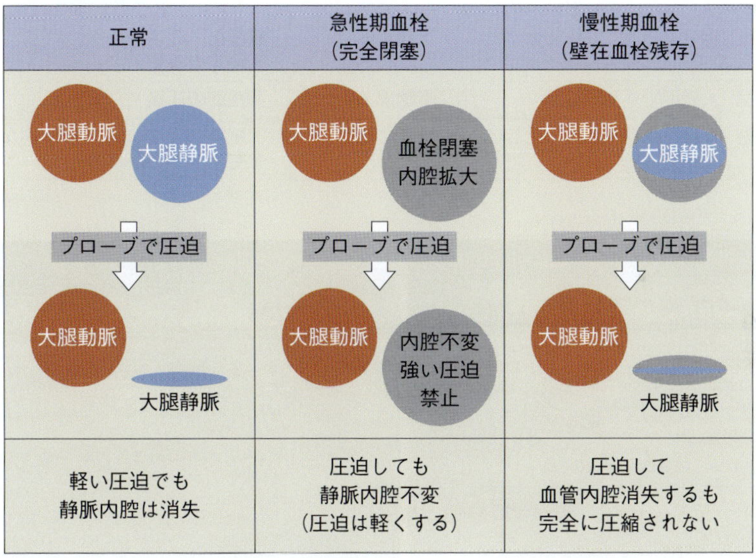

（低←　有痛性腫脹　→　有痛性変色腫脹（白股腫，青股腫）　→　静脈壊死　→高　重症度）

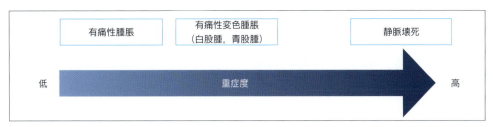

図12-32　静脈エコー検査：圧迫法のシェーマ（右鼠径部横断像）[2]

型（下腿型）に区別される．

(1) 中枢型

　周産期や骨盤内腫瘍，大動脈瘤などの影響により腸骨静脈の圧排が生じ，血栓が形成される．
　解剖学的特徴から，右総腸骨動脈の圧排により，左総腸骨静脈の閉塞をきたしやすい（iliac compression）．圧迫源が除去されると血栓が中枢へ到達し，肺塞栓を起こしうるため，状況に応じて下大静脈フィルターの留置が必要になる場合がある．

(2) 末梢型

　末梢型では，疼痛を主訴とすることもあるが，無症状であることが多い．理学的所見では，直接所見である血栓化静脈の触知や圧痛とともに，間接所見である下腿筋の硬化が重要である（表

> **ひとくちメモ　　有痛性変色腫脹**
>
> 腸骨，大腿静脈の閉塞により表在静脈を含む下肢静脈還流不全が生じ，下肢全体の腫脹とチアノーゼによる色調変化，強い疼痛を呈する．
>
> 表在静脈の側副血行路が保たれている場合は白色調が保たれ，白股腫とよばれる．さらに静脈圧が上昇し，動脈圧をこえると動脈還流障害が生じ，最終的には静脈性壊死に陥る（図12-33）．
>
> このような症状がみられた場合，同時に下肢動脈血流の低下がないか確認しておくとよい．

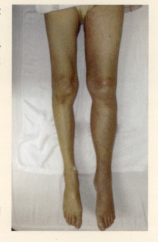

図12-33　有痛性青股腫
　腸骨静脈の閉塞による左下肢の静脈還流障害．脚径の変化，チアノーゼによる色調変化がみられる．

表12-10　病型（血栓の存在部位）による臨床的特徴

	色調変化	腫脹	その他の所見
中枢型（腸骨型）	下肢全体	下肢全体	鼠径部での表在静脈の怒張 下腿筋の圧痛
中枢型（大腿型）	下腿部	下腿部	下腿筋の圧痛
末梢型（下腿型）	変化に乏しい	変化に乏しい	下腿筋の圧痛（より限局的な疼痛を有することがある）

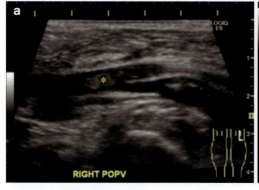
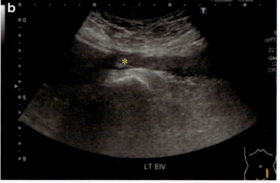

図12-34　血栓中枢端の確認
　a：右膝窩静脈縦断像．膝窩静脈内に血栓（＊）を認める．血栓の中枢端は壁に固着されておらず，血流に応じて可動性を呈している．
　b：左鼠径部縦断像．外腸骨静脈に認められた血栓（＊）．血栓の中枢端は壁に固着されておらず，呼吸による腹腔内圧の変化に応じて伸縮している．

12-10）．

5）血栓中枢端の確認（安定，不安定）

　血栓の中枢端が壁に固着されていない状態では，血流により可動性を呈する（浮遊型血栓：free float thrombus）．外的作用により血栓の一部が離断して肺塞栓を生じる可能性もあるので，患者の安静を保ち，ただちに主治医へ連絡する（図12-34）．

> 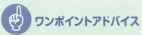 **ワンポイントアドバイス**　　血栓と見間違いやすい構造物　―足底筋―
>
> 下腿部を観察していると図12-35のような所見を呈することがある.
> 　一見すると血栓が充満した血管様にもみえる.カラードプラにおいて内部に血流信号は認めない.超音波の異方性により,血管様の低エコー索状物として描出されることもあるが,腱線維に垂直に超音波が入射することにより,明瞭な線状高エコー像の層状配列を確認することができる.
> 　これは,何らかの影響で肥厚した足底筋である.足底筋は大腿骨外側上顆から起始し,腓腹筋内側頭とひらめ筋の間を長い腱が走行し,アキレス腱内側縁に沿って停止する.足底筋が肥厚していても臨床的意義は低いと思われる.
> 　足底筋の存在を理解することで,「血栓閉塞した血管」と見間違えないようにしたい(図12-35).
>
>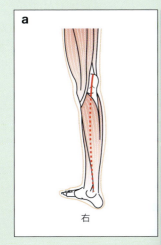
>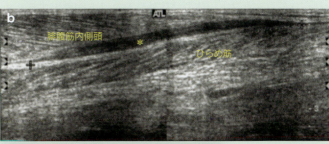
>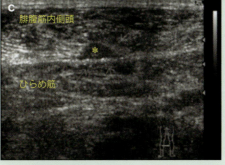
>
> **図12-35　足底筋**
> 　a:解剖図.b:足底筋縦断像.c:足底筋横断像.
> 　腓腹筋内側頭とひらめ筋の間に索状構造が観察された場合,足底筋(＊)を疑う.

6) 初診時評価と再診時評価について

　初診時には,血栓の有無,病型,病期の判断を行う.
　再診時は,血栓が抗血栓療法により改善したかどうかの確認を行う.初診時に発見された血栓の器質化・退縮が進行し,血栓周囲に血流が改善しているか確認する.
　抗血栓療法により完全に血栓が消失することもあるが,壁在血栓や線状・膜状血栓として残存することがある.この時期になると線溶系の動きは乏しくなり,Dダイマーの上昇はみられないことが多い.
　残存血栓が静脈弁に付着することで静脈不全が生じることもある.再診時には,深部静脈逆流のチェックも行っておくとよい.パルスドプラ法を用いて,立位もしくは坐位でのミルキング後の逆流時間を測定し,弁不全を診断する.通常,深部静脈では,1.0秒超を有意逆流とする[24].

(髙井洋次)

2. 下大静脈フィルター

　静脈血栓塞栓症(VTE)は,周術期や周産期,高血圧や糖尿病など,血管内皮機能が障害された状態が長く続くことで発症する.VTEの予防で重要なことは,スクリーニング検査の施行で

ある[25]．スクリーニング検査で静脈内に血栓がみつかった時，その血栓が多量で広範囲に及ぶ場合や循環虚脱となった場合，血栓溶解療法や抗凝固療法，経カテーテル的血栓溶解・破砕・回収術が施行される．また，適応に則って予防的に下大静脈フィルターの留置も行われる．下大静脈フィルターの留置は，内頸静脈および大腿静脈よりアプローチして，両側腎静脈より下方，両側総腸骨静脈合流部より上方に留置する（図 12-36）．

1）下大静脈フィルターの種類

下大静脈フィルターには，留置して回収を行わない永久留置型（図 12-37a）と，一定期間留置して回収を行う非永久留置型がある．非永久留置型は，回収キットを用いて抜去する回収可能型（図 12-37b，c）と，フィルターとシャフトが一体となったシャフト一体型（図 12-37d）に分けられる．シャフト一体型は体外にシャフトが露出するため，確実・容易に抜去が可能である反面，シャフトによる違和感，安静度制限，創部感染，フィルターの位置移動などの問題点がある．回収可能型には 10 ～ 12 日程度の留置期間が定められており，また医師の判断により永久留置も可能である．

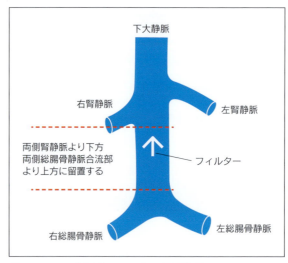

図 12-36　下大静脈フィルター留置位置

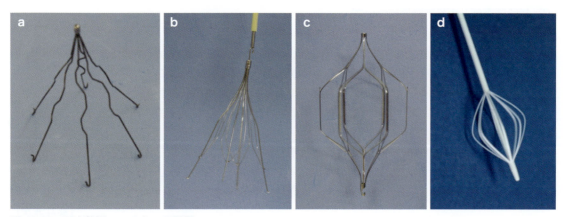

図 12-37　下大静脈フィルターの種類
　a：Greenfield (BostonScientific)，永久留置型．b：Günther Tulip (Cook)，非永久留置型回収可能型．c：OptEase (Cordis)，非永久留置型回収可能型．d：ニューハウスプロテクト（東レ），非永久留置型シャフト一体型．

2）下大静脈フィルターの適応

下大静脈フィルターの留置に関するエビデンスは，欧米においても十分とはいえない[26]．下大静脈フィルターの永久的留置について，急性期の肺塞栓予防効果は明らかであるが，長期間留置することで深部静脈血栓症（DVT）の再発の危険因子となることが報告されている[27]．非永久留置型下大静脈フィルターの適応は確立されておらず，永久留置型下大静脈フィルターの適応のなかで，限られた期間のみ急性肺血栓塞栓症の発症予防を行えばよい症例が，非永久留置型下大静脈フィルターの適応とされている[1]．

3）描出方法

使用する探触子は，体表面から下大静脈までの距離を考えると，基本的には中心周波数 3.5MHz コンベックス型の腹部用探触子を用いる．痩せているなど，患者の体型によっては中心周波数 7.5MHz リニア型探触子や 6MHz マイクロコンベックス型探触子で観察することも可能である．腹部用探触子を用いる際は，フレームレートを上げて観察するとよい．

下大静脈の観察は仰臥位にて行う．臍部やや上方，体幹正中のやや右寄りに探触子を当てると，

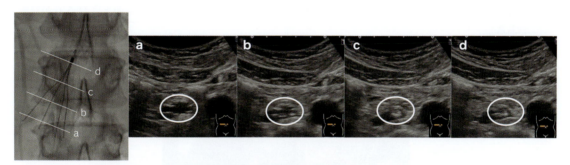

図 12-38　下大静脈フィルターのアンギオ画像と超音波画像（横断像）
Günther Tulip（末梢→中枢）．○内がフィルター．

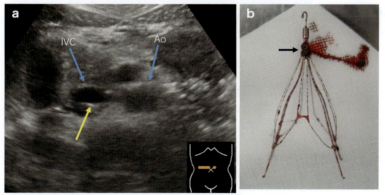

図 12-39　フィルターに血栓が付着している様子
　a：下大静脈内のフィルターに血栓が付着している（黄矢印）．
　b：抜去した下大静脈フィルター．矢印部分が付着した血栓．
　IVC：下大静脈，Ao：大動脈．

　ワンポイントアドバイス　　下大静脈観察時の注意点

下大静脈を観察する際に，プローブで腹部を強く圧迫しすぎない．強く圧迫しすぎることで，留置されている下大静脈フィルターの破損や血管損傷につながるおそれがあり留意したい．

容易に下大静脈の描出ができる．下大静脈に対して平行，または垂直に探触子を当て，血管内の高エコー信号を探す（図 12-38）．

下大静脈フィルターに血栓がついている様子を図 12-39 に示す．

（赤堀竜一）

⑧ 被災地における下肢静脈エコー検査法

被災地では狭い避難所環境，車中泊，災害による外傷，脱水傾向などの要因から，重篤な肺塞栓症の発症を防止するため，下腿にできる血栓予防の啓発が必要である．特に下肢の腫脹，発赤，浮腫症状の方には下肢静脈エコー検査の重要性は高い．プライバシーなどを考慮して，膝窩静脈から下腿の検査において，ひらめ静脈径と血栓有無や血栓性状・形態・浮遊性を評価する．2014 年版災害時循環器疾患の予防・管理に関するガイドラインによる診断基準を参考にされたい．

1. 検査対象とする被災者

避難所に寝泊まりしている方や車中泊されている方，足に異常を訴える方，静脈瘤のある方，高齢者，仮設住宅入居者，妊娠している方や産後の方，採血検査によって必要とされる方が対象である．

2. 検査の準備

姿勢はプライバシーへの配慮から，ズボンなどは履いたまま膝窩部までまくりあげていただき，坐位で行う．椅子がない時や坐位が困難な場合は寝たまま膝を立ててもらい，膝窩部から下腿を

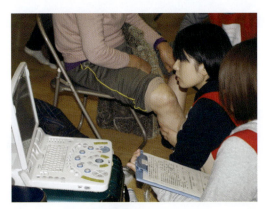

図 12-40 検査時の姿勢

 ワンポイントアドバイス　　　**まぎらわしい動脈石灰化病変に注意**

携帯型エコー装置や慣れない装置では，石灰化した動脈壁や動脈を静脈血栓と鑑別するために，カラードプラまたはパルスドプラ機能を利用すると容易になる．B モードのみの装置で評価困難な状況下では，ダブルチェックで対応する．

ワンポイントアドバイス　　　**もやもやエコー（SEC：spontaneous echo contrast）に注意**

ズボンを膝までまくりあげるためうっ滞しやすく，もやもやエコー像に留意したい．血栓との区別は圧迫法やミルキング法が有効である（p.273，ワンポイントアドバイス参照）．その際，もやもやエコー内部にある血栓を見逃さないようにしたい．

検索する（図12-40）．下肢に腫れを認める方，息苦しさを認める方は膝窩静脈より中枢側の精査も念頭におきたい．冬季はエコーゼリーを温める配慮が必要である．

3．検査部位および観察評価項目

①深部静脈：膝窩静脈，前脛骨静脈，後脛骨静脈，腓腹静脈，ひらめ静脈（内側枝，中央枝，外側枝）

②表在静脈：膝関節より末梢の大伏在静脈，小伏在静脈

③下肢動脈：膝窩動脈，前脛骨動脈，後脛骨動脈，足背動脈（触診でも確認）

上記に加え，ベーカー嚢胞，肉離れなども評価可能であり，下肢腫脹・発赤・痛みの除外診断も行う．

4．DVT検診の流れ

1）災害直後の場合

①問診，②血圧・酸素飽和度測定，③下肢静脈エコー，④（血栓があれば採血も考慮），⑤弾性ストッキング指導，⑥結果報告，⑦状況によって医療機関紹介の手続き

2）災害中長期後の経過観察の場合

上記に加え，必要に応じて採血や運動指導，血圧脈波検査なども組み合わせる．

5．弾性ストッキング指導

多くの避難者には弾性ストッキング着用を指導したい．しかし，履き方について説明が必要であり，また大きな外傷のある方，痛みのある方，閉塞性動脈硬化症や心不全の方，ナイロンアレルギーの方などは使用してはならないため注意が必要である．

最後に，過酷な避難生活を余儀なくされている方へ心温まる対応を心がけておくべきであろう．

（千葉　寛）

■参考文献

1) 伊藤正明，他：循環器病の診断と治療に関するガイドライン．肺血栓塞栓症および深部静脈血栓症の診断・治療・予防に関するガイドライン（2017年改訂版）．
http://www.j-circ.or.jp/guideline/pdf/JCS2017_ito_h.pdf（2019年3月閲覧）
2) 日本超音波医学会用語・診断基準委員会，静脈エコー検討小委員会：超音波による深部静脈血栓症・下肢静脈瘤の標準的評価法．
https://www.jsum.or.jp/committee/diagnostic/pdf/deep_vein_thrombosis.pdf（2019年3月閲覧）
3) 池田正孝，小林隆夫，左近賢人，他：肺血栓塞栓症/深部静脈血栓症（静脈血栓塞栓症）予防ガイドライン．日本血栓止血学会．
http://www.jsth.org/committee/ssc07_03.html
4) 大谷　修，堀尾嘉幸：カラー図解人体の正常構造と機能　II循環器（改訂第2版）．日本医事新報社，2012．
5) Gillian, P., Christopher, D. R. 著，岡野栄之，植村慶一監訳：オックスフォード生理学原著3版．丸善，2009．
6) Kapit, Macey, Meisami 著，永田　豊監訳：カラースケッチ生理学．第2版，廣川書店，2005．
7) Diehm, C., 他：静脈疾患，血管疾患のカラーアトラス（平井正史他）．シュプリンガー・フェアラーク東京，2000．
8) Michael Schunke, 他著，坂井建雄他監訳：プロメテウス解剖学アトラス　解剖学総論/運動器系（第2版）．医学書院，2011．
9) 山本哲也：下肢静脈エコー，めざせ！血管エコー職人．150〜192，中外医学社，2013．
10) 山本哲也：基礎理論の臨床応用技術　血管領域．超音波基礎技術テキスト．日本超音波検査学会，37（7）：229〜250，2012．
11) Wells, P.S., Hirsh, J., Anderson, D.R., et al.：Accuracy of clinical assessment of deep vein thrombosis. *Lancet*, 345：1326〜1330, 1995．
12) 肺血栓塞栓症/深部静脈血栓症（静脈血栓塞栓症）予防ガイドライン作成委員会：肺血栓塞栓症/深部静脈血栓症（静脈血栓塞栓症）予防ガイドライン，ダイジェスト版．東京：メディカルフロントインターナショナル．第1版：1〜20, 2004．
13) Sakuma, M., Okada, O., Nakamura, M., et al.：Recent developments in diagnostic imaging techniques

and management for acute pulmonary embolism：multicenter registry by Japanese Society of Pulmonary Embolism Research. *Intern. Med.*, **42**：470～476, 2003.
14) Palareti, G., Cosmi, B., Legnani, C., et al.：D-dimer testing to determine the duration of anticoagulation therapy. *N. Engl. J. Med.*, **355**（17）：1780～1789, 2006.
15) Moser, K.M., Fedullo, P.F., LitteJohn, J.K., et al.：Frequent asymptomatic pulmonary embolism in patients with deep venous thrombosis. *JAMA*, **271**：223～225, 1994.
16) Bahl, V., Hu, H.M., Henke, P.K., et al.：A validation study of a retrospective venous thromboembolism risk scoring method. *Ann. Surg.*, **251**（2）：344～350, 2010.
17) Barbar, S., Noventa, F., Rossetto, V., et al.：A risk assessment model for the identification of hospitalized medical patients at risk for venous thromboembolism：the Padua Prediction Score. *J. Thromb. Haemost.*, **8**（11）：2450～2457, 2010.
18) 小林隆夫 編著：静脈血栓塞栓症ガイドブック．中外医学社，1～252, 2010.
19) Miyakis, S., Lockshin, M.D., Atsumi, T., et al.：International consensus statement on an update of the classification criteria for definite antiphospholipid syndrome (APS). *J. Thromb. Haemost.*, **4**（2）：295～306, 2006.
20) 矢冨 裕，他：ヘパリン起因性血小板減少症の診断・治療ガイドライン作成委員会編．ヘパリン起因性血小板減少症の診断・治療ガイドライン．血栓止血誌，**32**（6）：737～782, 2021.
21) Konstantinides, S.V., Meyer, G., Becattini, C., et al.：2019 ESC Guidelines for the diagnosis and management of acute pulmonary embolism developed in collaboration with the European Respiratory Society (ERS)：The Task Force for the diagnosis and management of acute pulmonary embolism of the European Society of Cardiology (ESC). *Eur. Respir. J.*, **54**（3）：1901647, 2019.
22) Dong, B.R., Hao, Q., Yue, J., et al.：Thrombolytic therapy for pulmonary embolism. *Cochrane Database Syst. Rev.*, **8**（3）：CD004437, 2009.
23) 呂　彩子，景山則正：病理からみた深部静脈血栓症．Medical Technology 別冊 下肢静脈疾患と超音波検査の進め方：いかに深部静脈血栓症・下肢静脈瘤をエコーで診るか．医歯薬出版，17～25, 2007.
24) Meisnner, M.H., Moneta, G., Burnand, K., et al.：Thehemodynamics and diagnosis of venous diseases. *J. Vasc. Surg.*, **46**：4S～24S, 2007.
25) 佐々木久雄，松本　康，他：超音波 Duplex を用いた下肢静脈逆流評価における立位と座位の比較．*J. Jpn. Coll. Angiol.*, **46**：109～113, 2006.
26) 小林隆夫：静脈血栓塞栓症の予防・治療ガイドラインについて．血栓止血誌，**19**（1）：12～17, 2008.
27) 小島淳夫：進行胃癌周術期に下大静脈フィルターの閉塞をきたした1例．心臓，**44**（7）：949～950, 2012.
28) 小宮山浩大：Gunther-Tulip 回収型下大静脈フィルターが下大静脈壁に穿孔し抜去不能にいたった1例．心臓，**42**（5）：644～650, 2010.

第13章 下肢静脈瘤

① 要旨

1. 対象となる代表的疾患
下肢静脈瘤，慢性静脈不全，血栓性静脈炎．

2. 重要なガイドライン
①下肢静脈瘤に対する血管内治療のガイドライン（日本静脈学会）[3]
②Management of chronic venous disorders of the lower limbs：guidelines according to scientific evidence（欧米の3学会による慢性静脈疾患に対する治療のガイドライン）

3. 対象となる患者
脚の疲労感，痛み，むくみ，つり，脂肪皮膚硬化症，色素沈着，静脈性湿疹，足首の潰瘍など．長期臥床患者では，下肢静脈弁不全を放置しても悪化しにくいため，弁不全に対する治療や検査は不要．立位や坐位が可能になってからでよい．

4. 探触子
中心周波数7.5〜13.0MHz，リニア型探触子．

5. 検査体位
立位または坐位．

6. 血流誘発方法
ミルキング法．

7. 評価項目
①症状や病変部位の聴き取りと記録
②静脈瘤の位置，走行について直接みて触って確認し，大まかに記録しておく
③深部静脈血栓の有無（大腿静脈，膝窩静脈）
④深部静脈弁不全の有無（大腿静脈，膝窩静脈）
⑤表在静脈（大伏在静脈，小伏在静脈）弁不全の有無
⑥弁不全のある表在静脈の血管径
⑦弁不全の最中枢部の特定（伏在静脈−深部静脈接合部，大腿部穿通枝など）
⑧表在静脈本幹の弁不全の範囲（可能であればどこで終わっているか；枝に出る，穿通枝で深部へ戻るなど）
⑨患者が気になっている静脈，その付近の静脈の拡張や弁不全の有無
術後は，上記に加えて，
①EHIT（endovenous heat-induced thrombus）の有無とその分類
②焼灼された静脈の開存・閉塞の確認とその範囲，血管径，血流の有無

8. 診断基準
①表在静脈はカラードプラ法，またはパルスドプラ法にて0.5秒以上の逆流が観察されれば，弁不全あり

②深部静脈は同じ方法で 1.0 秒以上の逆流が確認されれば弁不全ありとする
③血管内治療の適応に関する超音波検査評価事項（下肢静脈瘤に対する血管内治療のガイドライン[3]より）
- 伏在静脈に逆流がある
- 深部静脈が開存している
- 伏在静脈の直径が 4～10mm である（合流部より 5～10cm 遠位側で平均的な径を計測する）

（増山里枝子）

❷ 解剖・生理（図13-1）

1．大伏在静脈

①本幹：足部の内側で足背および足底静脈叢から起こる．足関節レベルでは内顆の約 2cm 腹側を走行する．ここからやや後方へ下腿の脛骨内側縁に沿ってそのすぐ後方を上行する．膝関節近傍では内側後方を走行し，大腿部で再び内側前面に戻り，伏在裂孔で大腿静脈に合流する．

②伏在裂孔における側枝：内側から外陰部静脈，内側上方から浅腹壁静脈，外側上方から浅腸骨回旋静脈の 3 本の枝が大伏在静脈に合流する．

③大腿における側枝：外側副伏在静脈は大腿前面から鼠径部付近の大伏在静脈本幹へ，内側副伏在静脈はさらに末梢で大伏在静脈本幹へ合流する側枝である．小伏在静脈が伏在静脈‒膝窩静脈接合部をこえてさらに中枢へ伸び，大伏在静脈に合流している血管は giacomini vein（intersaphenous vein）とよばれる．

④下腿における側枝：後下弓状静脈は下腿内側の後方を走行し，膝下で本幹へ合流する．また，前方脛骨表在静脈は脛骨前面外側から脛骨を乗りこえて膝関節直下で本幹へ合流する．

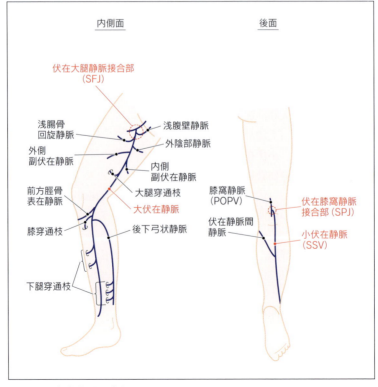

図 13-1　表在静脈の走行

2. 小伏在静脈

小伏在静脈は，足部の外側縁で足背および足底静脈叢から起こり，外顆の後方をまわって下腿後面外側に至る．腓腹筋の内側頭と外側頭の間を上行し，下腿上 1/3 で筋膜を貫き，膝窩静脈に流入する．ただし，これには変異が多く，30％は大腿部において，10％は下腿において大伏在静脈や他の深部静脈に流入する．腓腹神経が併走するため，手術時には損傷しないよう留意が必要である．

3. 穿通枝

表在静脈と深部静脈を連絡する穿通枝には，両者を直接つなぐ直接穿通枝と，間に筋肉内静脈を挟む間接穿通枝の 2 種類が存在する．直接穿通枝はその存在部位がほぼ定まっているが，間接穿通枝の所在は不定である．主な穿通枝には，大腿穿通枝（Dodd 穿通枝），膝穿通枝（Boyd 穿通枝），下腿穿通枝（Cockett 穿通枝，PTV 穿通枝）がある．

4. 生理（静脈瘤の血行動態）

静脈は，動脈と違い拍動による駆動圧はなく，さらに重力に逆らって血液を下から上へ戻さなければならない．しかし，静脈血は静脈が開存しているだけではうまく戻らないため，①呼吸，右房圧減少による吸引，②流入する動脈血の押し上げ，③下肢の筋収縮における筋ポンプ作用，④下肢の高さの変化により促進され，⑤静脈弁の働きで効率的に還流される．下肢静脈血流は，これらの働きにより末梢から中枢へ，また穿通枝にも静脈弁が存在するため体表から深部へ流れる．特に静脈弁の働きが重要であり，超音波検査では静脈弁不全による逆流を検出する．下肢静脈には逆流を防止するために弁が多数存在し，これらは通常，二尖弁構造である．弁不全については，弁が壊れて機能していないことだけでなく，拡張により弁が閉じられず機能していないこともある．

下肢静脈瘤の原因は，静脈の逆流防止弁（静脈弁）が壊れることによる静脈のうっ滞，拡張であるが，静脈弁が壊れる原因には，長時間立ったまま，座ったままでいることや，妊娠・出産により静脈内圧が高まること，遺伝的素因，深部静脈血栓症などがある．

静脈は動脈に比べて壁が軟らかく，駆血や立位，下腿下垂による静脈圧の上昇で容易に拡張する．また，圧迫により容易に虚脱する．下肢静脈瘤の検査対象となる表在静脈は浅部にあるため，超音波検査ではゼリーを多めにつけて，圧迫により圧縮しないよう描出する．

大伏在静脈は，大腿部と下腿部において筋膜に挟まれているが，膝周囲では筋膜がない．筋膜で押さえられていないため膝周囲の大伏在静脈は拡張しやすい．また，小伏在静脈は膝から下腿部において筋膜に挟まれている．

（増山里枝子）

❸ CEAP 分類

1. 下肢静脈瘤の分類法とは

下肢静脈瘤とは，慢性静脈疾患（chronic venous disorder：CVD）の代表疾患であるが，この CVD の病態を表す際，一貫性のある表記で報告書を規格化する目的で作られたのが CEAP 分類である[1]．CEAP 分類は 1994 年，American Venous Forum 支援の国際コンセンサス会議で作成され，2004 年に改訂されたものが現在国際的表記法として使用されている（表 13-1）．

CEAP 分類は，臨床徴候（clinical signs），病因（etiologic classification），解剖学的分布（anatomic distribution），病態生理（pathophysiologic dysfunction）の 4 項目から構成されており，それぞれの項目における分類が明記されている．

2. 検者目線のCEAP分類とは

　下肢静脈瘤を学ぼうとすると必ず出てくるのがこのCEAP分類である．何度となく目にした方も多いのではないだろうか．下肢静脈瘤の超音波検査を行う場合，この分類を上から順番に丸暗記していくことは得策ではない．今回は診断する医師ではなく，検査をする者にとって重要な項目を順を追って説明していく．

3. 最も重要な "E"

　下肢静脈瘤の超音波検査を行う際，CEAP分類のなかで最も重要な項目が病因（etiologic classification）である．病因に従った分類では，先天性（Ec），一次性（Ep），二次性（Es），病因不明（En）とされる．

　先天性（Ec）とは，Klippel-Trenaunay症候群，血管腫，静脈奇形，動静脈瘻などがあげられる．下肢静脈瘤として検査に訪れる患者では，特にKlippel-Trenaunay症候群が先天性静脈瘤として多い．先天性であるか否かによって，探触子を当てる位置，計測内容，治療法が変わってくるため，検査前に足全体をよく観察し瘤の分布位置を確認し，Klippel-Trenaunay症候群に特徴的である母斑性皮膚病変の有無，左右の足の長さに差がないかなどを確認する必要がある[2]．

　次に一次性（Ep）とは，原発性ともいわれ，一般的に下肢静脈瘤といわれるものがこれにあたる．

表13-1　CEAP分類

臨床分類（Clinical classification）
C0：視診・触診で静脈瘤なし
C1：クモの巣状（径1mm以下）あるいは網目状静脈瘤（径3mm以下の静脈瘤）
C2：静脈瘤（立位で径3mm以上の静脈瘤）
C3：浮腫
C4：皮膚病変（C4a：色素沈着・湿疹，C4b：脂肪皮膚硬化・白色萎縮）
C5：潰瘍の既往
C6：活動性潰瘍

病因分類（Etiological classification）
Ec：先天性静脈瘤
Ep：一次性静脈瘤
Es：二次性静脈瘤
En：病因不明静脈瘤

解剖学的分類（Anatomic classification）
As：表在静脈
Ap：交通枝（穿通枝）
Ad：深部静脈
An：静脈部位不明

病態生理的分類（Pathophysiologic classification）
Pr：逆流
Po：閉塞
Pr, o：逆流と閉塞
Pn：病態不明

表13-2　解剖学的分類：18領域

表在静脈
1. クモの巣状／網目状静脈瘤
2. 大伏在静脈（ひざ上）
3. 大伏在静脈（ひざ下）
4. 小伏在静脈
5. 伏在静脈以外

深部静脈
6. 下大静脈
7. 総腸骨静脈
8. 内腸骨静脈
9. 外腸骨静脈
10. その他骨盤内の静脈
11. 総大腿静脈
12. 深大腿静脈
13. 大腿静脈
14. 膝窩静脈
15. 下腿：前脛骨静脈，後脛骨静脈，腓骨静脈（各2本）
16. 筋肉：腓腹筋静脈，ひらめ筋静脈，その他

穿通枝静脈
17. 大腿部
18. 下腿部

ワンポイントアドバイス　Klippel-Trenaunay症候群

Klippel-Trenaunay症候群の場合，いろいろなパターンはあるが，下肢の内側ではなく，外側大腿から下腿にかけて太い血管が浮き出てみえることが多い．

静脈壁や静脈弁の内的脆弱性に起因する弁不全による静脈逆流であり，加齢や妊娠出産，肥満，立ち仕事，遺伝などが一次性の危険因子としてあげられる．

続いて検査を行ううえで最も重要な分類が二次性（Es）である．二次性とは，明らかな原因に起因する静脈瘤であり，深部静脈血栓症（DVT）や外傷，腫瘍による静脈の圧迫などが原因としてあげられる．この場合，閉塞した深部静脈の側副血行路として表在静脈が拡張しているため，静脈瘤に対する手術適応はなく，むしろ禁忌となっている[3]．つまり，下肢静脈瘤の超音波検査を行ううえで，まず最初にDVT既往や深部静脈に異常がないかを検索することが最も重要となる．この結果により，手術可能か否かではなく，「手術をしてもよいのか，してはいけないのか」が決まるのである．

4. 検査前には"C"を確認

臨床徴候（clinical signs）はEに続き重要な項目である．臨床徴候は7段階に分けられ，検査時にも目視によりある程度分類する必要がある．分類は**表13-1**[4]のとおりだが，C0はCVDであっても目視で静脈瘤がない場合も含む．C1は"telangiectasies or reticular vein"となっているが，日本語ではクモの巣状，網目状静脈瘤といわれ，前者は1mm以下，後者は3mm以下の皮下の静脈拡張と定義されている[5]．

検査時の視診のポイントはC2とC4である．下肢静脈瘤に対する血管内治療のガイドラインにも「下肢静脈瘤に対する血管内治療は，伏在静脈に弁不全を有する1次性下肢静脈瘤が適応となる」と明記されている[3]ため，目視でC2以下かつエコー上も伏在静脈に逆流を認めない場合には，血管内治療手術適応外となる．また，C4以上では皮膚変性を有するため，医師側から手術を勧められる場合も多い．このことより，C2以上，特にC4以上でかつエコー上伏在静脈の逆流が確認できれば手術の可能性があり，エコー検査をする際にはスクリーニングであっても術前の検査として行う必要がある．

5. "A"と"P"は…

解剖学的分布（anatomic distribution）と病態生理（pathophysiologic dysfunction）は，手順通り下肢静脈瘤のエコーを行うことで評価分類ができる項目であるため，両分類の字面を暗記する必要性は低い．Aの解剖学的分類は18に細分化されているが（**表13-2**）[4]，臨床においては鼠径部以下の大分類（表在静脈，深部静脈，穿通枝）のどこに病変があるかを同定することが重要である．また，Pに関しては症状の主因が静脈の逆流であるのか閉塞であるのか，またはその両方であるのかを分類する項目である．

（半沢美恵子）

❹ 治療方法

下肢静脈瘤による症状は，足の静脈が拡張し目立つことや，だるさ，疲れやすさ，むくみ，足のつり，湿疹，かゆみ，色素沈着，潰瘍などで，程度は様々あるが，下肢静脈瘤は基本的には良性の病気であり，弁不全があったからといって必ずしも治療が必要というわけではない．ただ，自然と治ることはなく，また内服薬などの内科的な治療で改善することもないため，静脈瘤のタイプや程度，患者の状況に応じて適切な治療を選択する必要がある．

治療法は大きく分けて弾性ストッキング（または弾性包帯）による圧迫療法，注射で静脈を固める硬化療法，手術（ストリッピング手術，血管内焼灼術，グルー治療，静脈瘤切除）の3つになる．いずれも，悪くなった静脈を治して元通りにするのではなく，圧迫では逆流によるうっ滞症状を改善したり，硬化療法や手術では壊れた血管を固めたり取り除くことで逆流しないようにすることにある．それぞれの治療法には良い点と悪い点があり，静脈瘤のタイプや程度を正し

く診断し，患者の状況（年齢や職業，生活習慣，希望など）を組み込んで，適切な治療法を選択することが大切である．静脈瘤のタイプや程度の判断には超音波検査が欠かせず，治療法の選択には非常に重要な位置を占めることになる．

1. 弾性ストッキング

静脈疾患にとって圧迫療法は大切な治療法であるが，下肢静脈瘤では病気自体が改善するわけではなく，だるさやむくみといった症状改善や治療後の合併症予防，再発予防に用いられる．中圧（30mmHg程度）のハイソックスタイプが多く使用されているが，圧力や長さも様々な種類が出ており，必要に応じて選択される．履けないと意味がないので，手術後や硬化療法後でなければ，弱圧や市販の弾性ストッキングをまず勧めることもある．

侵襲がなく簡便であるが，履き続けなければならないことや，履くのにコツや多少の力が必要で，高齢者や女性では履きにくいことがある．

2. 硬化療法

静脈に直接細い針を穿刺して硬化剤（ポリドカノール）を注入し圧迫する治療法で，静脈内に入った硬化剤により血管内皮細胞を障害することで血管が閉塞し，線維化することで静脈瘤を退縮させる．空気や二酸化炭素と混合し泡状にして注入するフォーム硬化療法が主流で，泡状にすることで長時間血管内にとどまり，また，広範囲で効果を発揮することができる．硬化療法は主に分枝型の静脈瘤や比較的軽症の静脈瘤，再発した静脈瘤に行われ，クモの巣状静脈瘤や網目状静脈瘤に行われることもある．治療後の合併症として，皮膚の色素沈着や血栓性静脈炎，深部静脈血栓症などがある．進行した静脈瘤では，一度よくなったようにみえても再発する可能性が高いこと，太く拡張した静脈では血栓形成により血栓性静脈炎が起こりやすいことなどから注意が必要である．

3. ストリッピング手術

静脈瘤の原因となっている大伏在静脈や小伏在静脈を手術により抜去する方法である．大伏在静脈では，大腿静脈との接合部付近の分枝を結紮切離してさらに本幹を結紮切離する（高位結紮）．静脈の中に細いワイヤーを入れて糸で結びつけて抜去する．古くは鼠径部から足首まで全長抜去を行っていたが，下腿遠位では神経が近くを走行するため，神経障害を起こさないように膝下の第1分枝付近までの部分抜去が一般的となっている（図13-2）．以前は全身麻酔や腰椎麻酔で行われ長期間入院することもあったが，現在では低濃度の大量麻酔薬（TLA：tumescent local

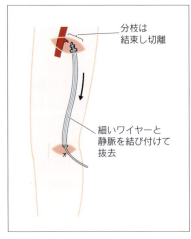

図13-2 ストリッピング手術

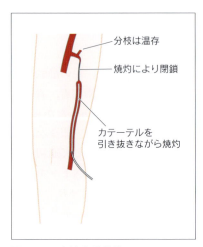

図13-3 血管内焼灼術

anesthesia）を使用して日帰りで行っている施設が多くなっている．しかし，血管内焼灼術の広まりとともにストリッピング手術は減少している．

4．血管内焼灼術

伏在型の静脈瘤に対して，伏在静脈の中に細い管を入れ，静脈の中から熱を加えて静脈を閉塞させる治療である（図13-3）．ストリッピング手術と異なり，血管は残るが，閉塞させることで逆流は起こらなくなり，やがて静脈は線維化し消退していく．レーザーによる焼灼術（EVLA：endovenous laser ablation）と高周波による焼灼術（RFA：radiofrquency ablation）が行われており，わが国では2011年から波長980nm半導体レーザーとBare-tip fiberによるEVLAが保険認可され，2014年5月には波長1,470nm半導体レーザーと2 ring radial fiberによるEVLA，6月にはClosure FASTカテーテルを使用したRFAが認可され，多くの施設に導入されている．通常遠位部から穿刺して行うため，ストリッピング手術と比較して鼠径部や膝窩部に傷ができないことが大きな利点となる．また，1,470nmでのEVLAやRFAが開始されてからは，術後の疼痛や皮下出血といった術後合併症も減少し，患者にとっても非常に利点の多い治療となっている．

2010年に日本静脈学会より「下肢静脈瘤に対する血管内治療のガイドライン」[3]が公表された．そのなかで，手術適応は伏在大腿静脈接合部（SFJ：saphenofemoral junction）または伏在膝窩静脈接合部（SPJ：saphenopopliteal junction）から5～10cm遠位側の伏在静脈の平均的な径が4mm以上あり，10mm以下を推奨すると記載されており，深部静脈血栓症のある患者は除外基準となっている．術後の合併症として，深部静脈との接合部での血栓形成が問題となり，第1分枝は残して焼灼をすることとなっているが，接合部に嚢状の瘤などがあると血栓形成しやすいといわれている．また，伏在静脈の蛇行が強かったり嚢状瘤が存在するとカテーテルを挿入しにくかったり，通常，伏在静脈はsaphenous compartmentとよばれる浅在筋膜と深在筋膜の間を走行しているが，浅在筋膜より表面に出て走行していると術後熱傷や色素沈着の問題が出てきたりもする．そのため，手術適応の判断のためには術前の超音波検査は非常に大切で，血管径だけでなく接合部の形状，本幹の蛇行の有無や途中の瘤化の程度，走行している深さ（浅在筋膜上に出てきていないか），深部静脈血栓症の有無なども評価する必要がある．

5．グルー治療

グルー治療は，シアノアクリレートを主成分とした医療用の接着剤を伏在静脈の中に注入して閉塞させてしまう治療である．血管内焼灼術と同様に，カテーテルを伏在静脈の中に入れるが，熱で焼灼して閉塞させるのではなく，先端からグルー（糊）を血管内に入れて閉塞させていく．グルー治療では血管を焼灼しないため，出血や痛み，神経障害，血栓症などの治療後合併症が少ないとされている．また，血管周囲に大量の局所麻酔をする必要がないことも利点とされている．治療成績は従来の血管内焼灼術と比べても変わりないといわれている．この治療でも，治療開始位置の決定や治療部位の確認のために，超音波は非常に大切になってくる．

6．静脈瘤切除

ストリッピング手術や血管内焼灼術，グルー治療は伏在静脈に対する治療であり，表面に目立つ拡張した静脈は残る．伏在静脈の逆流がなくなると拡張した静脈も経過とともに細くなるが，やはり太いものは残り，血栓を形成し血栓性静脈炎が起こることもある．また，患者の多くは拡張した静脈が気になり受診されていることもあり，上記手術に併用して静脈瘤切除が行われる（硬化療法を併用することもある）．現在では，先のとがったメスで穿刺して，2～3mmの傷から静脈瘤を取り出すstab avulsion法が広く行われている．傷が小さいため縫合の必要もなく，ほとんど目立たなくなる（図13-4）．

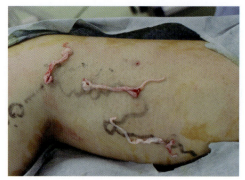

図 13-4 下肢静脈瘤切除の実際
　小切開から専用の機械を使用して静脈を引っ張り出していく．図は3カ所の切開から静脈を引っ張り出したところ．

ひとくちメモ　　血栓性静脈炎

　静脈瘤で痛みを生じることはまれであるが，拡張した静脈に沿って，発赤，疼痛が出現した場合には血栓性静脈炎が疑われる．拡張した静脈瘤内は血液が停滞するため，血栓を形成することがある．静脈内に血栓を形成すると周囲に炎症が起こり，発赤，疼痛が生じる．超音波では拡張した静脈内に血栓を認める．深部静脈血栓症とは異なるため抗凝固療法は必要なく，通常1週間程度で症状は落ち着くため鎮痛剤と圧迫で経過をみるが，痛みが強い時は局所麻酔をして血栓のある静脈の直上を静脈ごと小切開し，周囲から血栓を押し出すことで痛みが改善する．血栓はしばらく硬結として触知するが，多くは自然経過で吸収され消失する．大腿部に線状の発赤，圧痛が広がるようであれば超音波で確認し，大伏在静脈本幹の血栓の有無，範囲を確認する．深部静脈血栓症に発展することは少ないが，大腿近位部まで進展している場合は深部静脈血栓症に発展する可能性があり，注意が必要である．

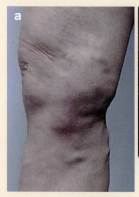
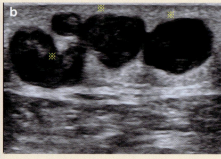
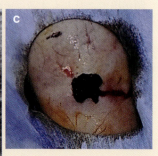

図 13-5　血栓性静脈炎
　a：血栓性静脈炎が起こると，血管に沿って発赤，疼痛を認める．
　b：エコーでは拡張した静脈内に血栓（※）を認める．
　c：メスで穿刺して圧迫すると血腫が出てくる．

（内山英俊）

❺ 検査対象となる患者

下肢静脈瘤の症状を有する患者，特に視診で3mm以上の血管が浮き出てみえている場合，下腿に色素沈着，潰瘍がある場合など．

> **ワンポイントアドバイス　　潰瘍の発生部位**
>
> 下肢静脈瘤で色素沈着，潰瘍が起こる場合は，下腿内側に発症することが多い．足部にある場合には，動脈疾患も考慮することが重要である．

（半沢美恵子）

❻ 検査の流れ・描出法

1．用意するもの

台や手すりを用意する．主に立位で行う検査であるため，患者の安全が最優先であるが，長時間の検査であるため，検者がなるべく無理のない体勢で臨めるよう工夫する．

また，足の付け根をよく観察するため，裾口のゆったりしたショートパンツにはきかえてもらうとよい．

2．基本事項

①装置・設定：探触子は7.5MHz以上のリニア型を用いる．装置の設定はゲイン高め，フォーカスは観察する血管の深さに合わせる．

②探触子の保持方法（**図13-6**）：探触子は強く当てず小指で支える．被検者は立位や坐位であるため，身体の上に探触子を置いた状態で検査が行えない．そのため探触子を落とさないよう支えながら走査する．

深部静脈と表在静脈の見分け方は，深部静脈は動脈と伴走しているが，表在静脈は動脈と伴走していない．表在静脈は深さ約1cm付近に存在する．

3．評価の方法

1）深部静脈血栓の評価方法

鼠径部から膝窩部までの静脈が圧迫して圧縮されることを確認する．立位時は静脈圧が高く，圧迫にはやや強い力を要する（**図13-7**）．

約5cm間隔で鼠径部から下へ向かって探触子により深部静脈を圧迫して，血栓がないことを確認していく．慢性期の深部静脈血栓症（DVT）では血栓が索状になり横断像では血栓の存在

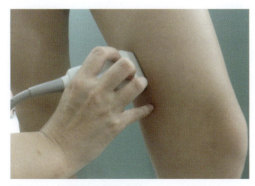

図13-6　探触子の保持方法

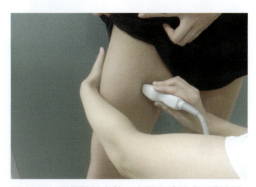

図13-7　深部静脈血栓の有無を確認する走査法

評価が困難なことがある．そのため，血管の縦断走査を併用し，DVTの見落としがないよう注意して観察する．

2) 弁不全の評価方法

下肢静脈の逆流は仰臥位では評価できないため，立位または坐位（下腿下垂）とし，立位の時は検査をしていない足に体重をかける．

血流誘発方法はミルキング法を用いる．探触子を当てた部位より末梢をミルキングするが，下腿が握りやすい（図13-8）．ミルキングは「もむ」のではなく「しっかりと握って放す」ことが必要である．下腿遠位の評価の際は足部をミルキングする（図13-9）．

エコーによる弁不全（逆流）判定方法は，カラードプラ法またはパルスドプラ法にて血流が中枢向きか末梢向きかを確認する．弁不全が明らかであれば，横断像を描出しカラードプラ法にて判定可能である．その際，血流が探触子へ向かうか探触子より遠ざかるかを明らかにするため，探触子を傾けて当てる（図13-10）．

弁不全所見の記録を残したい場合は，縦断像を描出しパルスドプラ法にて判定する．逆流時間が（表在静脈の場合）0.5秒以上であることを確認する（表13-3）．検査を短時間で終えるためには，パルスドプラ法での評価は最小限にとどめたい．

4. 検査の流れ

浮腫や腫脹，下腿潰瘍，皮膚病変の原因検索（目立った静脈瘤がない場合）においては，①大

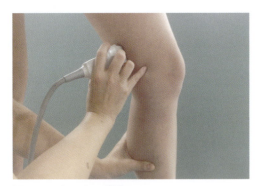

図13-8　ミルキング法

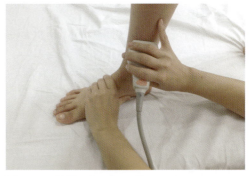

図13-9　足部のミルキング

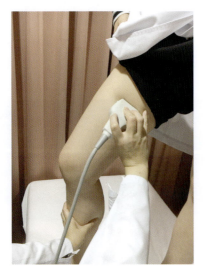

図13-10　横断像での逆流評価の走査法

表13-3　弁不全の判定基準

部位	逆流持続時間
深部静脈	1.0秒以上
表在静脈（GSV, SSV）	0.5秒以上
穿通枝	0.35秒以上

(Labropoulos, N., et al.: Definition of Venous Reflux in Lower Extremity Veins. *J. Vasc. Surg.*, 38：793〜798, 2003.)

腿から膝窩の深部静脈血栓症の有無や，②大腿静脈，膝窩静脈の弁不全の有無，③大伏在静脈の弁不全の有無，④膝窩部での小伏在静脈の弁不全の有無を確認する．膝周囲で大伏在静脈，小伏在静脈，膝窩静脈の弁不全がなく，表在静脈径が細ければ（およそ3mm以下），症状の原因が静脈弁不全とは考えにくい．

目立った静脈瘤がある場合は，上記に加えて表在静脈本幹の弁不全がどこからどこまでかを把握する．①伏在静脈-大腿静脈接合部における大伏在静脈不全の有無，なければ陰部静脈，副伏在静脈，Dodd穿通枝から大伏在静脈本幹への逆流はないかを確認することで逆流源を同定，②大腿部から膝部における大伏在静脈本幹ならびに分枝の弁不全の有無や本幹の逆流範囲の確認，③足関節部の大伏在静脈不全の有無の確認を行う．

大伏在静脈・小伏在静脈の弁不全を評価する位置は，大伏在静脈では鼠径部，膝部，足関節部，小伏在静脈では膝窩部，下腿遠位とすると，本幹の逆流範囲が確認しやすい．

伏在静脈-大腿静脈接合部や伏在静脈-膝窩静脈接合部は，逆流源として多い箇所である．伏在静脈-大腿静脈接合部不全，伏在静脈-膝窩静脈接合部不全では，伏在静脈-大腿静脈接合部から5～10cm，伏在静脈-膝窩静脈接合部から約5cmの平均的な（太さがほぼ一定になった位置の）径を計測する．血管径の計測は手術適応を決めるうえで重要である．また，伏在静脈-大腿静脈接合部では破格（合流の形状が正常ではない場合がある）に注意する．特に，浅大腿動脈と大腿深動脈の間を通って大腿静脈に合流する場合はレーザー治療に影響するため，横断像で合流形状を確認する．さらに，伏在静脈-大腿静脈接合部付近に瘤状変化があれば，①紡錘状か嚢状か，②瘤径，③伏在静脈-大腿静脈接合部からの距離を確認，記録する．また，蛇行・屈曲があれば，部位や範囲を記録しておく．

5. 下肢静脈瘤エコー走査手順

エコー写真をメモとして撮影し，それをみながら図示する．エコー写真にはボディマークではなく，血管名の略語や逆流の有無を記録する（**表13-4**の記録法参照）．

表13-4 操作手順，記録法の一例

走査手順	記録法
① PoPVのDVTチェック	DVTがあればその画像を撮る
② PoPVの逆流チェック	PoPVのパルスドプラ画像を撮る
③ SSVの逆流チェック，血管径の計測	SSVの逆流の有無の確認と血管径の計測を行い，逆流有無（SSV逆流あり→S＋，逆流なし→S−）を記録した横断像を撮る
④ SSV本幹の逆流範囲確認	逆流があれば本幹のどこで逆流がなくなったかを記録する 下腿部を3等分した部位を目安とし記録する（B1, B2, B3※）
⑤ FVのDVTチェック	DVTがあればその画像を撮る
⑥ FVの逆流チェック	FVのパルスドプラ画像を撮る
⑦ GSVの逆流チェック，血管径の計測	GSVの逆流の有無の確認と血管径の計測を行い，逆流有無（GSV逆流あり→G＋，逆流なし→G−）を記録した横断像を撮る
⑧ 膝付近のGSV本幹の逆流チェック，血管径の計測	逆流ありK（knee）＋，逆流なし→K−
⑨ 足関節付近のGSV本幹の逆流チェック，血管径の計測	逆流ありD（distal）＋，逆流なし→D−
⑩ GSV本幹の逆流範囲確認	逆流があれば本幹のどこかで逆流がなくなったかを記録する 大腿部，下腿部それぞれ3等分した部位を目安とし記録する（A1, A2, A3, B1, B2, B3※）
⑪ 目立つ穿通枝があれば記録する	穿通枝の部位と血管径を記録する

※ A（above knee）1～3，B（below knee）1～3．
PoPV（popliteal vein）：膝窩静脈，SSV（small saphenous vein）：小伏在静脈，FV（femoral vein）：大腿静脈，GSV（great saphenous vein）：大伏在静脈．

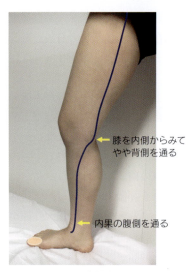

図 13-11　大伏在静脈の走行
（矢印：膝を内側からみてやや背側を通る／内果の腹側を通る）

被検者にはまず後ろ側を向いてもらい，膝窩部から観察すると以下の点において有効である．大伏在静脈評価に時間がかかると小伏在静脈評価を忘れてしまいやすいため，先に行うとよい．また，下肢静脈瘤は女性患者が多いため，検査始めにいきなり鼠径部を出すのではなくワンクッションおくことができる．走査手順，記録法の1例を表 13-4 に示す．

6. 検査のポイント

①表在静脈本幹を追う：分枝が多く，自分が追っている静脈がわからなくなってしまいがちであるが，まず本幹の逆流範囲を明らかにする（図 13-11）．

②穿通枝が下肢静脈瘤の原因になっていることは多くない．穿通枝より上からの逆流が穿通枝に流れ込み，深部静脈への吸い込み口となって結果として拡張していることが多い．そのため，穿通枝を治療しなくとも伏在静脈本幹の治療後に穿通枝が細くなることも多い．穿通枝は目立つ静脈のみ記載する．

7. 短時間で検査を行うコツ

①体表から観察する（視診・触診）：浅い部位や蛇行が著しい場合は，エコーで局所を観察するよりも，体表からの観察が全体像を把握しやすい．

②横断走査，カラードプラ法を用いる：探触子を傾け，カラーをのせやすくする．明らかな逆流は，パルスドプラ法を用いなくても確認できる．

③穿通枝の検索に時間をかけない．

（増山里枝子）

❼ 下肢静脈瘤の術前マーキングと術中超音波

手術前に伏在静脈‐大腿静脈接合部，伏在静脈‐膝窩静脈接合部の部位，伏在静脈の走行や瘤化した静脈の位置を確認しマーキングを行う．伏在静脈は体表からは確認できないため超音波で確認しながら行い，拡張した静脈は立位で視診，触診で確認しながら行う（図 13-12）．瘤切除部位は臥位になって，周囲に大量の麻酔を行うと視診ではわからなくなるため手術前の確認は大切である．基本的には術者が DVT の有無など最終確認も含めて行い，手術をイメージしながら血管の走行や深さなども確認していく．静脈瘤のエコー検査は立位で行うが，マーキングにおい

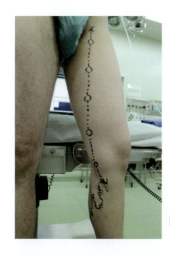

図 13-12　下肢静脈瘤（大伏在静脈不全）手術時のマーキング
大伏在静脈走行部位と膝下の瘤化した静脈をマーキング．

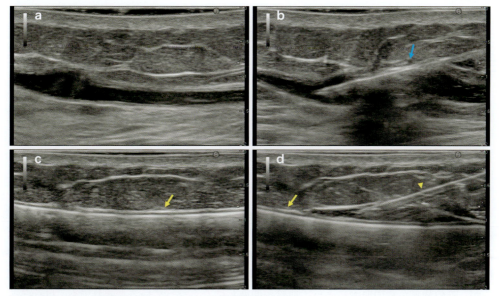

図 13-13　エコー下穿刺（a, b）とエコー下麻酔（c, d）
　a：縦断像で穿刺部の伏在静脈を確認．
　b：静脈と平行に穿刺針（矢印）を挿入．
　c：縦断像で伏在静脈に挿入したカテーテル（矢印）を描出
　d：カテーテル（矢印）と平行に麻酔針（△）を穿刺し，静脈周囲に麻酔薬を注入．

ては体位による位置の変化を考え，手術時と同じ体位（仰臥位または腹臥位）で行うこともある．そのため，術前マーキングを依頼された際は，治療担当医に確認して行う必要がある．

　血管内焼灼術やグルー治療では，静脈への穿刺，伏在静脈周囲への麻酔薬注入，治療開始位置の決定の時に超音波が必要となる．カテーテル挿入の際の静脈穿刺を確実にするためにも，超音波ガイド下に行う（穿刺困難な時は小切開で静脈を露出して行うこともある）．縦断像で行う方法と横断像で行う方法がある．横断像では描出はしやすいが，穿刺針の先端がどの深さにあるかわからないため，縦断像で静脈を描出し穿刺針も平行になるように穿刺し，針先の進行を確認しながら行う方がより正確である（図 13-13）．伏在静脈周囲への麻酔は，焼灼時の熱による痛みや熱傷を回避するため，麻酔薬（TLA）を大量に使用して行うが，saphenous compartment 内へ確実に注入する必要がある．そのため超音波で確認しながら行い，伏在静脈の走行する筋膜間にきちんと入ると血管に沿って麻酔薬が広がっていくのがわかる（図 13-13）．これも縦断像

で静脈と麻酔針を同時に描出していくとより確実な注入が確認できる．焼灼開始位置は，SFJ から約 2cm 離れた部位で，第 1 分枝を温存してその末梢から行う．あとは EVLA では焼灼の程度を超音波で確認しながら，RFA では圧迫しながら焼灼を進めていく．

　グルー治療では血管周囲への麻酔薬注入は必要ないが，開始位置の決定および治療中の位置確認や圧迫などに超音波を用いる．

（内山英俊）

⑧ 術後評価

1. ストリッピング（抜去）術の場合

　ストリッピング術の場合，術後エコー検査でのフォローアップは必須ではない．しかし，ストリッピング術後は皮下出血が多い場合もあり，検査を施行することで患者側は安心を得られることもある．

　その際には，治療目的の血管が抜去されているか，その周囲に血腫がないかを確認する．また，下腿に残存している静脈の不全の有無も確認し，今後，硬化療法など追加治療が必要かどうかの参考とする．

2. 下肢静脈瘤血管内焼灼術の場合

　レーザー焼灼術やラジオ波（高周波）焼灼術の場合，日本静脈学会の「下肢静脈瘤に対する血管内治療ガイドライン」では，治療後 72 時間以内および 1〜3 カ月後のエコー検査が推奨されている[3]．

　術後エコー検査の評価ポイントは，深部静脈血栓症（DVT）合併の有無，EHIT（endovenous heat-induced thrombosis）の評価，治療静脈の閉塞の確認である．

　治療後 72 時間以内のエコー検査目的は，DVT 合併の有無の確認が主である．深部静脈を充満するような DVT は多くないが，焼灼した伏在静脈より深部静脈へ血栓が伸展する EHIT がみられる場合がある．EHIT は図 13-14 のようにクラス分けされる[6]．EHIT の評価は臥位でもよいが，class1 を見逃す可能性があるため立位がよりよい．その際，伏在静脈 - 大腿静脈接合部近傍の分枝が開存しているかを確認する必要がある．ほとんどの場合，その分枝は浅腹壁静脈であるが，この静脈からの血流によって血栓が伸展しにくくなっている．それでも，class2〜4 はわが国では 4.4％，アメリカでは 1.25％という報告がある．伏在静脈 - 大腿静脈接合部近傍の

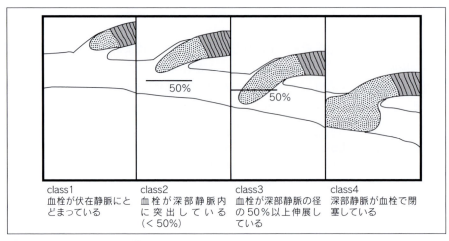

図 13-14　EHIT のクラス分け

分枝が開存していれば，1〜3カ月後のエコー検査では退縮，消失していることがほとんどである（図13-15）[7, 8]．1〜3カ月後のエコー検査でもDVTとEHITの評価を行い，血栓の伸展がないことを確認する．

次に，治療静脈の焼灼による閉塞を確認する．これは，治療後72時間以内，1〜3カ月後のエコー検査ともに評価が必要である．焼灼されている箇所は血管壁が周囲よりやや高輝度となり，内腔はほとんど認められない（図13-16）．

また，エコー検査でフォローする場合には，焼灼した静脈が退縮していくことを確認するため，血管径を計測しておいてもよい．

最後に，下腿に残存している静脈の評価である．ストリッピング術，血管内焼灼術ともに下腿の瘤切除術を同時に行うことも少なくないが，大腿部の伏在静脈のみ治療し，下腿静脈瘤が自然に退縮するのを待つ場合もある．この場合，残存した静脈に不全の有無，瘤化している静脈に血栓性閉塞の有無を評価することが必要である．不全がある場合には自然退縮が難しかったり，血栓性閉塞がある場合には，数日後痛みを伴う血栓性静脈炎が起こる可能性がある．

3．硬化療法，静脈瘤切除術の場合

硬化療法や静脈瘤切除術のみの場合，治療箇所のみを評価すればよい．治療静脈の硬化の有無や径，範囲の観察を行う．また，伏在静脈の不全の有無も同時に評価することが必要である．伏

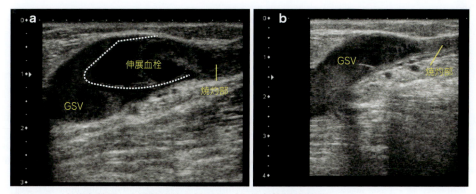

図13-15　大伏在静脈-大腿静脈接合部近傍（大伏在静脈縦断像）
a：血管内焼灼術1日後，b：1カ月後．
1日後では焼灼部よりも中枢側に血栓が伸びているが，1カ月後には血栓が消失している．
GSV：大伏在静脈．

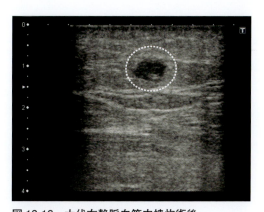

図13-16　大伏在静脈血管内焼灼術後
血管内腔の輝度が上昇し，圧迫してもつぶれず，内腔は認められない．

> **ワンポイントアドバイス**　　1,470nm レーザーや RFA を使用した血管内焼灼術の場合
>
> 血管内焼灼術のうち，1,470nm レーザーや RFA を使用した場合，術後エコーでは部分的あるいは全長において内腔開存が起こることがある（図 13-17）．こういった時にはカラードプラを使用し，内腔に血流がないことを確認する．その後，静脈径の縮小に伴い内腔は消失し，再疎通につながる事象ではないことを覚えておきたい．
>
>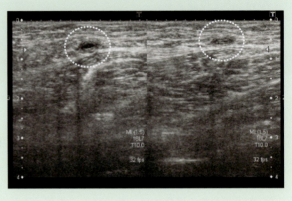
>
> **図 13-17　大伏在静脈血管焼灼術後**
> 静脈壁は全周性に輝度上昇し焼灼されているが，内腔がわずかに残っている．圧迫でつぶれる（右）．

在静脈に不全がある場合には，下腿の瘤化の再発が予測される．

（半沢美恵子）

■参考文献
1) Jack, L., C., et al. : Venous Disease. Rutherford's Vascular Surgery 7th edition. 835 〜 836, 2010.
2) Jack, L., C., et al. : Lymphedema. Rutherford's Vascular Surgery 7th edition. 1014, 2010.
3) 下肢静脈瘤に対する血管内治療のガイドライン．2009-2010 年小委員会報告．静脈学，**21**：289 〜 309, 2010.
4) Bo, E., et al. : Revision of the CEAP classification for chronic venous disorders : Consensus statement. Presented at the Sixteenth Annual Meeting of the American Venous Forum, Orlando, Fla, 26 〜 29, 2004.
5) Gregory, L., M., et al. : The "C" of CEAP-suggested definitions and refinements-An International Union of Phlebology conference of experts. J. Vasc. Surg., **37**：129 〜 131, 2003.
6) Kabnick, L., et al. : Endovenous heat induced thrombosis (EHIT) following endovenous vein obliteration: to treat or not to treat? A new thrombotic classification. Third International Vein Congress: In-Office Techniques. 14 〜 16, 2005.
7) 広川雅之，他：下肢静脈瘤患者に対する波長 1470 nm レーザーおよび Radial 2ring fiber による血管内レーザー焼灼術の多施設共同並行群間比較試験．日血外会誌，**23**：964 〜 971，2014.
8) Sufian, S., et al. : Incidence, progression, and risk factors for endovenous heat-induced thrombosis after radiofrequency ablation. J. Vasc. Surg., **1**：159 〜 164, 2013.

第14章 下肢腫脹鑑別

❶ 要旨

1. 腫脹と浮腫の違い

腫脹（swelling）とは，部分的・全体的を問わず肉眼的に腫れた状態の総称で，浮腫（edema）とは，組織の間質に組織液が過剰に溜まった状態であり，下肢腫脹の原因の一つとなる．

2. 全身性浮腫と局所性浮腫

全身性浮腫は，文字通り全身に浮腫をきたした状態で，その原因として腎性，心不全，肝硬変，栄養障害，内分泌性，薬剤性などがある．

局所性浮腫は，静脈やリンパ還流の一方または両方が障害された時に生じる浮腫で，その原因として血栓性，腫瘍性，炎症性，アレルギー性などがある．

3. 圧痕性浮腫（pitting edema）と非圧痕性浮腫（non pitting edema）

圧痕性浮腫と非圧痕性浮腫の違いは，間質に溜まった組織液の蛋白濃度による．圧痕性浮腫は蛋白濃度が低い水分貯留で，心不全，腎性，肝硬変などでみられる．非圧痕性浮腫は蛋白濃度が高い組織液の貯留で，リンパ浮腫や甲状腺機能低下症などでみられる．

4. 超音波検査における浮腫の鑑別

超音波検査で下肢を観察した場合，軽度の浮腫では皮下組織の肥厚がみられ，浮腫が高度になると皮下組織が敷石状エコー像を呈する．敷石状エコー像はリンパ浮腫に特異的なエコー像ではなく，他の原因による浮腫でもみられることがしばしばある．

局所性浮腫において，深部静脈血栓や腫瘍，筋肉の異常など浮腫の原因を診断するうえで超音波検査が有用な場合がある．

5. 下肢腫脹をきたす代表的疾患

両側下肢腫脹（全身性浮腫）：腎疾患，心疾患，肝疾患，栄養障害，内分泌疾患，薬剤性，老人性（廃用性）など．

片側下肢腫脹：深部静脈血栓症，腫瘍，リンパ浮腫，蜂窩織炎，Baker囊胞破裂，下肢動静脈奇形など．ただし，これらの疾患が両側または中枢に生じると，両側性下肢腫脹をきたすことがある．

6. 重要なガイドライン

①臨床検査のガイドライン JSLM 2012　第2章　症候　2. 浮腫（日本臨床検査医学会）

（西尾　進）

❷ 腫脹，浮腫とは

さまざまな理由で体の一部が異常にふくれることを腫脹という．患者が腫れていることに自分で気づくことが多い症候で，英語では"swelling"と表現される．原因には，蜂窩織炎，深部静脈血栓症，血腫，脂肪組織増殖，関節炎，コンパートメント症候群，動静脈奇形，Baker囊胞，

表14-1　浮腫でチェックすべき症候

障害	肺水腫	中心静脈圧	腹水・足の浮腫
左心不全	＋	さまざま	－
右心不全	－	↑	＋
肝硬変	－	↓ or 正常	＋
腎疾患	さまざま	↑	＋
ネフローゼ症候群	－	さまざま	＋
特発性浮腫	－	↓ or 正常	＋
静脈不全	－	正常	＋

　浮腫，腫瘍など多くの病態がある．浮腫は，この腫脹をきたす病態の一つであり，皮下組織に組織液（水分，漿液，リンパ液など）が貯留した状態をいう．英語では"edema"である．ただし，"edema"は，肺水腫（pulmonary edema）のように，臓器における間質液貯留の場合にも用いられる．つまり，肺水腫や腹水などもedemaの一種であるが，本項では末梢性浮腫（peripheral edema）を主に取り扱う．

　浮腫・腫脹は，患者にファーストタッチする一般医や家庭医が日常診療で頻繁に遭遇する症候である一方，腫脹・浮腫と関連する専門領域は，循環器（心臓，脳，血管，リンパ管）のみならず，消化器（肝臓，消化管），腎臓，腫瘍，産科・婦人科，内分泌・代謝，血液・免疫，整形外科・運動器，栄養関連など，きわめて広範囲である．すなわち，窓口は広く，奥が深い．肺水腫と異なり，末梢性浮腫が直接生命を脅かすことは少ない．しかし，患者のQOLを低下させ，深部静脈血栓症から肺血栓塞栓症をきたすなど，致死的病態を招来することもあるので注意が必要である．

　腫脹は視診により，浮腫は視診と触診によって診断することができる．しかしながら，その浮腫の原因となると種々の病態を鑑別する必要があり，診断に難渋することも少なくない．

1. 浮腫の病態

　浮腫に関与する主要因は，①毛細血管から間質への組織液移動の異常，②経口摂取あるいは静脈投与された水分およびナトリウムの腎臓からの再吸収異常の2つがある．血漿と間質の間の液体交換は，静水圧（静脈圧，リンパ管圧）と膠質浸透圧が関係している．この循環はスターリングの法則として知られており[1,2]，静水圧は血管から体液を外に出そうとする力，膠質浸透圧は体液を間質から血管内へ引き込む力である．心不全や腎不全，あるいは薬剤性にナトリウム，水負荷が増大（再吸収亢進），あるいは腎からの排泄が低下すると静水圧が上昇する．一方，腎疾患や肝疾患では，低アルブミン血症，低蛋白血症に伴って，膠質浸透圧が低下する．これらのいずれか，あるいは両者によって，血管内に保持できなくなった水分が血管外へ漏出する結果として浮腫が生じる．

　深部静脈血栓症などの静脈還流不全でも浮腫が生じる．これは，還流路の途絶に伴ううっ血であり，末梢静脈圧の上昇を伴う．また，リンパ系の還流不全で発生する浮腫をリンパ浮腫という．悪性腫瘍の摘出時のリンパ節郭清が原因であることが多い．深部静脈血栓症が高度になると下腿部に潰瘍をきたし，リンパのうっ滞も合併して両者の混合した病態となる．

　その他に，甲状腺機能低下症では，間質にアルブミンなどの蛋白が蓄積し，血管透過性の亢進やリンパ液の吸収異常を伴う．本症では，間質のムコ多糖類が蛋白と結合して間質ゲル自体が増加し，non-pitting edemaとよばれる特徴的な浮腫をきたす（p.305）．

第14章 下肢腫脹鑑別

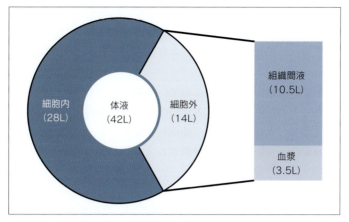

図14-1　体内の水分布（体重70kgの成人男性の概数量）
　組織間には30％程度の予備能があるが，それをこえた水分量の増加が浮腫を生じさせる．

1) 心疾患，肝疾患，腎疾患，甲状腺疾患がないか，随伴する症状はないか．冠動脈疾患，高血圧，糖尿病などの既往，手術歴，旅行歴，妊娠・出産歴，薬剤の内服歴，仕事の内容（立ち仕事，長距離ドライバー）などの確認が重要である．
2) 浮腫はどこに生じるか．全身性浮腫か，局所性浮腫か．全身性の浮腫であれば，原疾患の鑑別が重要となる．右心不全，心膜疾患，肝疾患，腎疾患などを念頭におきながら，随伴する症状の有無を確認する．一方，局所性であれば，静脈性（phleboedema），アレルギー性，リンパ浮腫（lymphedema）などを考えながらさらなる問診を行う．
3) 一過性浮腫か，持続性浮腫か．一過性の浮腫は，月経前によくみられる症状である．心不全の初期には，夕方に認めた下腿浮腫が翌朝には消退することも多い．

図14-2　浮腫の問診票の例[3]

2. 浮腫の診断
1) 問診
　浮腫に限らず，患者から情報を得ることは非常に大切である．図 14-2 に問診票の例をあげる．
2) 視診
　肉眼的にみて腫れているのが「腫脹」なので，腫脹は視診で診断できる．患側と健側で同一部位の周径を測ることもその診断に貢献する．軽度の浮腫を判別するには，浮腫が存在すると表在静脈が観察されなくなることを利用する．健側と比較すると，浮腫のある方の静脈がみえにくい．これは，浮腫によって皮下が厚くなり，静脈がみえなくなるためで，皮下脂肪の少ない部分でより判別しやすい．
3) 触診
　通常は，皮膚は容易につまみあげることができるが，浮腫が生じるとつまみあげにくくなる．上肢では手背部，下肢では足背部がわかりやすい．また，最もよく知られた浮腫の所見は，圧迫痕が生じることである．皮膚を指などで 5 秒以上圧迫した後に圧迫痕が残る浮腫を圧痕性浮腫 (pitting edema) という．一方，圧迫痕が残らない浮腫もあり，非圧痕性浮腫 (non-pitting edema) とよばれる (p.305)．
4) 臨床検査
　浮腫の原因は，問診，診察所見のみで推定できることも多いが，鑑別および確定診断のために，①血液・尿検査，②胸部 X 線写真，③心電図，④超音波検査（心エコー検査，腹部エコー検査，下肢静脈エコー検査），⑥シンチグラフィー，⑦ CT・MRI 検査などの臨床検査が行われる．詳細は，浮腫の鑑別 (p.307) の項に述べる．

3. 下肢腫脹，浮腫における血管エコー検査
　下肢腫脹，浮腫を訴える患者における血管エコー検査の大きな役割は，深部静脈血栓症の有無の診断にあると考える．以前は静脈造影が行われていたが，最近はもっぱら超音波検査により診断される．圧迫法を併用した超音波検査による深部静脈血栓症の陽性診断率は 94％ とされている．
　静脈血栓が否定された場合，浮腫の局在，拡がり，皮下浮腫の状態を観察することができる．また，局所性の腫脹の場合，Baker 嚢胞など原因疾患を特定できることがあり，有用な検査である (p.310)．

（山田博胤）

❸ 全身性浮腫と局所性浮腫

　浮腫は全身性浮腫と局所性浮腫に分類することができる．

1. 全身性浮腫
　全身性浮腫は，全身性疾患が原因で起こる浮腫で，通常両下肢から発生し，重症になると全身に浮腫が及ぶ．浮腫は重力にしたがって下から上に進行し，体位によって変動する．通常は，まず足背に浮腫を認め，浮腫の程度が進行するにしたがって脛骨前面，大腿，下腹部（腹水），胸部（胸水），顔面という順に認める．全身性浮腫を認めた場合，原疾患の鑑別を行うことが重要である．鑑別としては①心原性，②腎性，③肝性，④内分泌性，⑤薬剤性などがあがる（図 14-3）．そのなかでも腎性（腎不全），心原性（心不全），肝性（肝硬変）に伴う浮腫の頻度が高い．

2. 局所性浮腫
　局所性浮腫とは，局所の病変によって起こる浮腫である．①リンパ性，②静脈性，③炎症性，④立位性などが考えられる．蜂窩織炎などの炎症性浮腫では炎症局所に浮腫が出現し，リンパ性浮腫や深部静脈血栓症（DVT：deep vein thrombosis）などの静脈性浮腫では，閉塞部位より

	圧痕性	全身性浮腫	局所性浮腫
静水圧上昇 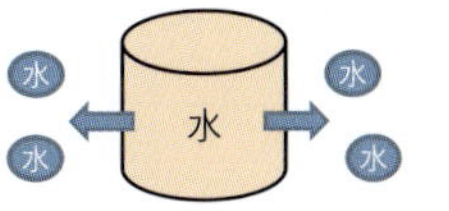	pitting edema 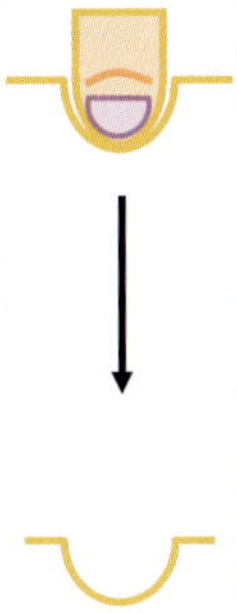	心不全 腎不全 薬剤性(ワンポイントアドバイス) 代謝性(ビタミンB_1欠乏症, Basedow病, 神経性食欲不振症, 月経前, 妊娠中)	静脈閉塞 静脈瘤 血管形成異常 血栓後遺症
膠質浸透圧低下 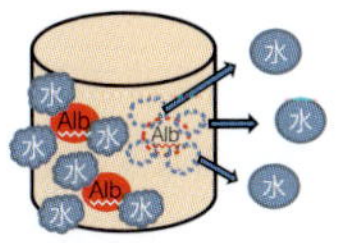		肝疾患(肝硬変, Budd-Chiari症候群) 低栄養 腎疾患(ネフローゼ症候群) 悪性腫瘍 感染症 蛋白漏出性胃腸症	
血管透過性の亢進 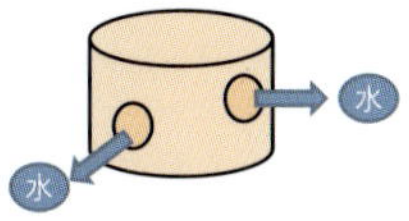		血管炎 アレルギー性 薬剤性	炎症性 特発性
間質の浸透圧上昇とリンパ管閉塞 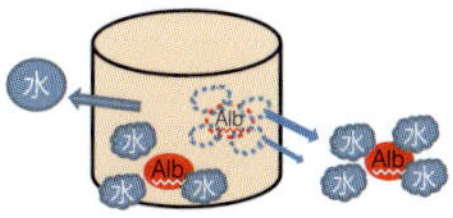	non-pitting edema 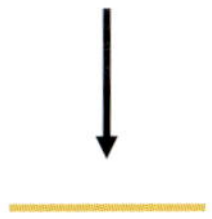	甲状腺機能低下症	リンパ還流障害(リンパ浮腫:二次性90%, 一次性10%)
その他		廃用性	廃用性

図 14-3 浮腫の鑑別 [4)]
全身性浮腫, 局在性浮腫, 次項で述べる pitting edema, non-pitting edema について, 浮腫の発生機序と鑑別疾患を示す.

も末梢側に浮腫が出現する. 一般的に局所性浮腫は片側性あるいは両側性でも左右差を生じることが多いが, 上大静脈症候群のように中心静脈で閉塞が起こると左右対称の両側性になることもあり注意が必要である. 局所性浮腫は, 全身性浮腫と比べると超音波検査で原因を診断しやすい. 局所性浮腫で超音波検査を用いて診断できる代表的な疾患や詳細については p.310 で述べる.

> **ワンポイントアドバイス　　老人性(廃用性)浮腫**
>
> 日常臨床のなかで最も遭遇する機会が多い局所性浮腫は, 老人性(廃用性)浮腫である. 下腿筋は第二の心臓ともよばれているように, 下腿の血液を心臓へ押し返す機能(ポンプ機能)があるが, 加齢によってヒラメ筋や腓腹筋などの下腿筋の筋力が衰えると, このポンプ機能が低下し, 浮腫が出現する. 浮腫の程度には日内変動があり, 朝は浮腫を認めないか軽度であり, 夕方に顕在化するのが特徴的である.

(平田有紀奈)

❹ pitting edemaとnon-pitting edema

さまざまな疾患で浮腫を呈するが, 浮腫の範囲(局在)で全身性浮腫, 局所性浮腫に分類でき, さらに浮腫の性質により pitting edema(圧痕性浮腫)と non-pitting edema(非圧痕性浮腫)に分類できる.

1. pitting edema

浮腫の有無は通常, 脛骨前面で判定することが多い. pitting edema とは, 指で浮腫の部位を

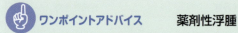 **ワンポイントアドバイス　　薬剤性浮腫**

全身性浮腫の鑑別の一つに薬剤性浮腫がある．薬剤性浮腫をきたす可能性がある薬剤を**表 14-2** に示す．薬剤性浮腫が疑われる場合は，使用薬剤をいったん中止し，経過観察を行う．

表 14-2　薬剤性浮腫をきたす原因薬剤

降圧薬	Ca 拮抗薬	血管拡張作用による血管透過性亢進，毛細血管内圧の上昇
	β遮断薬	レニン分泌抑制による腎での Na 再吸収亢進
	ACE 阻害薬，ARB	皮下や粘膜組織の毛細血管拡張，透過性亢進
	ヒドララジン，ニトロ系薬剤	末梢血管抵抗の低下によるレニン-アンジオテンシン-アルドステロン（RAA）系の亢進
糖尿病薬	インスリン製剤	腎での Na 再吸収増加作用
	ピオグリダゾン	
NSAIDs	サリチル酸など	プロスタグランジン産生の抑制による腎血管収縮と Na 再吸収抑制
抗癌薬	代謝拮抗薬（メトトレキサート，白金製剤）	腎尿細管を障害する
	抗生物質（ダウノルビシン，ドキソルビシン）	腎糸球体を傷害し，ネフローゼを生じる 心筋障害作用のため心不全を生じる
ホルモン薬	エストロゲン	肝臓でのレニン基質増加作用による RAA 系の賦活化
中枢神経用薬	抗ドパミン作用（ドンペリドン，メトクロプラミド，スルピリド，モルヒネ）	プロラクチン分泌作用による腎糸球体濾過量増加
	ADH 様作用（カルバマゼピン，アミトリプチリン）	ADH 分泌
漢方	甘草	アルドステロン様作用
Na 含有薬	抗生物質	Na 含有量が多い

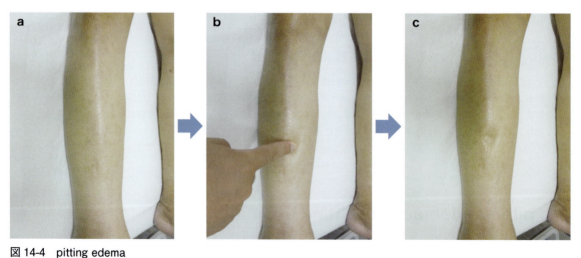

図 14-4　pitting edema
脛骨前面を指で 5 秒以上 5mm の深さで圧迫（b）．その後，圧迫を解除後圧痕を認める（c）．

最低でも 5 秒以上 5mm の深さで圧迫し，圧痕の存在を認めるものと定義される（**図 14-4**）．指で圧迫した場合，間質に貯留した水分の流動性が高ければ pitting edema となり，流動性が低け

表 14-3　圧痕の回復時間による分類[4]

grade	定義
	圧痕の回復時間
1+	圧迫直後
2+	15 秒
3+	30 秒
4+	>30 秒以上

表 14-4　圧痕の深さと回復時間による分類[3]

grade	定義	
	圧痕の深さ(mm)	圧痕の回復時間
1+	2	圧迫直後
2+	4	数秒
3+	6	10〜12 秒
4+	8	20 秒以上

表 14-5　pitting edema と non-pitting edema の鑑別

	pitting edema		non-pitting edema
圧痕の有無	+		−
	fast edema	slow edema	
圧痕の回復時間	<40 秒	≧40 秒	
代表疾患	低アルブミン血症	心不全 肝不全 静脈血栓	リンパ浮腫* 甲状腺機能低下症

＊軽度のリンパ浮腫では，pitting edema を呈することがある．

れば圧痕を残さない non-pitting edema となる．pitting edema の重症度評価には，圧痕の深さと持続時間や，圧痕の回復時間などから，1+〜4+ で分類する方法がある（**表 14-3, 14-4**）[5,6]．分類法により定義が異なるため，これらの分類を用いる際は注意が必要である．

　また，pitting edema は，圧迫後 40 秒以内に回復する場合を fast edema，40 秒以上かかる場合を slow edema と分類される．fast edema は，低アルブミン血症に代表される血漿膠質浸透圧の低下がその病態であり，slow edema は，心不全に代表される細胞外液濾過状態による静水圧の上昇がその病態である（**表 14-5**）．Henry ら[7]は，pitting edema の回復時間と血清アルブミンとの間に有意な正相関があったと報告している．粘稠なアルブミンが間質から減少することで圧痕の回復時間が速くなるという点を利用して，pitting edema の回復時間は浮腫の鑑別診断に有用であると結論づけている．

2. non-pitting edema

　non-pitting edema は，圧痕の存在を認めないものと定義される．これは，間質の蛋白濃度が増加するリンパ浮腫や，ムコポリサッカライドが増加する甲状腺機能低下症でみられる．non-pitting edema は，リンパ浮腫，甲状腺機能低下症，血管性浮腫でみられ，その他は pitting edema を呈す．

（遠藤桂輔）

❺ 敷石様所見（cobble stone sign）

1. 敷石様所見とは

　超音波検査所見で，敷石様所見＝リンパ浮腫と考えがちであるが，敷石様所見は皮下に組織液貯留が多いことを意味しており，リンパ浮腫に限った特徴ではない．著明な浮腫症例では，皮下組織が敷石様にみられることがしばしばある．そのため，まず検査を行う前には既往歴の確認を欠かしてはならない．次に視診・触診を行い，両側の浮腫なのか，それとも片側の浮腫なのかを把握しておくことで，ある程度，原因疾患を推測することができる．両下肢の著明な浮腫であれ

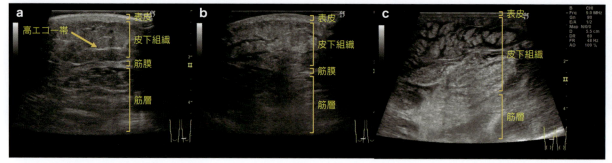

図14-5　超音波検査でみる浮腫の重症度
　a：軽症浮腫，b：中等症浮腫，c：重症浮腫．
　軽症浮腫では皮下組織の肥厚のみであるが，中等症・重症と進行するにつれて表皮（真皮）のエコー輝度が低下，皮下の組織液貯留が目立つようになる．敷石様所見は重症浮腫に特徴的である．

> **ワンポイントアドバイス　　片側浮腫（左下肢）と両側浮腫**
>
> 　片側浮腫は，患肢では表皮のエコー輝度低下を認め，皮下組織のエコー輝度は上昇している．健側と比較することが重要である．
> 　両側浮腫で，心不全や腎疾患，肝疾患，内分泌疾患による浮腫は左右対称の浮腫が特徴である（図14-6）．
>
>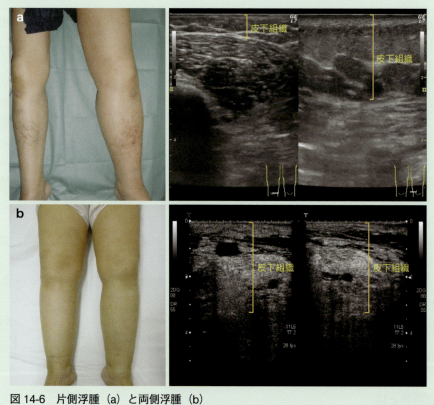
>
> 図14-6　片側浮腫（a）と両側浮腫（b）

ば，前述の全身性浮腫の原因疾患（心不全，肝疾患，腎疾患，内分泌疾患など）を念頭において検査を行うべきであるし，片側の浮腫で癌の手術や放射線治療の既往があれば，まずリンパ浮腫を考える．しかし，浮腫の原因が必ずしも1つの疾患とは限らないため，全身性浮腫やリンパ

> **ひとくちメモ　　リンパ浮腫**
>
> 　リンパ浮腫とは，リンパの還流障害により生じた浮腫であり，原発不明の特発性（一次性）と閉塞性や炎症性など明らかな原因のある二次性に分類される．
> 　リンパ浮腫の大半は二次性であり，上肢では99%，下肢では約90%を占める．上肢ではほとんどが乳癌術後（放射線治療も含む）であり，下肢では子宮癌や卵巣癌，泌尿器や下部消化管などの骨盤内臓器の手術後に生じる．すなわち，リンパ浮腫のほとんどは癌治療の後遺症である．

　浮腫に併発した深部静脈血栓症や，リンパ浮腫に伴う蜂窩織炎など，常に他の疾患の併発も考えて検査を行うことが重要である．

2. 超音波検査

　浮腫の観察は，体表面近くの皮膚・皮下組織が十分に観察できる7.5～10MHz程度のリニア型探触子を用いて行う．

　浮腫の超音波所見は，①皮下の組織液貯留，②皮膚および皮下組織の肥厚，③皮下組織内の高エコー帯の消失，④筋膜の不明瞭化がある．浮腫の程度が軽症の場合には皮下組織の肥厚のみを認め，重症化するにつれて敷石様所見を呈するようになる（図14-5）[8]．また，浮腫の局在部位や拡がりを評価することも重要である．リンパ浮腫では，リンパ管が走行する下肢内側に浮腫が強いことが特徴であり，老人性（廃用性）浮腫であれば，下腿後面～外側面に浮腫が強いことが多い．

　さらに，超音波検査はCTやMRI検査より簡便で，繰り返し施行することができるため，浮腫の程度を経時的に評価することで，治療効果の判定も行える．その際には，マーキングを行うなどして，経時的変化を同じ部位で計測することが望ましい．診断深度やダイナミックレンジなど，超音波機器の設定も同様にすることで，経過中の比較が容易になる．

（鳥居裕太）

❻ 浮腫の鑑別

　浮腫の鑑別を行う際には，①全身性か局所性か，②圧痕性（pitting）か非圧痕性（non-pitting）かを評価し，浮腫の原因となる疾患について順序立てて考えていくとよい．ここでは鑑別のフローチャートを示し，個々の検査について記述する．

1. 全身性浮腫（図14-7）

　全身性浮腫は，病初期には組織圧が低い眼瞼や下肢に部分的にみられ，左右対称である．歩行可能な患者は下肢に，臥床している患者は後頭部や背部に強くみられることが多い．指で数秒間強く押した後に圧痕がしばらくの間（10秒程度）残存する圧痕性浮腫（pitting edema）と，速やかに元に戻り圧痕が残らない非圧痕性浮腫（non-pitting edema）がある．

　甲状腺機能低下症（粘液水腫）は非圧痕性浮腫であり，その他の原因ではすべて圧痕性浮腫を呈する．圧痕性浮腫においては，図14-7で示すとおり心原性，肝性，内分泌性，薬物性，栄養障害など多彩な原因がある．

2. 局所性浮腫（図14-8）

　局所性浮腫は，限局した部位に左右非対称に出現する．圧痕性の場合，静脈性，炎症性，廃用性が原因となる．非圧痕性の場合，ほとんどがリンパ性であり，リンパ路の形成不全などで生じる一次性リンパ浮腫と，癌転移，悪性リンパ腫，手術，外傷，放射線治療，フィラリア症など何らかの原因により生じる二次性リンパ浮腫とに分類される．リンパ浮腫以外の原因として，

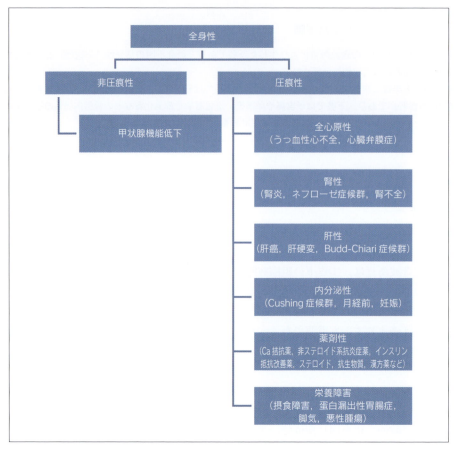

図14-7　全身性浮腫の鑑別

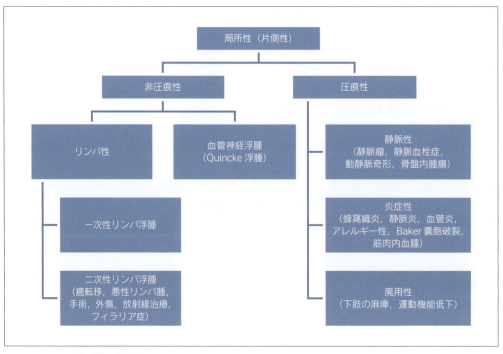

図14-8　局所性浮腫の鑑別

ひとくちメモ　　ネフローゼ症候群

ネフローゼ症候群とは，蛋白尿が 3.5g/ 日以上で持続し，低アルブミン血症（血清アルブミン 3.0g/dL 以下）を生じ，膠質浸透圧低下により血管内に保持できなくなった水分が血管外へ漏出し浮腫を生じる疾患であるが，その原因は多彩である．小児や若年者では微小変化型が多くステロイド治療が奏効するが，高齢者では一次性腎疾患のみならず，糖尿病性，アミロイド性，紫斑病性，感染症性，高血圧症性，抗好中球細胞質抗体（ANCA）関連腎炎，全身性エリテマトーデス（SLE）など膠原病によっても生じうる．これら腎性浮腫は，全身性圧痕性浮腫の大きな原因の一つである．

ワンポイントアドバイス　　急性に生じた浮腫

浮腫の多くは慢性の経過で生じるが，急性に生じた場合は深部静脈血栓症，コンパートメント症候群，Baker 囊胞破裂，心不全急性増悪，腎不全急性増悪などを考えて，速やかな対応が必要である．

Quincke 浮腫があげられる．これは，顔面や喉頭部に生じる軟らかい浮腫であり，数時間のうちに浮腫が完成し，3 日程度で消失する．

3．浮腫の鑑別

　これら鑑別診断を進めていくうえで，詳細な問診が重要である．問診内容としては，①浮腫の分布，程度（日内変動や疼痛の有無など），②随伴症状（息切れ，多尿，乏尿など），③病歴（既往歴，手術歴，放射線治療歴，服薬歴）を中心に記録しておくとよい．また，有用な検査項目として，検尿，血液検査（全血算，生化学，甲状腺機能や BNP を含めた内分泌検査など），胸部単純 X 線写真，心電図があげられる．

　全身性浮腫において，既往歴が不明で疾患の絞り込みが難しい場合は，まず尿検査を行い，尿蛋白が陽性であれば腎疾患を考え検査を進める．尿蛋白が陰性～軽度陽性であれば，肝硬変や心不全など他の要因も鑑別にあげるとよい．

　浮腫の鑑別に有用な臨床検査については以下のとおりである．

①尿検査：尿蛋白の定性を行い，陽性であれば腎疾患，特にネフローゼ症候群を疑う．また，腎不全や糸球体腎炎が鑑別疾患としてあげられる．

②血液検査：AST/ALT から肝機能障害を判定し，肝炎ウイルスマーカー（HBe 抗原，HBc 抗体）が陽性の時は，肝硬変をはじめとした肝性浮腫を疑う．血小板の減少など，全血算も肝硬変の重症度判定に用いられる．BNP の上昇は心不全診断の一助となる．アルブミンの低下は低栄養を疑う所見である．他に内分泌疾患による浮腫（Cushing 症候群など）も，血中 ACTH とコルチゾールを用いてスクリーニングすることが可能である．全身性非圧痕性の浮腫であれば，FT_4，TSH を検査することで甲状腺機能低下症の鑑別が可能である．

③胸部 X 線：心拡大，肺うっ血，胸水を認めた際は心不全を疑う．原則として，下腿浮腫は心臓ポンプ機能失調による左心不全単独では生じず，右心不全もしくは両者の合併により生じる．

④心電図：心不全の原因となる虚血性心疾患（ST 変化や異常 Q 波など）や頻脈性不整脈（心房細動など）を鑑別することが可能である．

⑤超音波検査：腹部エコー検査により，肝のびまん性結節性病変・門脈圧亢進所見をとらえることで肝硬変の診断を得る．また，腎囊胞や萎縮腎所見をとらえることで，腎障害の原因を鑑別可能である．下肢静脈エコー検査は DVT の診断に用いられる．心エコー検査は，心不全の有無のみならず，器質的心疾患（各種心筋症，心臓弁膜症など）の鑑別に重要である．

（楠瀬賢也）

❼ 超音波検査で診断できる下肢腫脹（局所性浮腫）の原因疾患

　下肢腫脹をきたす疾患で，超音波検査により診断できる疾患の多くは局所性浮腫である．全身性浮腫は，前述のように腎疾患，心不全，肝硬変，内分泌疾患，薬剤性などによるものがほとんどで，その診断には血液・生化学検査が有用である．また，心不全による浮腫は，下大静脈径と呼吸性変動の有無をみればある程度診断可能である．超音波検査で慢性腎不全や肝硬変などは診断できるが，その程度（重症度）はやはりラボデータに頼らざるをえない．

　一方，局所性浮腫の原因となる疾患は，超音波検査で診断できるものが多い．局所性浮腫をきたす疾患で最も多いものは深部静脈血栓症（DVT）であるが，DVTの超音波像は第12章の下肢静脈（DVT）で述べられているため本項では割愛する．

　DVTを除く下肢腫脹（局所性浮腫）の原因となる疾患で，超音波検査で診断でき，臨床で遭遇するケースの多いものを以下にあげる．①Baker囊胞の破裂，②筋肉内血腫，③動静脈奇形，④骨盤内腫瘍である．これらの疾患について解説する．

1. Baker囊胞の破裂

　Baker囊胞は，腓腹筋内側頭と半膜様筋腱の間に存在する滑液包内に滑液（関節液）が貯留したものである．膝窩部にみられる囊胞で，超音波検査では，膝関節腔との連続性を証明することにより診断される．本来，Baker囊胞は結核性の膝関節炎により生じるもので，近年では広義の意味で膝窩囊胞ともよばれる．Baker囊胞の好発年齢は，成人では35〜70歳，小児では4〜

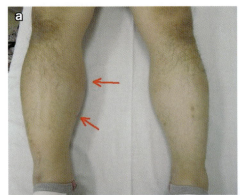

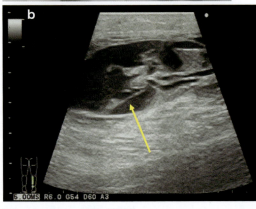 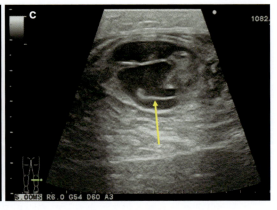

図14-9　Baker囊胞の破裂
a：下肢所見．右下腿に限局した浮腫を認める．
b：左膝窩部縦断像，c：左膝窩部横断像．b，cの矢印は破裂したBaker囊胞．
40歳代，男性．主訴：下肢腫脹，疼痛．
超音波画像は腓腹筋筋膜下に囊胞性の腫瘤を認める．本症例のように，隔壁様構造を認める場合もある．

7歳と二峰性のピークを有する[9]．小児の場合は先天的に形成され，膝関節腔と交通を認めないが，成人の場合は変形性膝関節症，半月板損傷，関節リウマチなどの膝関節疾患を有する患者に好発する．通常，Baker囊胞は症状を有さないか，ときに痛みを生じたり，膝関節の屈曲・伸展により違和感を感じる程度である．

しかし，囊胞内の内圧上昇により破裂をきたした場合は，急激な疼痛および下肢腫脹をきたし臨床的に問題となる．これは，滑液が腓腹筋筋膜下に流出することで，周囲の組織に炎症が起こるためである．症状がDVTに似ており，超音波検査が鑑別に有用である．

図14-9は，下肢腫脹と疼痛を主訴に紹介された40歳代男性の下肢の所見と超音波画像である．通常，Baker囊胞の破裂時に腫脹をきたす部位は下腿である．病変部より末梢側に腫脹をきたすことが特徴である．

消炎鎮痛薬と安静により自然経過で寛解することが多いが，痛みが強い場合は滑液を穿刺吸引したり，外科的処置を行うことがある．

2．筋肉内血腫

筋肉内血腫は，筋肉を覆っている筋膜と筋肉の間，または筋肉内に出血を起こした状態である．筋肉内血腫の誘因として，打撲，スポーツによる過負荷，無理な姿勢をとった時や重い物をもった時などがあげられるが，原因不明の場合も少なくない．また，血友病のような凝固異常がある場合は，筋肉内血腫を生じやすく，腸腰筋などの大きな筋肉に出血を起こすと大量出血につなが

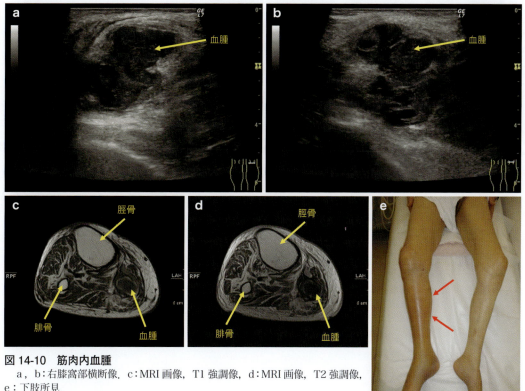

図14-10 筋肉内血腫
a，b：右膝窩部横断像．c：MRI画像，T1強調像，d：MRI画像，T2強調像，e：下肢所見．
80歳代，男性．主訴：数日前からの下肢腫脹．
超音波検査では，腓腹筋内側の筋内部に低エコーで内部に液体成分を疑うエコー像を認めた（a，b）．カラードプラ法では内部に血流シグナルを認めなかった．血腫または腫瘍性病変が鑑別にあがったため，MRIを施行した．MRIで腫瘤は，腓腹筋内側頭近位部の筋肉内にT1強調像で筋肉とほぼ等信号でrim状の淡い高信号を呈し（c），T2強調像では低信号を呈した（d）．以上より，筋肉内血腫と診断された．

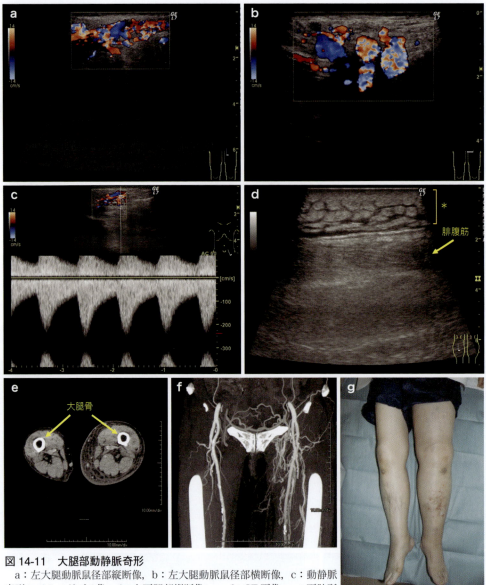

図 14-11 大腿部動静脈奇形
　a：左大腿動脈鼠径部縦断像，b：左大腿動脈鼠径部横断像，c：動静脈奇形のパルスドプラ像，d：右下腿部縦断像，e，f：CT 画像，g：下肢所見．
　下肢血管エコー検査で，鼠径部から大腿部に複数のシャント血流を認める．また，同部位の血流速度は 2m/sec をこえており，パルスドプラ波形は連続性となっている（c）．下腿の皮下組織，間質に液体貯留を認め，敷石様所見を呈す（d，＊）．大腿部の CT 体軸断面像では，皮下組織は脂肪より high density で著明な浮腫を認める．また，造影 CT では大腿部に発育した動静脈瘻を認める（e，f）．

ることがある．
　下肢に生じた筋肉内血腫の症状は，腫脹と疼痛が主で，血腫の吸収が遅れると筋力低下をきたすことがある．また，骨折や挫傷のような外傷により急速に多量の出血が生じた場合は，筋膜区画内圧が上昇し筋肉が阻血状態となり，放置しておくと壊死に陥ることがある．このような場合をコンパートメント症候群とよび，外科的処置が必要となるため注意しなければならない．
　図 14-10 は，数日前から下肢腫脹を認めたため DVT の疑いで紹介された 80 歳代男性である．

第14章 下肢腫脹鑑別

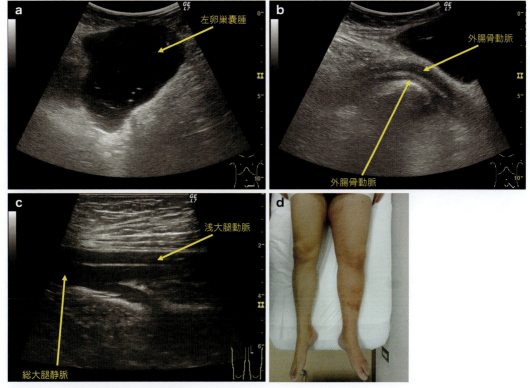

図14-12 骨盤内腫瘤による下肢腫脹
40歳代，女性．主訴：左下肢腫脹．
a：左下腹部横断像．骨盤内に8cm大の巨大卵巣囊腫を認める（矢印）．
b：左外腸骨動静脈縦断像．左卵巣囊腫により外腸骨静脈は圧排されている（矢印）．
c：左大腿動静脈縦断像．左総大腿静脈は拡張している（矢印）．
d：下肢所見．左下肢は著明に腫脹している．

　超音波検査では，血腫は多彩な像を呈し，解剖学的位置関係を把握するのも容易ではない場合が多い．このような場合に，MRIは有用な検査である．

3. 動静脈奇形

　下肢にできる動静脈奇形で最も頻度が高いのは動静脈瘻（AV fistula）である．動静脈瘻には先天性と後天性があり，後天性では外傷によるものが最も多い．その他の原因としては医原性が多く，大腿動脈へのカテーテル操作後，術後，感染などがあげられる．シャント血流量が増加すると，心不全をきたすこともある．特に，大腿部の比較的大きい動静脈瘻は，高圧の動脈系から低圧の静脈系への血流のシフトが生じることにより，下腿の虚血や下肢腫脹の原因となる．また，末梢血管疾患患者に動静脈瘻が生じると，虚血症状が増強する場合がある[10]．

　図14-11は，左下肢の浮腫で紹介された70歳代女性である．動静脈瘻が存在すると，シャント血流により慢性的に静脈内圧は上昇し，静脈血のうっ滞による浮腫をきたすことがある．さらに，静脈内圧上昇に伴う静脈血のうっ滞は，血栓形成の高リスクとなる．

4. 骨盤内腫瘍

　子宮筋腫，子宮癌，卵巣癌などが巨大になると，骨盤腔内で腸骨静脈を圧排し血流のうっ滞が生じる．この結果，下肢静脈の拡張，下肢の浮腫をきたす．大腿静脈レベルでの静脈の拡張および血流うっ滞を超音波検査で評価する．血流がうっ滞していれば，DVTの高リスクとなるため，DVTの有無も確認する必要がある．血流が高度にうっ滞している場合は，圧迫法による検査が

有効であるが，血栓が存在する場合は肺塞栓のリスクがあるため，過度の圧迫は避けた方がよい．また，大腿静脈レベルで高度の血流うっ滞を認めた場合は，骨盤腔内の腸骨静脈領域に閉塞または圧排がないかを確認する．

図 14-12 は，左下肢腫脹で紹介された 30 歳代女性の超音波画像である．

骨盤内腫瘍による血流うっ滞をきたす理由として，腫瘍による腸骨静脈の圧排または腫瘍が悪性の場合は腸骨静脈への浸潤による静脈閉塞が考えられる．

下肢腫脹の原因は，本項で述べたように多種多彩で，大部分は全身性浮腫であるが，局所性浮腫の場合は超音波検査で腫脹の原因が特定できることがある．下肢腫脹を診断する場合には，理学所見，血液検査データなどを参考に行うが，超音波検査を用いることで原因が特定できる場合や，診断に付加的な価値を与える場合がある．このように，腫脹の診断は総合的に行う必要があり，その 1 つのツールとして超音波検査は有用である．

（西尾　進・鳥居裕太）

■参考文献
1) Guyton, A.C.：Chapter 16. Textbook of Medical Physiology (8th ed.). Saunders, Philadelphia, 1991.
2) Taylor, A.E.：Capillary fluid filtration. Starling forces and lymph flow. *Circ. Res.*, **49**(3)：557, 1981.
3) 松尾　汎編：むくみの診かた 症例で読み解く浮腫診療．6, 文光堂，2010．
4) 古谷伸之：浮腫を極める．レジデント，**1**（3）：2008．
5) O'Sullivan, S.B., Schmitz, T. J. (eds.).：Physical rehabilitation：assessment and treatment (5th ed.). 659, F. A. Davis Company, Philadelphia, 2007.
6) Hogan, M.：Medical-Surgical Nursing (2nd ed.). Salt Lake City, Prentice Hall, 2007.
7) Henry, J.A., Altmann, P.：Assessment of hypoproteinaemic oedema：a simple physical sign. *Br. Med. J.*, **1**(6117)：890〜891, 1978.
8) Suehiro, K., et al.：Subcutaneous Tissue Ultrasonography in Legs with Dependent Edema and Secondary Lymphedema. *Ann. Vasc. Dis.*, **7**(1)：21〜27, 2014.
9) Gristina, A.G., Wilson, P.D.：Popliteal Cysts in Adults and Children. A Review of 90 Cases. *Arch. Surg.*, **88**：357, 1694.
10) Kotelis, D., Klemm., K., von Tengg-Kobligk, H., et al.：Intermittent claudication secondary to a traumatic arteriovenous fistula. *Vasa*, **36**：285, 2007.

索 引

ア

アドソン・テスト　100
足関節上腕血圧比　178
圧痕性浮腫　299
安全な中心静脈カテーテル挿入・
　管理のための手引き2009　227

イ

移植腎　170
移植腎動静脈瘻　173
移植腎評価　171
遺残坐骨動脈　175, 177
一過性脳虚血発作　69

エ

エコーガイド下 CAS　54
エコートラッキング法　44
エデン・テスト　100
エンドリーク　124, 140
腋窩静脈　228, 232
腋窩動脈　92
腋窩動脈-大腿動脈バイパス術
　199
炎症性大動脈瘤　130

オ

音響陰影　25

カ

カテーテル血栓溶解療法　265
カテーテル留置　227, 228
カラードプラ　79
カラードプラ法　11, 15, 46
カラー表示方法　16
ガイドワイヤー　195
下行大動脈　112, 113, 117
下肢腫脹　238, 299
下肢静脈　252
下肢静脈瘤　283

下肢静脈瘤に対する血管内治療の
　ガイドライン　283
下肢静脈瘤の分類　285
下肢静脈瘤血管内焼灼術　296
下肢深部静脈　254
下肢深部静脈血栓症　238
下肢動脈　175
下肢動脈血管内治療　195
下肢動脈血流波形　176
下腿穿通枝　284
下腿部　254
下大静脈　238, 239
下大静脈フィルター　247, 277
下大静脈フィルター内血栓　249
下大静脈奇形　238
下大静脈欠損　245
下大静脈血栓症　238, 246
下大静脈腫瘍塞栓　248
下大静脈塞栓症　245
下腸間膜動脈　112, 113
可動性プラーク　43
仮性動脈瘤　91, 204
解剖学的バイパス術　197
外陰部静脈　284
外頸静脈　228
外頸動脈　28
拡張末期血流速度　47, 75
拡張末期血流比　75
肝静脈　239
冠状断面　129
冠状動脈　112, 113
冠動脈疾患　101, 103
感染性大動脈瘤　130
関心領域　16

キ

気管支動脈　113
奇異性脳塞栓症　252
奇静脈　239
機能検査　8
急性腎不全　161

急性動脈閉塞　175
急性動脈閉塞症　91, 93, 177, 199
急性肺塞栓症　247
虚血性心疾患　3, 26
虚血性脳卒中に対する抗血栓療法
　および血栓溶解療法のガイド
　ライン　252
胸郭出口症候群　91, 93, 98
胸部大動脈　117
胸部大動脈解離　131
胸部大動脈疾患の診断と治療ガイ
　ドライン　111
胸部大動脈瘤　124
局所性浮腫　299, 302, 307
筋肉内血腫　311

ク

くも膜下出血　69, 72, 78
繰り返し周波数　16

ケ

ゲイン　12
外科的バイパス術　192, 193
脛骨静脈　253
脛骨動脈　176
脛骨表在静脈　284
経食道エコー法　117
経頭蓋カラードプラ検査　71, 75
経頭蓋ドプラ検査　75
経頭蓋超音波検査　69
頸静脈　227
頸動脈ステント留置術　52
頸動脈プラーク分類　38
頸動脈解離　63
頸動脈狭窄・閉塞症　26
頸動脈血管弾性　43
頸動脈洞　36
頸動脈内膜剥離術　52
頸動脈 IMT 測定　36
頸部血管超音波ガイドライン　26
頸部動脈の血流評価　46

頸部動脈狭窄率 48
血液透析 207
血管エコー 1
血管炎 26
血管炎症候群の診療ガイドライン 91, 111
血管機能の非侵襲的評価法に関するガイドライン 101
血管疾患 1
血管内焼灼術 289
血管内皮機能検査 101
血管壁 101
血腫 204
血清腫 223
血栓性静脈炎 283
血流依存性血管拡張反応検査 101
血流障害 124
血流誘発法 272

コ

コンベックス型探触子 11
呼吸負荷法 273
抗凝固療法 265
後下弓状静脈 284
後下小脳動脈 55
後交通動脈 70
高輝度プラーク 40
高血圧 103
高血圧症 26, 101, 148, 151
高血圧治療ガイドライン 101
硬化療法 288, 298
膠原病 101
骨盤内腫瘍 313
骨盤部 253

サ

サンプルボリューム 18
左側下大静脈 245
鎖骨下静脈 209, 228, 232
鎖骨下動脈 28, 29, 92, 112, 113, 208
鎖骨下動脈盗血現象 55, 60
鎖骨下動脈盗血症候群 60, 85
災害時循環器疾患の予防・管理に関するガイドライン 252
最高流速検出感度 22
最大内中膜厚 36
最低流速検出感度 22

シ

シャント 207
シャント狭窄 207
シャント静脈狭窄・閉塞 218
シャント評価 210
シャント閉塞 207
至適断面設定 24
脂質異常症 26, 101, 148, 151
自家静脈グラフト 194
自己血管内シャント 207, 216
時間平均血流速度 47, 48
時間平均最大血流速度 47, 48
敷石様所見 305
膝窩静脈 253, 284
膝窩動脈 176
膝窩動脈外膜嚢腫 175, 177, 200
膝窩動脈捕捉症候群 175, 177, 202
膝穿通枝 284
尺骨動脈 93, 208
尺側皮静脈 209, 228, 232
手掌動脈 93
腫脹 299
収縮期加速時間 186, 210
収縮期最高血流速度 75, 186
収縮期最高血流速度比 188
収縮期最大血流速度 47, 49
重症下肢虚血のステージング 181
粥状硬化性腎動脈狭窄症 148
小伏在静脈 284, 285
上行大動脈 112, 113, 117
上行大動脈瘤 126
上肢静脈 227
上肢静脈血栓症 235
上肢静脈深部静脈血栓症 238
上肢動脈 91
上肢浮腫 227, 228
上大静脈 228, 238, 239
上大静脈遺残 238, 244
上大静脈症候群 227, 238, 242
上腸間膜動脈 112, 113, 149
上腕静脈 208, 228, 232
上腕静脈症候群 227
上腕深動脈 93
上腕動脈 92, 208
静脈圧上昇 219
静脈圧迫法 269
静脈血栓塞栓症 2, 262
静脈血栓塞栓症予防 264
静脈高血圧症 207, 219
静脈留置ライントラブル 238
静脈瘤 7
静脈瘤切除 289
静脈瘤切除術 298
食道動脈 113
心筋梗塞 101
心不全 101, 103
深部静脈血栓症 227, 252, 256, 257, 262
深部静脈血栓症評価 268
深部静脈交通枝 208
人工血管術 142
人工血管穿刺部感染 224
人工血管置換術 122
人工血管内シャント 207, 216
腎サイズ 154
腎機能評価 161
腎血管性高血圧症 151, 156
腎梗塞 166
腎静脈 239
腎静脈血栓症 167
腎動静脈瘻 164
腎動脈 112, 113
腎動脈狭窄 148, 151, 157
腎動脈瘤 148, 163

ス

スイープ速度 21
ステントグラフト 122
ステントグラフト内挿術 123
ステントグラフト留置術 140
ステント留置術 192
ストリッピング手術 288
ストリッピング術 296
スライス厚 21
スラント機能 18

頭蓋内超音波検査ガイドライン 69
頭蓋内椎骨動脈狭窄 83
頭蓋内椎骨動脈病変 83
頭蓋内椎骨動脈閉塞 83
頭蓋内動脈狭窄 69

セ

セクタ型探触子 11
生活習慣病 148
精巣静脈 239
石灰化病変 25
先天性心疾患，心臓大血管の構造的疾患に対するカテーテル治療のガイドライン 111
穿刺困難 207, 224
穿通枝 285
浅側頭動脈-中大脳動脈吻合術 78
浅大腿動脈 176
浅腸骨回旋静脈 284
浅腹壁静脈 284
線維筋性異形成 148, 151, 159
線溶療法 264, 265
全身性浮腫 299, 302, 307
前交通動脈 70
前方アプローチ 31

ソ

ソアサム症候群 220
早期血栓 266
走査テクニック 22
装置条件 11
総頸動脈 27, 29, 31, 34, 36, 92, 112, 113
総頸動脈拡張末期血流速度 50
総頸動脈洞 28
総骨間動脈 93
総大腿静脈 253
総腸骨静脈 239
総腸骨動脈 112, 113
足底動脈 176
足背動脈 176
側頭骨窓アプローチ 71, 72
側副血行路 85, 245
側方アプローチ 31

タ

ダイナミックレンジ 13
大後頭孔アプローチ 71
大後頭孔窓アプローチ 79
大静脈 238
大静脈腫瘍塞栓 238
大腿静脈 253
大腿深静脈 253
大腿穿通枝 284
大腿動脈-膝下動脈バイパス術 198
大腿動脈-膝窩動脈バイパス術 197
大腿動脈-大腿動脈バイパス術 199
大腿部 254
大動脈 112
大動脈炎 111
大動脈炎症候群 57, 148, 151
大動脈解離 26, 91, 111, 131, 168
大動脈弓 29, 112, 113
大動脈弓部 117
大動脈疾患の診断と治療ガイドライン 111
大動脈縮窄 111
大動脈-大腿動脈バイパス術 197
大動脈内プラーク 137
大動脈弁二尖弁 126
大動脈瘤 111, 124
大動脈瘤・大動脈解離診療ガイドライン 111
大伏在静脈 284
高安動脈炎 57, 91, 93
脱血不良 219
探触子の選択 11
弾性ストッキング 281, 288

チ

チルトスキャン 72
中心静脈カテーテル 233
中大脳動脈狭窄 76
中大脳動脈血流評価 75
中大脳動脈閉塞 77
肘正中皮静脈 209
重複下大静脈 245

超音波による頸動脈病変の標準的評価法 26
超音波による深部静脈血栓症と下肢静脈瘤の標準的評価法 252
超音波による腎動脈病変の標準的評価法 148
超音波による大動脈・末梢動脈病変の標準的評価法 91, 111, 175
超音波造影剤 77
超音波断層法の表示方法 12
腸骨静脈 253
腸骨動脈 176

ツ

椎骨動脈 28, 29, 35, 112
椎骨動脈解離 63
椎骨動脈狭窄症 71
椎骨動脈評価 55
椎骨脳底動脈 70, 83, 85

テ

ティッシュハーモニックイメージング 13, 14
ディスプレイ プライオリティー機能 259
低輝度プラーク 40
抵抗係数 47
抵抗指数 210

ト

ドプラゲイン 17
ドプラ入射角 18
ドプラフィルタ 17, 20, 21
ドプラ法 15
透析 103
等輝度プラーク 40
橈骨動脈 93, 208
橈側皮静脈 209, 228, 232
糖尿病 26, 101, 148, 151
動静脈奇形 313
動静脈瘻 91, 204
動脈硬化 1
動脈硬化症 148, 151
動脈表在化 216
動脈瘤 5

ナ

内頸静脈　209, 228, 231
内頸静脈穿刺　233
内頸動脈　28, 31, 34, 36, 70
内頸動脈狭窄症　71
内中膜厚　26
内中膜複合体厚　36

ネ

ネフローゼ症候群　309

ノ

脳血管　71
脳血管疾患　101
脳血管障害　26
脳梗塞　69, 101
脳主幹動脈　70
脳静脈　70
脳静脈洞　70
脳底動脈病変　84
脳動静脈奇形　69
脳動脈　70

ハ

バイパス術　197
バスキュラーアクセス　207
バスキュラーアクセス作製術前評価　216
パルスドプラ法　11, 17, 46
パワードプラ法　11
馬蹄腎　149
肺血栓塞栓症　262
肺血栓塞栓症および深部静脈血栓症の診断，治療，予防に関するガイドライン　238, 252
肺血栓塞栓症／深部静脈血栓症（静脈血栓塞栓症）予防ガイドライン　252
肺塞栓症　227, 228, 252, 280
肺動脈血栓塞栓症　256
拍動係数　47
発信周波数　11, 15
晩期血栓　266

ヒ

ひらめ静脈　253
ひらめ静脈径　280
ビュルガー病　175
皮静脈　209
非圧痕性浮腫　299
非解剖学的バイパス術　199
肥満　101, 148
被災地　280
腓骨静脈　253
腓骨動脈　176
腓腹静脈　253
微小栓子シグナル　86
標準化　2, 3

フ

フォーカス　13
フレーム数　22
プラーク　27
プラーク測定　37
浮腫　238, 299
伏在膝窩静脈接合部　284
伏在静脈間静脈　284
伏在大腿静脈接合部　284
副伏在静脈　284
副橈側皮静脈　209
腹腔動脈　112, 113
腹部大動脈　112, 113, 120
腹部大動脈解離　134
腹部大動脈破裂　128
腹部大動脈瘤　3, 127
複数腎動脈　149, 150
吻合部腎動脈狭窄　172

ヘ

平均血流速度　47, 48, 75
閉塞性血栓血管炎　93
閉塞性動脈硬化症　26, 91, 93, 101, 175, 176, 177, 183

マ

マイクロコンベックス型探触子　12
マイグレーション　124
マカロニサイン　57

ミ

末梢血管疾患　101
末梢血管内治療　195
末梢動脈疾患　103
末梢動脈閉塞症　5
末梢動脈疾患ガイドライン　91, 175
慢性血液透析用バスキュラーアクセスの作製および修復に関するガイドライン　207
慢性静脈不全　283
慢性腎臓病　101
慢性腎不全　148, 161, 162

ミ

ミルキング　274, 275, 291

ム

無症候性右頸部内頸動脈狭窄　89

メ

メタボリックシンドローム　101, 103

モ

モーリー・テスト　100
もやもやエコー　273, 280
もやもや病　69
門脈－大静脈シャント　250

ヨ

腰動脈　113

ラ

ライト・テスト　100
卵巣静脈　239

リ

リニア型探触子　12
リンパ浮腫　305
理学的観察　216
流速レンジ　16, 21
瘤　207, 222
両側上大静脈　245
臨床検査のガイドライン JSLM 2012　299

索引

ル
ルース・テスト　100
ルリッシュ症候群　175

レ
連続波ドプラ法　11, 17

ロ
老人性浮腫　303
肋間動脈　113

ワ
腕頭静脈　209, 228, 239
腕頭動脈　29, 92, 112, 113

A
ABI　178
ABPI　178
ankle brachial pressure index　178
arterio sclerosis obliterans　176
arteriovenous fistula　207
arteriovenous graft　207
ASO　5, 176
AT　155, 156, 186, 187, 210
AVF　207, 216
AVF 作製術前評価　210
AVG　207, 216

B
Baker 嚢胞　310
Behçet 病　93
Bow hunter 症候群　85
Budd-Chiari 症候群　250
Buerger 病　91, 93, 177
B モード法　11

C
carotid artery stenting　52
carotid endarterectomy　52
CAS　52
CEA　52
CEAP 分類　285
Clinical practice guidelines for vascular access　207
cobble stone sign　305

D
deep vein thrombosis　262
DVT　7, 252, 262
DVT 検診　281
D ダイマー　7
D ダイマー高値　252
D ダイマー上昇　227, 228

E
ECST 狭窄率　48
ECST 法　48
ED ratio　50
edema　300
EDV　47, 156
endovascular treatment　195
European Carotid Surgery Trial　48
EVT　195

F
fibromuscular dysplasia　159
flow mediated dilation　101
FMD　101, 159
FMD 測定　104
Fontaine 分類　180

H
high intensity transient signals　86
HITS　86
HITS/MES　86

I
IMT　26, 36
IMT-C10　36
Inter-Society Consensus for the Management of Peripheral Arterial Disease　175
intima-media thickness　26, 36

K
K-DOQI Clinical Practice Guidelines for Vascular Access　207

L
Leriche 症候群　111

M
Management of chronic venous disorders of the lower limbs : guidelines according to scientific evidence　283
Marfan 症候群　111
max IMT　36
MES　86
microembolic signals　86
M モード法　11

N

NASCET　27
NASCET 狭窄率　48
NASCET 法　48
non pitting edema　299
non-pitting edema　305
North American Symptomatic Carotid Endarterectomy Trial　48

P

PAD　6
Paget-Schroetter 症候群　227
PI　47, 156
PICA　55
pitting edema　299, 303
posterior inferior cerebellar artery　55
PSV　47, 153, 156, 186, 187
PSVR　188
PTE　262
pulmonary thromboembolism　262

R

reactive hyperemia-peripheral arterial tonometry index　101
region of interest　16
RH-PAT index　101
RI　47, 156, 210
ROI　16
Rutherford 分類　180

S

sensitivity time control　12
spasm　78
SSP　60
SSS　60
Stanford A 型大動脈解離　131
Stanford B 型大動脈解離　134
Stanford の分類　131
STC　12
steal 症候群　207, 220
stiffness parameter β　43

subclavian steal phenomenon　55, 60
subclavian steal syndrome　60, 85

T

TAMV　47, 48
TASC II　175, 176, 183
TAV　47, 48
TC-CFI　71, 75
TCD　75
TGC　12
The CARI Guidelines Caring for Australians with Renal Impairment：Vascular Access　207
thoracic outlet syndrome　98
time gain compensation　12
time-averaged flow velocity　47
time-averaged maximum flow velocity　47
TOS　98
Trans-Atlantic Inter-Society Consensus- II　176
transcranial color flow imaging　71
transcranial Doppler　75

U

Upper Extremity Venous Doppler Ultrasound　227

V

V mean　47, 48
VA　207
vascular access　207
Vascular Access Society Guidelines　207
venous thromboembolism　262
VTE　262

W

Willis 動脈輪　70
window　86

| 血管超音波テキスト　第2版 | ISBN978-4-263-22933-0 |

2005年 3月20日　第1版第1刷発行
2016年 6月20日　第1版第8刷発行
2018年 3月25日　第2版第1刷発行
2024年 3月20日　第2版第5刷発行

　　　　　　　　　　　　監　修　日本超音波検査学会
　　　　　　　　　　　　編　集　佐　藤　　　洋
　　　　　　　　　　　　発行者　白　石　泰　夫
　　　　　　　　　　　発行所　医歯薬出版株式会社
　　　　　　　　　〒113-8612 東京都文京区本駒込1-7-10
　　　　　　　　　TEL.（03）5395-7620（編集）・7616（販売）
　　　　　　　　　FAX.（03）5395-7603（編集）・8563（販売）
　　　　　　　　　　　https://www.ishiyaku.co.jp/
　　　　　　　　　　　郵便振替番号 00190-5-13816

乱丁，落丁の際はお取り替えいたします　　　印刷・壮光舎印刷／製本・榎本製本
　　　　　　© Ishiyaku Publishers, Inc., 2005, 2018. Printed in Japan

本書の複製権・翻訳権・翻案権・上映権・譲渡権・貸与権・公衆送信権（送信可能化権を含む）・口述権は，医歯薬出版（株）が保有します．
本書を無断で複製する行為（コピー，スキャン，デジタルデータ化など）は，「私的使用のための複製」などの著作権法上の限られた例外を除き禁じられています．また私的使用に該当する場合であっても，請負業者等の第三者に依頼し上記の行為を行うことは違法となります．

[JCOPY]＜出版者著作権管理機構 委託出版物＞
本書をコピーやスキャン等により複製される場合は，そのつど事前に出版者著作権管理機構（電話03-5244-5088，FAX 03-5244-5089，e-mail:info@jcopy.or.jp）の許諾を得てください．